Current Opinion in

Diagnosis and Treatment of E-tube Disorders

이관 질환의 진단과 치료:

최신 지견

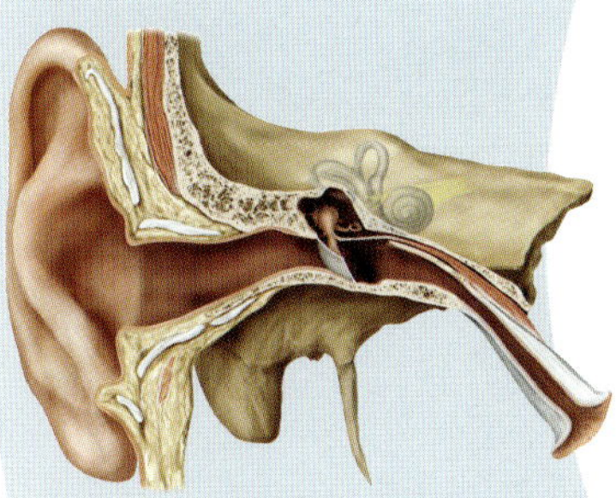

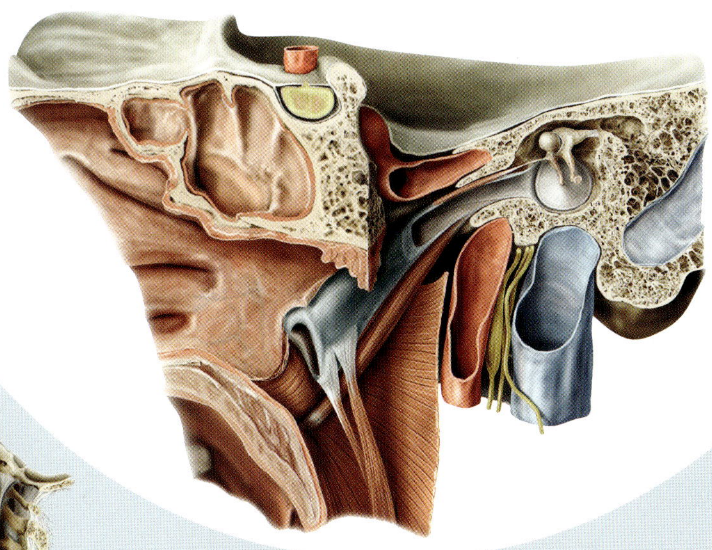

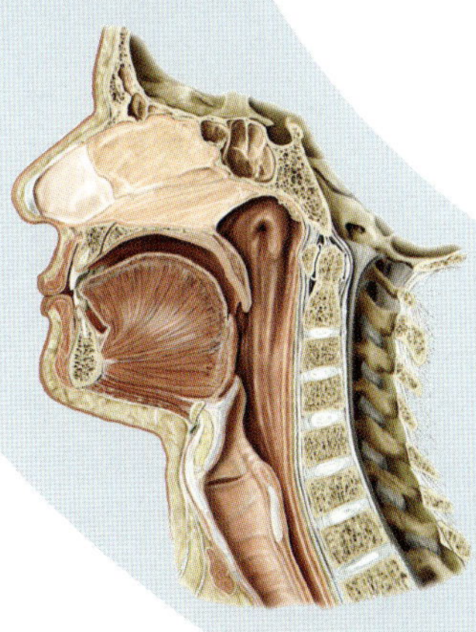

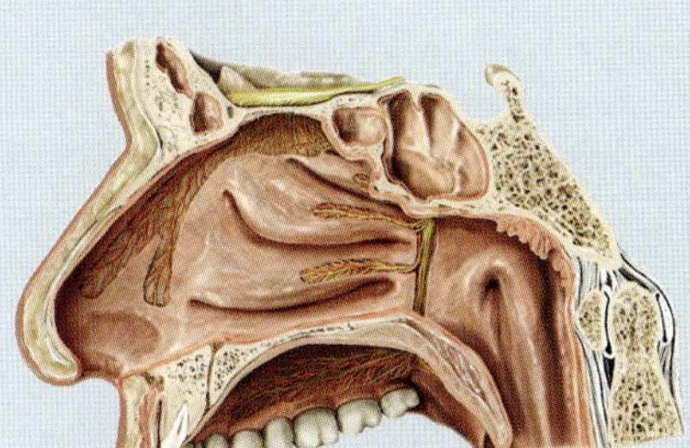

1990KOS
대한이과학회 이관질환 연구회
Korean Otological Society Eustachian Tube Dysfunction Study Group

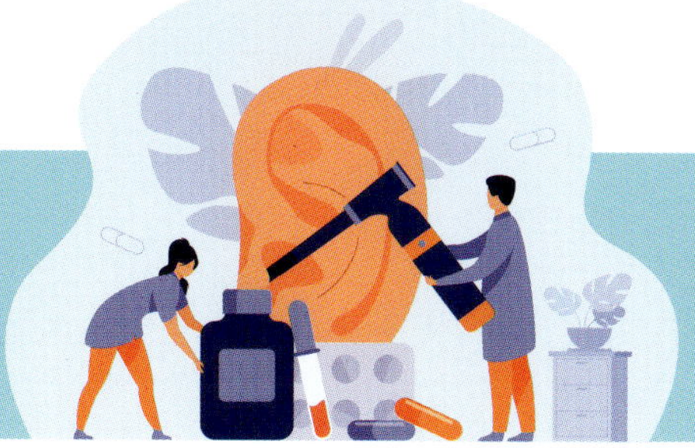

추천사

이관 질환의 진단과 치료: 최신 지견(Current Opinion in Diagnosis and Treatment of E-tube Disorders)의 발간을 축하하고 이관질환연구회 회원들의 그간의 노고에 감사드립니다. COVID-19 대유행으로 다같이 어려운 시기를 보내고 있는 상황에서도 학문적 열정과 끈기로 의미 있는 이번 책자를 발간하게 되어 더욱 의미가 있다 생각됩니다. 이관은 해부학적으로 내강의 상태를 확인하기 위한 방법이 제한적이고, 기능적으로도 환자의 현재 상태를 객관적으로 파악하기 어려운 측면이 있어 그동안 연구와 진료부분에서 많은 한계를 경험하고 있는 분야입니다. 하지만 최근 들어 새로운 검사법이나 설문들이 개발되고, 이관풍선확장술이 국내에서 신의료 기술로 인정받으면서 이관 질환에 대한 관심이 점차 증가하고 있습니다.

국내에서는 지난 2018년부터 이관 질환에 관심이 많은 선생님들이 의견을 함께 모아 '이관질환연구회'를 구성하여 심도 깊은 발표와 토의를 지속해 왔으며, 올해로 만 3년을 맞아 국내 최초로 이관 관련 책자를 편찬하게 되었습니다. 본 책자는 이관 질환 및 연구의 역사부터 시작하여, 이관의 해부학 및 기능, 다양한 질환의 원인과 치료법에 대한 방대한 내용을 담았습니다. 그동안 이관 및 관련 질환이 어렵거나 생소하다는 이유로 참고할 만한 전문 교재가 부족한 것이 사실이었습니다. 여기에 본 책자는 이관 질환에 대한 풍부한 경험과 지식을 갖고 있는 이비인후과 전문의들이 모여 필요한 내용을 상세히 기술하고 정리하여 임상에서 다양한 이관관련 질환을 진료할 때 의학적으로 쉽고 정확하게 접근할 수 있도록 집필하였습니다.

개인적으로나 사회적으로 심리적, 물리적 거리를 두고 있는 요즘, 그동안 전문적 지식을 얻기 힘들었던 이관 및 관련 질환에 대해 쉽게 이해할 수 있는 귀한 책자가 발간되어 매우 기쁘게 생각합니다. 이번 책자를 통해 많은 분들이 소중하고 유용한 의학적 지식들을 얻게 될 것으로 기대하며, 향후에도 '이관질환연구회'의 발전과 건승을 기원합니다.

2021년 9월

대한이과학회 회장 **구자원**

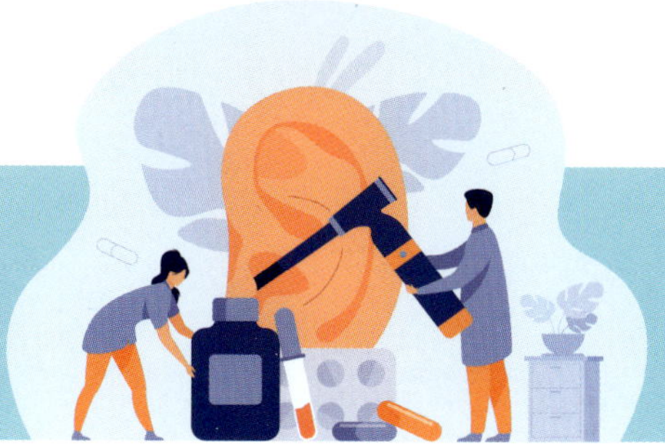

추천사

대한이과학회 산하 이관질환연구회에서 집필한 "이관 질환의 진단과 치료: 최신 지견"의 발간을 진심으로 축하합니다. 이관은 비인두와 중이를 연결하는 복잡한 구조물로 중이 질환과 관련된 이관의 역할에 대해 많은 연구가 지속되고 있지만, 실제 임상에서 이관기능을 평가하고 치료하는 데 여전히 어려움이 있습니다. 최근 '이관 풍선 확장술'이 선별급여로 적용되면서 이관질환에 대한 관심이 높아지고 있어 이관질환의 진단과 치료에 관한 최신 지견을 책자로 출간한 것은 매우 의미가 있는 일이라고 생각합니다.

이 책은 이관의 구조와 기능, 이관질환의 분류 및 병태생리와 같은 기초적인 지식부터 이관기능을 평가할 수 있는 설문지, 영상학적 검사, 기능적 검사들을 자세히 다루고 있고 각 질환의 진단과 치료에 대해 여러 전문가들이 정리하여 실제 임상에서 이관질환을 이해하고 환자를 진료하는 데 도움이 되리라 생각됩니다. 또한, 이관질환의 치료를 위한 기초 연구 및 최신 기술을 소개하고 있어 향후 학문과 기술의 발전에 초석이 될 것으로 생각됩니다.

이관질환연구회에서 처음 발간한 "이관 질환의 진단과 치료: 최신 지견" 책자가 이관질환에 대한 관심을 높이고 최신 지견을 제공하는 훌륭한 지침서가 될 것임을 확신하며, 이비인후과 모든 분이 이 지침서를 간직하고 사용함으로써 이관질환을 이해하고 환자를 진료하는 데 작은 도움이 되기를 희망합니다.

끝으로 이 책의 발간을 위하여 많은 수고를 하신 박홍주 회장과 이치규 편집위원장을 위시하여 각 단원을 집필하신 저자분들과 편집위원들의 열정과 수고에 깊은 감사를 드립니다.

2021년 11월

초대 이관연구회 회장 **이병돈**

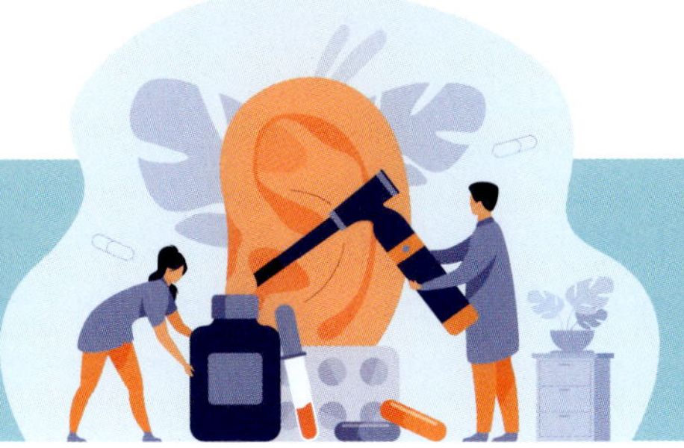

발간사

2021년 겨울에 대한이과학회 이관질환연구회에서 “이관 질환의 진단과 치료: 최신 지견”를 발간하게 됨을 자랑스럽게 생각합니다. 이관질환연구회는 이병돈 초대 회장님을 모시고, 다양한 이관질환의 원인과 치료법에 대해 연구하고자 2018년 하반기에 결성된 지 이제 3년이 된 신생 연구회로서, 아직 이관질환에 대한 연구 역량이 많이 부족한 상태입니다. 따라서, 기존의 연구되어 왔던 이관의 기능과 질환의 병태생리 및 치료법에 대한 연구를 집대성해서 조그만 책자를 만들어 공부하며, 앞으로 나아갈 연구의 방향을 잡기 위한 노력으로 “이관 질환의 진단과 치료: 최신 지견”의 책자를 기획하고 제작하게 되었습니다.

과거, 이관질환에 대한 치료에 있어 이비인후과 의사는 상당히 소극적인 면이 있었습니다. 중이염 환자의 경우에는 중요한 중이염 유발 요소인 폐쇄성 이관기능 이상에 대한 특별한 치료법도 없었기 때문입니다. 삼출성 중이염 환자의 경우 고실 내의 환기를 위해 반복적으로 고실환기관을 삽입하는 고식적 치료만을 반복하다가 결국에는 유착성 중이염으로 진행되는 상황에 되는 경우가 많았고, 근본적으로 이관장애를 치료할 수 있는 적극적인 치료 방법이 없었기 때문에 좌절한 경우가 많았습니다. 그러나, 최근에는 내시경을 이용하여 코를 통해 풍선을 연골성 이관에 넣어 이관을 확장시킴으로서 이관의 환기 기능을 호전시킬 수 있음이 보고되어 폐쇄성 이관질환 환자에게 큰 희망이 되고 있습니다. 또한, 개방적 이관기능 이상의 경우에도 다양한 시술이 시도되고 있습니다. 이관질환 환자에게 우리가 도움을 줄 수 있는 기회가 점차 확대되고 있는 상황에서 더욱더 이관질환에 대한 이해를 높이고 좋은 치료법을 개발해야 할 필요성을 느끼고 있습니다.

이러한 시대적인 요구에 부응하기 위해 이번 책자는 이관의 해부학적 구조와 생리학적 기능, 이관 질환의 분류와 다양한 질환에서의 병태생리, 진단 및 치료법에 대하여 자세하게 기술하였으며, 이관질환에 대한 기초연구 및 동물실험 등에 대한 최신 지견을 실으려 노력하였습니다. 현재의 상태를 알고 향후 보다 좋은 치료법의 개발이 가능하기에, 본 책자가 이관기능과 이관질환의 치료에 대한 지식의 저변 확대에 도움이 되기를 기원합니다.

본 책자를 만들기 위해 수고해주신 저자 여러분들과 편집을 흔쾌히 맡아주신 이치규 학술위원장 겸 편집위원장과 원고를 세심하게 확인하여 교정을 하고 편집을 맡아주신 여러 편집위원께 감사의 말씀을 드립니다.

2021년 10월 21일
대한이과학회 이관질환연구회 회장 **박홍주**

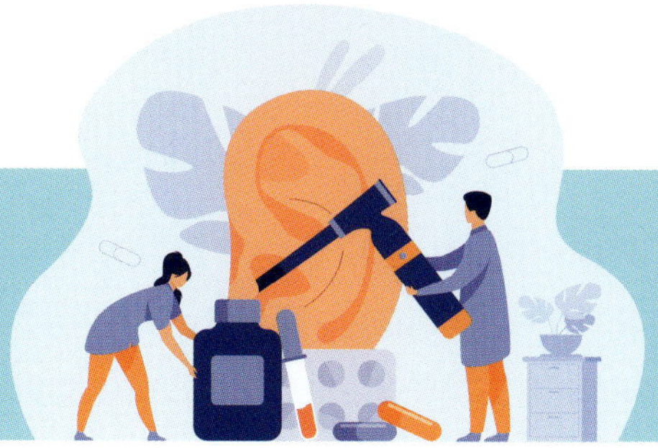

서문

이비인후과를 전공하면서 귀, 코, 목의 다양한 질환을 공부하였는데, 이과 전문의를 하면서는 마치 코와 인후두 질환과는 분리된 귀질환을 다루는 것 같았습니다. 그리고 이과 수련을 하면서 가장 많은 이과 수술은 중이염 수술분야인데, 편집자들이 가진 의문은 중이염의 많은 원인이 이관기능 이상이라고 배웠음에도 정작 수술 중 이관에 대한 치료는 전혀 하지 않는다는 것이었습니다. 귀, 코, 목의 연결과 많은 귀질환의 원인에 대한 근본적인 치료는 우리 몸의 작은 기관인 이관의 이해로부터 시작된다고 생각합니다. 이관은 중이와 비인강을 연결하는 3~4 cm의 좁은 섬유연골관으로, 평소에는 닫혀 있어 비인두의 감염으로부터 중이를 보호하면서 능동적/수동적 움직임을 통해 중이를 환기시키고 분비물을 배출하는 기능을 합니다. 이러한 이관의 역할을 이해하는 것은 중이를 통한 소리 전달의 최적화를 유지하고 중이염의 발생을 억제하는 데 매우 중요합니다. 하지만 우리는 아직까지 이관의 복잡한 병태생리에 대해 완전히 이해하고 있지 못하며, 기능을 객관적으로 평가하는 방법들이 부족하고, 질환들을 체계적으로 분류하는 것에 대해서도 완전한 의견일치를 보지 못하고 있습니다.

최근 들어 이관의 기능을 객관적으로 평가하기 위한 연구들이 시도되고, 이관기능을 수술적으로 조절하려는 노력들이 많아지면서 이관에 대한 관심이 높아지고 있지만, 아직까지 국내에서 이에 대한 지침서는 마련되어 있지 않았습니다. 이번에 이관질환연구회에서 이관에 대해 연구해온 여러 이과 선생님들과 함께 이관질환의 진단과 치료에 대한 최신 지견을 정리하였습니다. 지침서는 총 20챕터로 구성하여 이관질환 연구의 역사, 이관의 발생 및 해부, 병태 생리부터 다양한 검사법과 이관질환 치료의 최신 기법까지 폭넓게 다루었으며, 이를 통해 관심이 있는 임상의들의 진료에 도움을 드리고, 향후 이관 질환의 연구 및 진단과 치료에 대한 관심이 더욱 많아지고 밑거름이 될 수 있기를 소망합니다.

이관질환 연구회는 이관에 대한 관심이 많은 이과 의사들의 모임으로 시작되어 활발히 연구와 집필을 진행하고 있습니다. 특히 이번 지침서에 포함된 모든 내용들은, 시간을 따로 내어 여러 자료나 문헌들을 참고하고 세세하게 읽어봐야만 이해할 수 있었던 단편적인 지식들을 실제 임상의 입장에서 필요한 내용을 함축하여 정리하였으므로 이 책의 편집진으로서 이관에 대한 전반적인 지식을 잘 정리할 수 있는 좋은 계기가 될 것이라 확신합니다.

끝으로 이 책자의 발간을 기획해 주신 박홍주 연구회 회장님과, 흔쾌히 집필에 참여하여 주신 모든 저자분들 및 편집위원들에게 감사의 마음을 전하며, 물심양면으로 많은 도움을 주신 구자원 대한이과학회장님께 또한 진심 어린 감사의 말씀을 올립니다.

2021년 11월

편집장 **이치규**

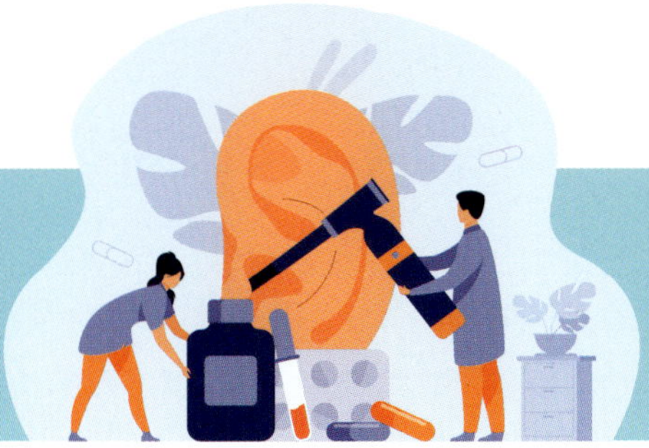

편집위원회, 집필진

[편집위원회]

위원장

이치규 (순천향대)

위원

손은진 (연세대)
최지은 (단국대)
조영상 (성균관대)

(가나다 순)

[집필진]

강우석 (울산대)
공수근 (부산대)
김봉직 (충남대)
문인석 (연세대)
문일준 (성균관대)
박무균 (서울대)
박민현 (서울대)
박홍주 (울산대)
서명환 (서울대)
서재현 (가톨릭대)
이규엽 (경북대)
이일우 (부산대)
이종대 (순천향대)
이호윤 (이화여대)
임기정 (고려대)
장정훈 (아주대)
조영상 (성균관대)
조형호 (전남대)
최　준 (고려대)
허경욱 (인제대)

(가나다 순)

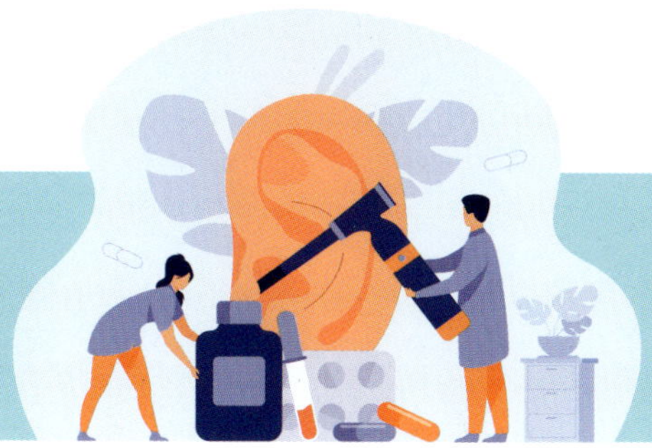

차례

CHAPTER 06

CHAPTER 07

CHAPTER 08

CHAPTER 09

CHAPTER 10

CHAPTER 11

CHAPTER 12

CHAPTER 13

CHAPTER 14

CHAPTER 15

CHAPTER 16

CHAPTER 17

CHAPTER 18

CHAPTER 19

CHAPTER 20

CHAPTER 01

이관질환 연구의 역사

조영상(성균관대)

학습목차

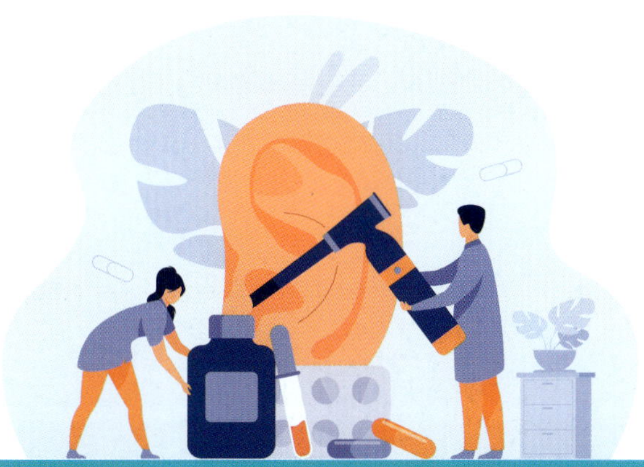

서론

의학 및 해부학의 역사는 사실 인류의 출현과 함께 시작되었다. 이관에 대해서는 고대에도 귀와 호흡기 사이에 열린 통로가 존재한다고 가정했었지만, 중세까지는 귀 내부의 공기는 신체의 타고난 부분이라는 아리스토텔레스(B.C. 384~322)의 생각이 널리 퍼져 있었다. 이관과 이와 관련한 질환이 본격적으로 주목받기 시작한 것은 1차 세계대전을 거치면서 항공aviation 및 잠수함submarine 의학이 발전하면서였고 오늘날까지 진단 및 치료에 관련된 많은 연구들이 진행되어 오고 있다. 이번 장에서는 이관의 발견과 해부학의 역사, 카테터법 및 이관치료에 대한 역사를 간략히 알아보고자 한다.

본론

1. 이관 해부학의 역사

이관에 대한 첫 번째 언급은 이탈리아의 해부학자인 Bartholomaeus Eustachiuns (1520~1574)에 의해서 시작되었다. 그는 이탈리아 중부의 작은 도시인 San Severino에서 태어나 1549년부터 로마의 Sapienza 대학에서 해부학 교수로 활동하였다. 그는 이관뿐만 아니라 치아의 치수와 치주인대에 대해서도 처음 언급하여 구강해

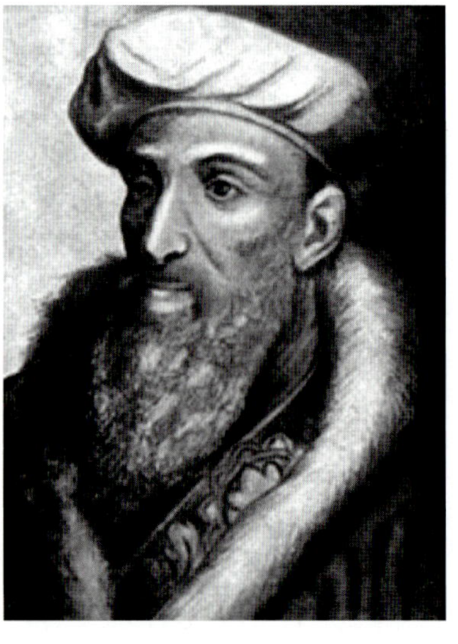

Figure 1-1 Bartolomeo Eustachio, painting by Frederigo Baroccio (Source : https://en.wikipedia.org/wiki/Bartolomeo_Eustachi)

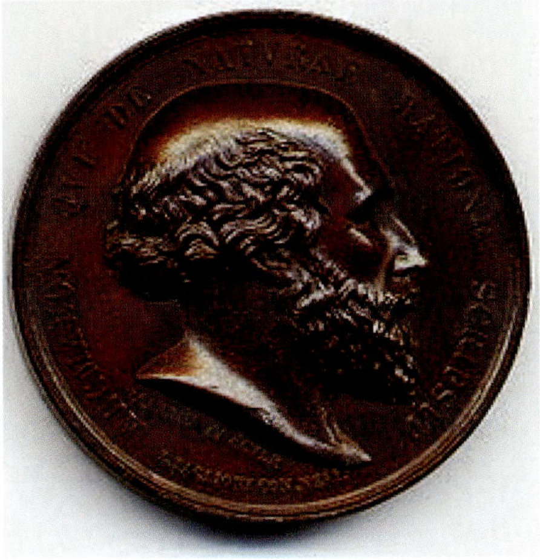

Figure 1-2 Alcmaeon of Croton (Source : https://en.wikipedia.org/wiki/Alcmaeon_of_Croton)

부학 역사에 있어서 매우 중요한 기여를 하였고 치아에 대한 최초의 단행본 책자인 "Libellus de Dentibus"를 1563년에 발간하기도 하였다. 하지만 그 또한 아리스토텔레스의 영향에서 크게 벗어나지 못해 여전히 "선천적 공기innate air"라는 개념을 고수하였고, 이관의 기능은 고실에서 병리학적 물질을 배출하는 통로로만 간주하였다.

이처럼 이관에 대해 최초로 언급한 것은 Bartholomaeus Eustachiuns였지만 사실 아주 오래전에 이관의 해부학적 구조를 최초로 밝혀낸 사람은 기원전 6세기경의 Alcmaeon이라는 의과학자였다. 그 또한 이탈리아인으로 이탈리아 남부의 Croton 시에서 태어나 주로 생리학, 심리학, 철학에 대한 연구를 진행하였고 훗날 아리스토텔레스 또한 그의 저서 및 업적에 대해 언급할 정도로 당대 유명한 철학자이자 생리학자였다.

이관의 기능에 대한 본격적인 이해는 프랑스 해부학자인 Guichard Joseph Duverney (1648~1730)에서 시작되었다. 그는 1683년 파리에서 "Traité de l' organe de l' ouie, contenant la structure, les usages et les maladies de toutes les parties de l' oreille(귀의 모든 부분의 구조, 기능 및 질병의 이해)"라는 책을 통해 이관의 중요한 기능은 고실의 공기를 교체하고 압력을 조절하는 것이라는 것을 명시하였다. 또한 그는 이관은 영구적으로 열려있는 구조로 고막이 안쪽과 바깥쪽으로 움직일 때 공기 흐름을 위한 통풍구 역할을 한다고 생각했었다.

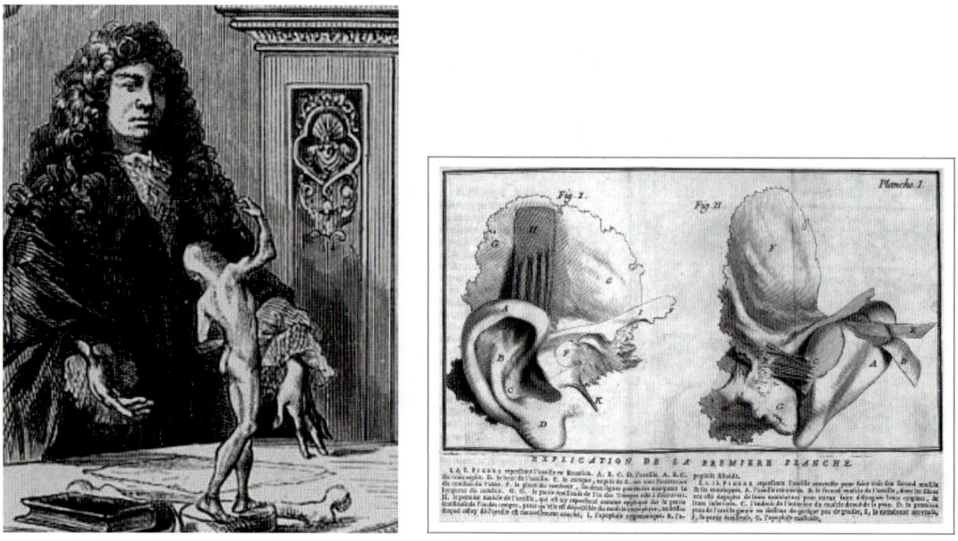

Figure 1-3 Guichard Joseph Duverney의 초상과 당시 그가 발표했던 귀의 해부 도면 (Source: Theatrical anatomy: Duverney in Paris, 1670–1720, Anita Guerrini)

이후 우리에게 익숙한 이름인 Antonio Maria Valsalva (1666~1723)라는 이탈리아의 해부학자는 1704년에 이관이 열리는 데 관여하는 근육들을 발견했고, 그는 이 근육들이 이관의 개폐에 중요한 작용을 할 것이라고 생각했다. 그는 또한 중이강에서 외이도로 고름을 배출하는 방법으로 그의 이름을 딴 Valsava maneuver 방법을 고안하여 오늘날까지 이어져 오고 있다.

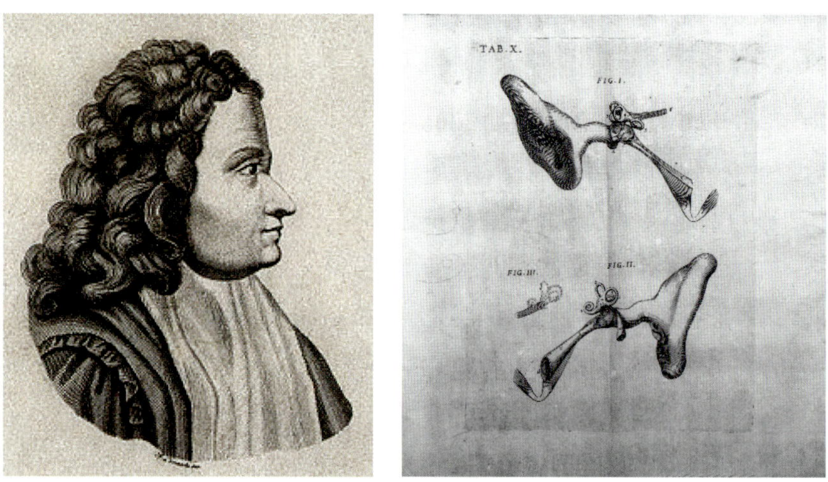

Figure 1-4 Antonio Maria Valsalva의 초상과 이관 주변 근육에 대한 해부학 도면 (Source: https://en.wikipedia.org/wiki/Antonio_Maria_Valsalva)

2. 이관 카테터법catheterization에 대한 역사

이관에 카테터를 삽입한 첫 번째 사람은 베르사유의 우체국장인 E.G. Guyot로 알려져 있다. 그는 1724년에 자신의 입을 통해 이관 안으로 카테터 삽입한 최초의 사람이었다.이후 프랑스 외과의사인 Raphaël-Bienvenu Sabatier (1732~1811)가 파리의 왕립 과학 아카데미에서 Guyot가 시도한 튜브가 구부러져 있어 구강 뒤쪽 및 위쪽

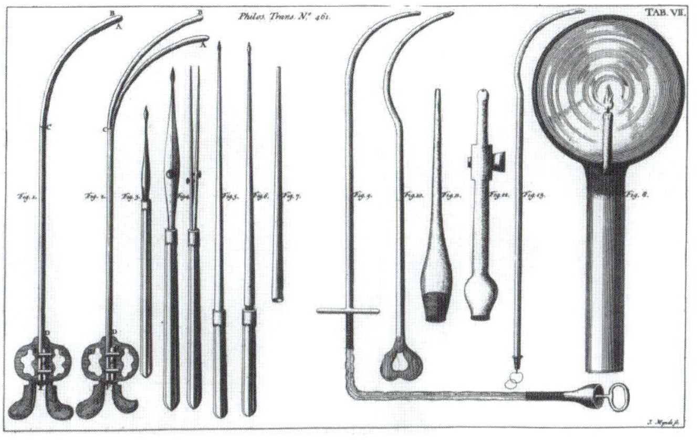

Figure 1-5 Archibald Cleland가 사용했던 도구들 (Source: https://fromthehandsofquacks.com/2012/07/25/the-catheter/)

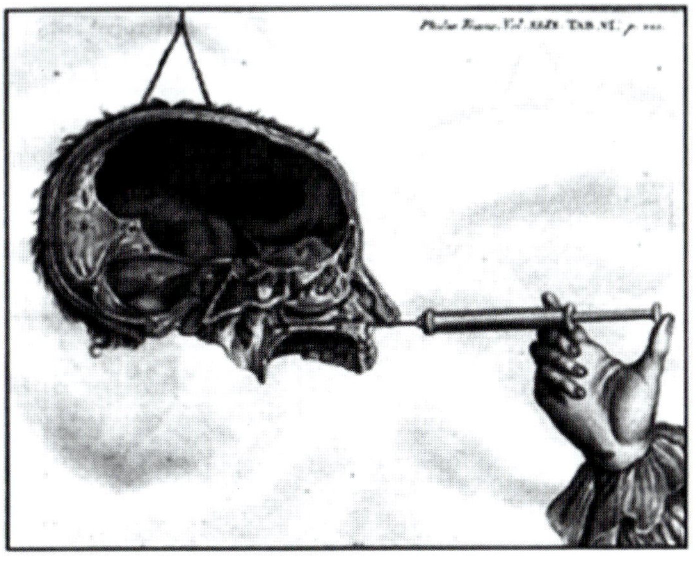

Figure 1-6 Warthen's catheterization of the Eustachian tube. (Source: Hee-Young K (2016) The History of Eustachian Tube Catheterization. J Otolaryngology ENT Res 4(1): 00084. DOI: 10.15406/ joentr.2016.04.00084)

으로 적절하게 삽입되고 튜브 입구를 세척할 수도 있어 매우 유용한 도구라고 밝혀 더욱 알려지게 되었다.

1741년에는 영국의 육군 외과의인 Archibald Cleland (1700~1771)는 다양한 이과적 증상에 대해 코를 통해 이관에 카테터를 삽입할 것을 권장하였다. 이후 1753년에는 프랑스인 Antoine Petit가, 1756년에는 영국인 Jonathan Wathen이 Cleland의 업적은 언급하지 않고 코를 통한 카테터 삽입의 발견을 스스로 발견하였다고 각각 주장하였고, 비강을 통한 카테터 삽입에 대한 세부적 procedure를 자세히 소개하였다.

이처럼 18세기 중반 이후 구강 및 비강을 통한 이관 카테터법이 소개되고 발전해왔으나 18세기 말까지도 불완전한 도구로 인해 이관 내 카테터 삽입은 손재주가 있는 일부의 사람에 의해서만 가능하다고 여겨졌고, 의학적 근거도 부족하여 부정적 인식이 강했다.

이관에 대해 카테터를 활용한 본격적 치료가 시작된 것은 19세기 초에 이르러서였다. 프랑스 의사인 Jean Marc Gaspard Itard (1774~1838)는 1821년 170여명의 환자들 케이스를 토대로 연구되고 개발된 "Itard's catheter"를 소개하였다. 그는 이 카테터를 통해 물이나 약물로 irrigation을 하기도 하였으며 연기를 주입하기도 하였다.

이관의 개방상태를 청진으로 확인한 첫 번째 사례는 다름아닌 청진기를 발명한 프랑스의 내과의사이자 음악가이기도 했던 René Laennec (1781~1826)에 의해서였다. 그는 1825년 유양동 근처에 청진기를 대고 Valsalva maneuver를 시켜 이관의 개방여부를 확인할 수 있었다고 밝혔다. 이후 1836년 프랑스 의사인 Nicolas Deleau (1797~1862)는 중이강 내의 공기와 그 흐름이 청력에 미치는 영향에 대해 연구를 수행하였고, 건강한 이관이 정상 청력의 전제 조건이라고 밝혔다. 그는 이관의 catarrhal 폐쇄가 고막의 장력 변화에 영향을 주어 이것이 청각 장애를 일으킨다고 보고하였으며 이는 오늘날 이관 장애에 의해 발생되는 전음성 난청이 발생하는 기전과 같은 맥락임을 알 수 있다. 이후 이관 카테터를 통해 공기를 주입하기 위한 다양한 펌프 모델들이 제작되었고, 당시 이과학에서 널리 사용되는 치료 수단 중 하나가 되었지만 고막 천공이나 피하 기종을 만드는 등 부작용도 잇따랐다.

이관의 기능에 대한 체계적인 고찰은 Joseph Toynbee (1815~1866)에 의해 시작되었다. 그는 영국의 otologist로 귀의 병태생리학 및 해부학의 발전에 지대한 공헌을 하였다. 그는 휴지상태에서는 이관이 닫혀 있으며, 고실내에서 공기는 지속적으로 흡수된다는 것을 깨달았다. 이관은 삼키는 행위에 의해서 열리게 되고 이때 공

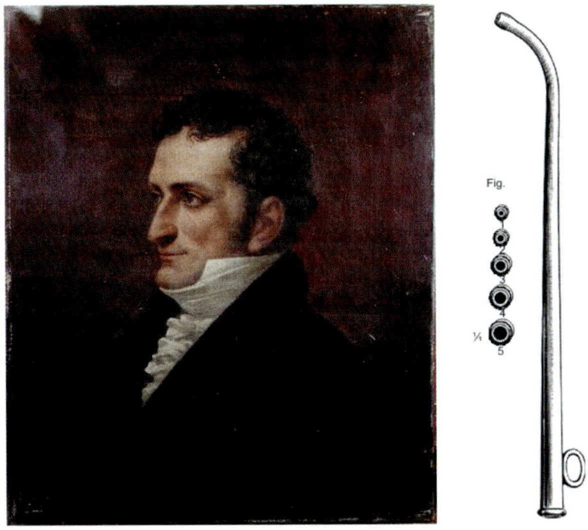

Figure 1-7 Jean Marc Gaspard Itard and Itard Eustachian Catheter (Source: https://en.wikipedia.org/wiki/Jean_Marc_Gaspard_Itard)

기는 중이강과 외기의 압력을 균등하게 유지하기 위해 이관을 통해 중이로 들어가는 것이라고 하였으며, 코를 막은 상태에서 삼키는 행위가 고실내부에 양압을 일으킬 것이라고 믿었다. 하지만 안타깝게도 그는 1866년에 이명 치료를 위해 시안 산 cyanic acid과 클로로포름chloroform을 고실 내에 넣기 위해 스스로 이 방법을 사용하다 사망하였다. 그는 생전에 otoscope을 만들어 공기를 흡입하는 동안 발생하는 고실 내 소리를 외이도를 통하여 청진하였으며, 후에 영국 군의관인 John Brunton (1836~1899)에 의해 더욱 알려지게 되었다.

헝가리 태생이자 오스트리아에서 생활하였던 이과학의 선구자인 Ádám Politzer (1835~1920)는 Toynbee maneuver 이후에도 중이에 음압이 남아 있는 것을 확인하고 1861~63년에 중이를 적극적으로 부풀릴 수 있는 자신만의 방법을 고안하였다. 이는 politzerization이라 하며 이 방법은 이관에 카테터를 삽입하는 것보다 환자에게 훨씬 쉽고 더 실용적이어서 오늘날까지 검사법의 하나로 시행되고 있다.

3. 개방성 및 폐쇄성 이관 치료의 역사

개방성 이관은 Toynbee에 의해 지속적으로 개방된 이관이 병적인 상태일 수 있음이 밝혀진 뒤로 1864년 독일의 Otologist Hermann Schwartze가 개방성 이관이 의심되는 환자에서 호흡과 고막의 움직임이 일치함을 확인하고 최초로 보고하였다. 6년 뒤인 1870년 영국 의사였던 James Jago는 자신의 우측 귀에 생긴 개방성 이관

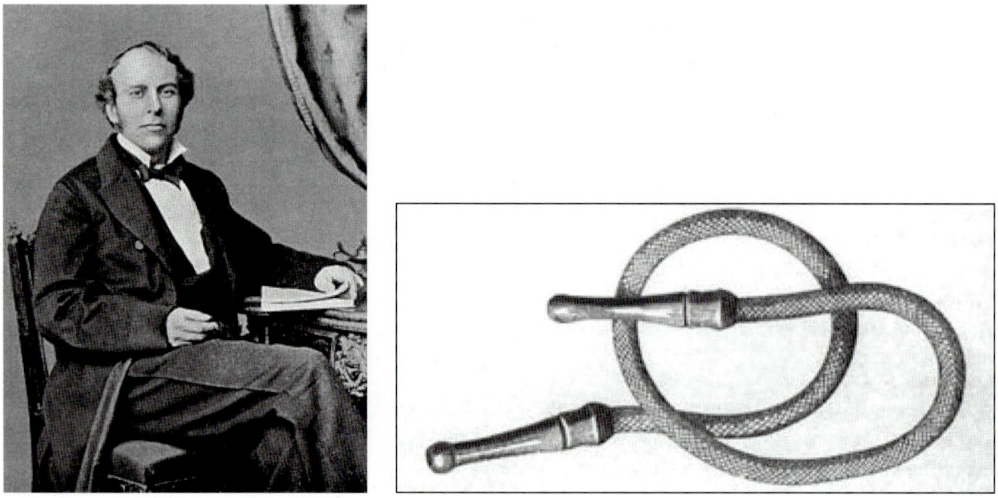

Figure 1-8 Joseph Toynbee and twin phonoscope (Source: https://en.wikipedia.org/wiki/Joseph_Toynbee, TSCHIASSNY, KURT. "Twin Phonoscope: A Technical Improvement in Ear Auscultation." AMA archives of otolaryngology 69.2 (1959): 227-228.)

증으로 발생하는 다양한 증상들에 대해 상세히 기술한 바 있다. 이 후 몇몇 의사들에 의해 개방성 이관에 대한 보고들이 있었지만 1930년대가 될 때까지 큰 주목을 받지 못하였다. 당시 개방성 이관을 보고한 문헌을 찾아보면 1929년까지 미국에서 4건, 독일에서 1건이 유일한 보고로 남아있다.

1930년대 들어 Pitman, Zöllner, Shambaugh, Perlman 등이 개방성 이관에 대해

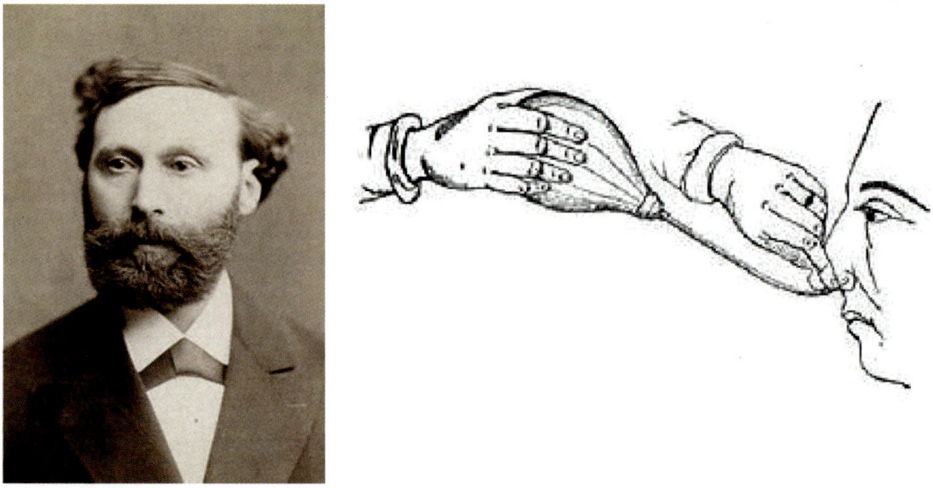

Figure 1-9 Ádám Politzer and polizerization (Source : https://en.wikipedia.org/wiki/%C3%81d%C3%A1m_Politzer)

상세히 보고하면서 다시 주목을 받기 시작하였고, Suehs와 Miller 등은 1950년대에 각각 30케이스 이상의 환자들을 모아 보고하였다. Mayo clinic의 Pulec은 1940년부터 1959년까지 20년 동안 개방성 이관을 41케이스 진단하였다고 보고하였으나, 증상에 대해 이해하고 의심하기 시작하면서 1960년부터 1966년까지 6년 만에 95명의 환자들을 진단하여 질환에 대한 의심이 상당히 중요함을 보고하였다.

개방성 이관의 치료는 McAuliffe에 의해 1898년에 처음 보고되었고, 질산Nitric acid과 페놀Phenol을 이관 입구부에 적용하면 치료가 가능하다고 주장하였다. 이후 1908년 Bezold와 Siebenmann는 살리실산salicylic acid과 붕산 파우더boric acid powder를 1대 4의 비율로 혼합하여 이관 카테터를 통해 주입하는 것이 개방성 이관의 치료에 효과가 있다고 밝히기도 하였다. 수술적 치료로는 1926년 미국의 Thomas H. Halsted에 의해 이관 입구부를 전기소작electrocautery하는 방법이 소개되었으며, 독일의 Fritz Zöllner는 1936년에 이관 입구부에 파라핀paraffin을 주입하여 치료하는 방법을 제안하였다. 이후 Simonton은 이관 입구부를 다양한 성형술을 이용해 줄여보려 하였으나 일부환자에서 영구적인 협착stenosis과 오히려 반복되는 장액성 중이염을 만들어 자신의 술식을 권장하지 않았다.

이후 폴리에틸렌 튜브Polyethylene tube 삽입술이 주목을 받기 시작하였는데, 이는 1954년 미국의 이비인후과 의사 B. W. Armstrong이 만성 장액성 중이염을 앓는 환자에게 직경 1.5 mm짜리의 tube를 고막을 통해 삽입하여 치료한 사례를 보고하면서 소개되었고 이후 1966년에 Thaler와 Yanagisawa에 의해 개방성 중이염 환자에서도 효과가 있다는 것이 밝혀지면서 간편한 치료 방법 중 하나로 널리 알려졌다. 그 이후에도 polytetrafluroethylene (PTFE)을 주입하거나 젤라틴 폼을 주입하는 방법도 소개되었으며 1981년에는 미국 피츠버그의 Charles D. Bluestone에 의해 카테터를 이관에 위치시키는 방법이 처음으로 발표되어 오늘날 까지도 이어져 내려오고 있다.

폐쇄성 이관에 대한 치료방법은 사실 이관의 역사가 시작되면서 줄곧 계속 이어져 왔었다. 이관 카테터를 이용해 물리적으로 넓히거나 공기나 약물을 주입하는 이관 카테터법의 역사가 곧 폐쇄성 이관을 치료하기 위한 역사라고 할 수 있다. 최근 들어 폐쇄성 이관의 치료에 있어서 가장 주목을 받는 치료는 단연코 이관 풍선 확장술Balloon dilatation일 것이다. 풍선확장에 대한 개념은 2005년에 부비동의 ostia와 recess를 열어주는 술식으로 처음 소개되었고, 이후 비과영역에서 다양한 시도와 노력이 축적되다가 2009년에 Luke Schloegel, Dennis S. Poe 등에 의해 이관 확장에 적용할 수 있음이 보고되었다. 당시 사체를 이용한 연구에서 시술 후 이관의

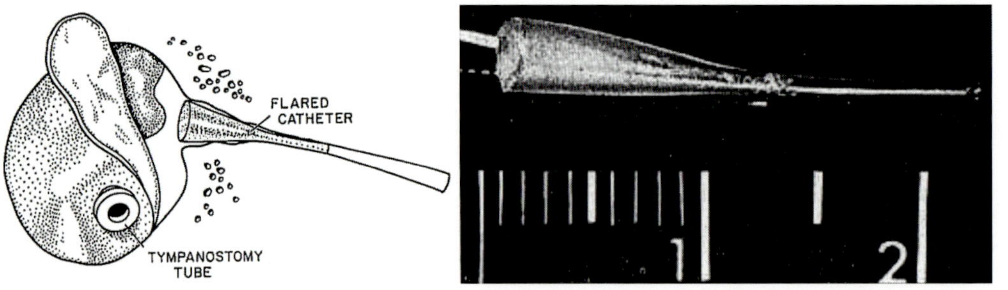

Figure 1-10 Charles D. Bluestone이 1981년 발표한 이관 카테터 삽입술의 모식도(좌)와 당시 실제 카테터의 모습(우) [Source: Bluestone, C. D., and CANTEKIN EI. "HOW I DO IT". OTOLOGY AND NEUROTOLOGY. A SPECIFIC ISSUE AND ITS SOLUTION. MANAGEMENT OF THE PATULOUS EUSTACHIAN TUBE." (1981)]

단면이 357%나 증가하였음을 확인하고 만성 삼출성 중이염을 앓는 환자들에게 좋은 효과가 있음을 여러 차례 보고하면서 주목을 받게 되었다. 오늘날도 우리나라를 포함한 세계적으로 다양한 그룹들이 이관 풍선 확장술에 대한 연구를 진행중이다.

결론

1563년 Bartholomaeus Eustachiuns가 이관에 대해 해부학적으로 언급한 것을 시작으로 지난 450여년 동안 35 mm 남짓한 이 구조물에 대한 많은 연구와 다양한 시도들이 있어왔다. 특히 18세기 초반에서 19세기 중반까지 유럽을 중심으로 한 많은 의사들의 헌신적 노력과 연구가 있었기에 오늘날 이관 및 중이의 전반적인 병태생리학에 대한 기초가 마련되었다. 오늘날에도 이관 이상으로 발생하는 다양한 증상 및 질환에 대한 많은 연구가 세계적으로 진행중이며 향후 좋은 결실이 있을 것으로 기대된다.

› Suggested reading

1. GRAVES, GRANT O., and LINDEN F. EDWARDS. "The eustachian tube: a review of its descriptive, microscopic, topographic and clinical anatomy." Archives of Otolaryngology 39.5 (1944): 359-397.
2. Hee-Young, K. "The history of eustachian tube catheterization." J Otolaryngology ENT Res 4.1 (2016): 00084.
3. 박병건, and 이영훈. "구강해부학에 관한 Bartolomeo Eustachio 의 업적:"Libellus de Dentibus" 의 주요 내용." 대한구강해부학회지 39.1 (2018): 61-71.
4. Mudry, Albert. A Tribute to Adam Politzer. Vol. 2. Kugler Publications, 2015.
5. Bluestone, C. D., and CANTEKIN EI. "HOW I DO IT". OTOLOGY AND NEUROTOLOGY. A SPECIFIC ISSUE AND ITS SOLUTION. MANAGEMENT OF THE PATULOUS EUSTACHIAN TUBE." (1981).

CHAPTER 02

이관의 발생과 해부학적 구조

허경욱(인제대)

학습목차

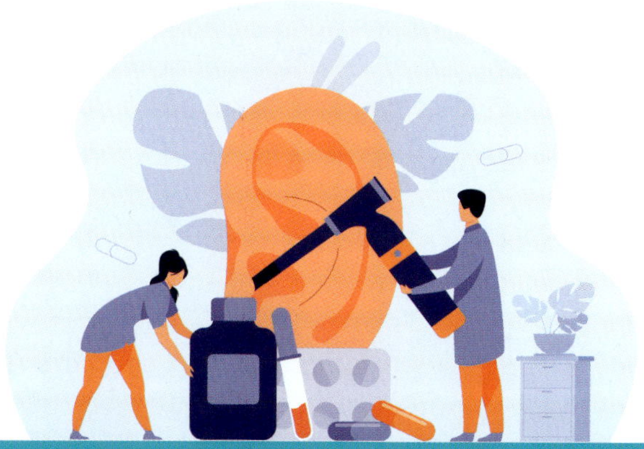

서론

이관Eustachian tube은 비강nasal cavity, 인두pharynx, 구개palate, 중이middle ear, 그리고 유양돌기mastoid process까지의 연결 및 연관된 기관들과 함께 상기도의 한 부분으로 점막, 연골, 연조직, 이관주위 근육, 그리고 뼈로 구성된 내강lumen형의 기관이다. 또한 이관은 중이와 비인두nasopharynx를 연결하고 있으며 연하 시에는 이관 주위의 근육들이 수축하여 순간적으로 개방된다. 이관이 개방과 폐쇄를 반복함에 따라 중이는 정상 상태에서 공기가 차 있으며 이관의 작용으로 인해 중이 내의 기압을 외부의 대기압과 동일하게 유지할 수 있다. 이관은 크게 연골부cartilaginous portion, 협부isthmus, 골부osseous portion의 세 부분으로 나뉘는데 연골부와 골부가 만나 좁아진 부위를 협부라 한다. 연골부와 골부는 각각이 원추의 형태를 이루고 있으며 원추의 좁은 부위끼리 마주보고 있는 모양이다. 이관의 부위중 골부, 협부, 그리고 인두쪽 입구pharyngeal opening 근처의 일부분은 항상 열려 있지만 연골부는 평상시에 닫혀 있다.

연골부는 연골과 점막, 근육 및 연조직으로 구성된 관을 형성하며 비인두의 후외측 벽에 인두쪽 입구가 있는데, 연골이 돌출된 이관융기torus tubarius를 형성하

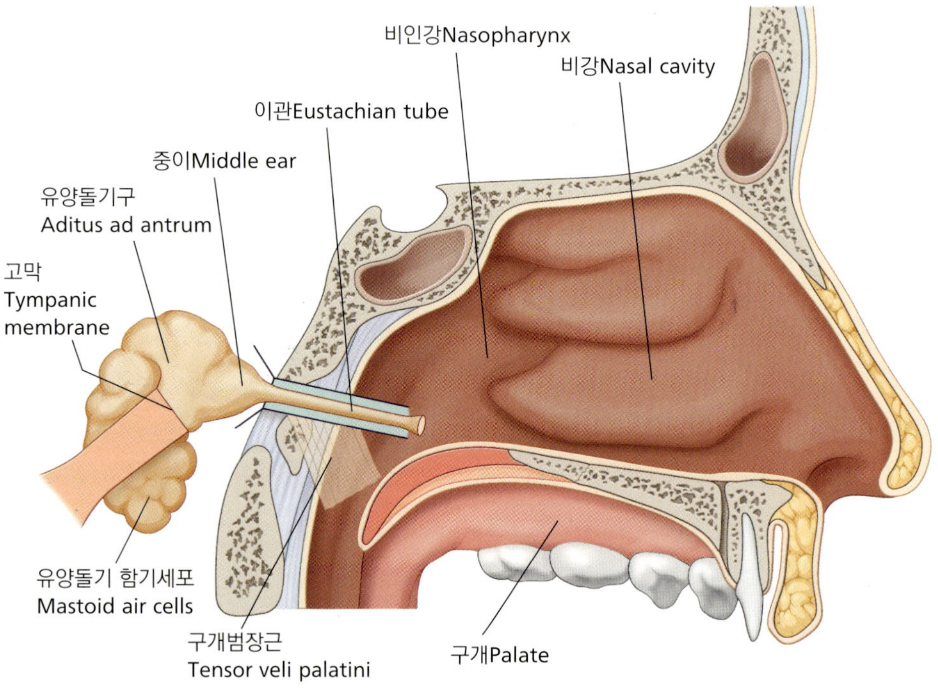

Figure 2-1 이관과 인접 기관들의 관계. 이관은 상부기도에서 비강, 비인두, 구개, 중이, 그리고 유양돌기와 연관되어서 공기통로 등의 역할을 담당하는 구조물이다.

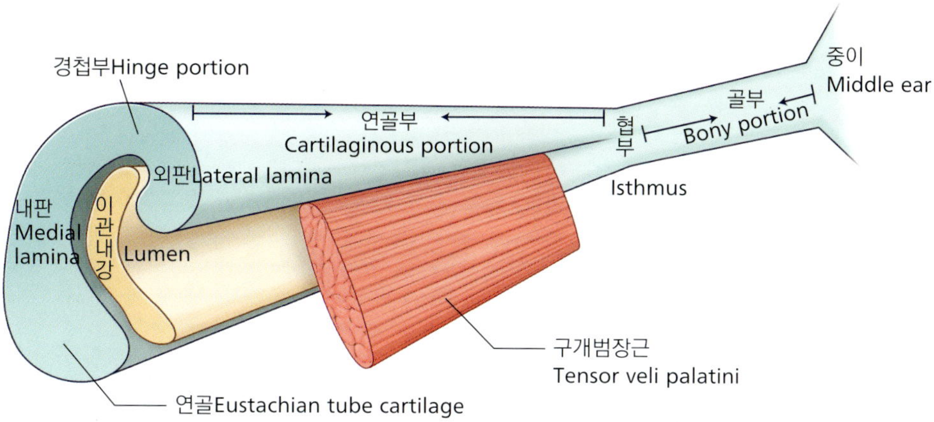

Figure 2-2 성인 이관의 모식도. 이관은 비인두와 중이 간의 연결통로로 연골부, 협부, 그리고 골부로 구성되어 있다. 이관연골은 내판과 외판으로 구성되며 경첩부로 연결되어 있다.

며 그 뒤에는 인두함요Rosenmüller fossa가 있다. 골부의 입구는 중이의 전상방에 존재하며 골부의 내벽은 내경동맥internal carotid artery에 접해있다.

본론

1. 이관의 발생

이관의 구조는 출생 전 및 출생 후까지 지속적으로 발생과 성장하며, 성인이 되어서야 완전한 형태를 갖추게 된다.

› 출생전 성장

배아기에 이관의 내강은 제1인두낭first pharyngeal pouch에서 기원한다. 제1인두낭의 내배엽 세포가 외측으로 성장하여 gill plate의 양측에 있는 first gill furrow의 바닥에 있는 외배엽 조직과 맞닿게 되는데, 이때 원위부낭distal pouch은 길이가 늘어나고 확장되어 귀인두관고실오목tubotympanic recess, 즉 중이강middle ear cavity의 전구체를 형성하고 근위부 낭proximal pouch은 점차 좁아져서 이관을 형성하게 된다. 태생 4주경에는 제1인두낭과 제1새열이 접촉하게 되고 이 부위에서 중배엽과 중이강이 형성되기 시작한다. 이 단계에서 내강은 섬모cilia가 없는 낮은 원주상피columnar epithelium로 덮여 있으며 태생 10주 이전에는 내강의 상피만 분화가 진행되고, 10~12주에는 구개거근levator veli palatini muscle과 구개범장근tensor veli palatini muscle이 주위 간엽mesenchyme으로부터 발생 및 분화된다. 태생 14주경

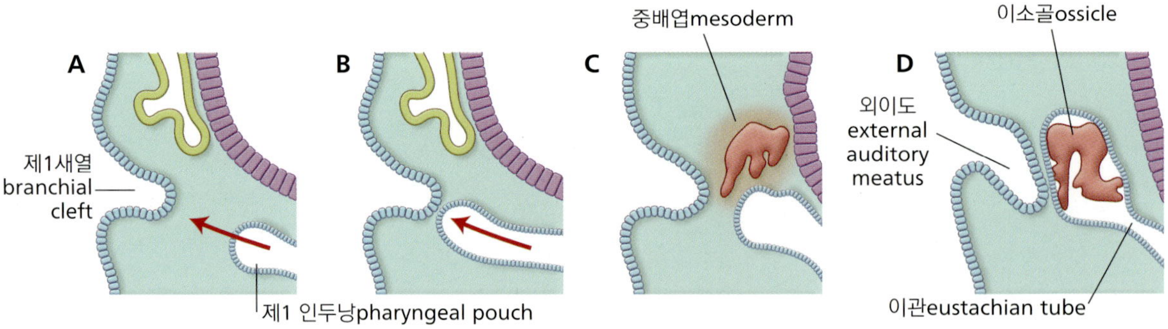

Figure 2-3 중이와 이관의 발생. (A) 제1 인두낭이 확장되어 향후 이관형성 (B) 태생 4주경에 제1 인두낭과 제1 새열의 접촉 (C) 중배엽과 중이강의 형성 (D) 태생 30~35주경에 중이강과 이관의 완성

에는 고막장근tensor tympani muscle이 나타나기 시작하고, 연골의 첫 분화가 시작된다. 또한 이 시기에 내강에서는 상피세포의 folding이 시작되어 성인 이관의 특징인 주름들rugae이 나타나며 인두벽에서는 분비선 조직들이 연골의 내측에서 외측으로 발생하기 시작한다. 태생 20주에는 첫 연골화 중심chondrification center의 크기가 커지고 이관의 전내측 부위에서 연골막perichondrium을 확실히 구분할 수 있게 된다.

이관의 발생은 전체적으로 전내측에서 후외측 방향으로 진행되며 이관의 길이가 태생 10주경 1 mm에서 16~28주 사이에 대부분 연골부의 성장으로 인해 출생시 13 mm의 길이가 된다. 태생기에 이관 골부의 성장은 신체의 성장과 비례하여 동반되며 태생 28주 이후에는 신체의 성장보다 골부의 성장이 빨라지는 경향이 있다. 태생 10주경에 이관의 내강은 짧은 경부 neck를 가진 플라스크 형태를 띄고 전방으로 열려 있는데, 성장할수록 경부가 길어져 이관의 형태를 갖추게 되고, 고막장근과 이관 연골 간의 각도는 점차 좁아지는 예각의 형태를 보이게 된다.

출생 즈음에는 성인 이관과 비슷한 형태를 이루게 되어 출생 직후에는 연골 전체에서 연골막이 구분되며 근육들은 이관을 둘러싸고 있어 전형적인 J 형태를 띄게 된다. 또한 분비선 조직이 증식하여 이관 연골과 비인두 사이, 연골과 이관 내강 사이, 그리고 내강과 고막장근 사이의 공간을 채우게 된다. 신생아의 두개저cranial base는 비교적 수평하므로 출생 시 이관은 수평면과 10° 정도의 각을 이루는데, 이는 유년기 동안 유지되게 된다. 출생 후 두개골이 상하로 커지면서 두개저가 수평면과 이루는 각도가 증가하고 이에 따라 이관 연골부와 두개저가 이루는 각도 역시 커지게 된다.

› 출생후 성장

이관이 길이는 영아infant에서는 성인의 절반 정도인 18 mm에 불과하나 출생 후 급격히 증가하게 되고 7세경이 되면 성인과 비슷해진다. 20세경이 되면 이관 내강의 면적은 출생시보다 5배 정도가 되고, 연골부의 중간부위에서 면적이 가장 많이 증가하는 것으로 알려져 있다. 신생아에서 연골부와 골부의 비율은 약 8:1 정도인데, 출생후에는 골부의 성장이 뚜렷하여 성인에서는 4:1 정도로 비율이 변하게 된다. 연골부의 경우에도 출생후부터 사춘기puberty까지는 점차 커지게 된다. 또한 성장함에 따라 구개거근과 이관의 다른 구조물 간의 거리는 증가하며, 6세 이후에는 구개범장근과 이관 내강 또는 구개거근과의 거리 역시 길어진다.

이관의 각도는 7세 미만의 아동 경우 인두와 중이를 연결한 직선과 비슷하지만 성인의 경우 두개골 및 안면의 성장에 따라 연골부는 골부에 비해 다소 외측 하방으로 진행하게 된다. 또한 구개범장근과 이관 내강이 이루는 각도는 소아와 성인에서 비슷하지만 구개범장근과 연골이 이루는 각도에는 연령에 따른 변화가 있는데, 소아의 경우 이관의 비인두쪽에서는 크고 중이 쪽으로 갈수록 후방으로 감소한다. 성인의 경우 이 각도는 이관 전체에서 일정하게 유지된다.

점막주름의 경우 이관 내강의 하부에 집중되어 있어서 내강의 면적을 늘리는 효과를 얻을 수 있으며 상부에는 점막 주름이 드물다. 20세경까지 성장할수록 점막주름은 줄어드는 경향이 있고, 내강의 분비선중 성인보다 7세 이하 소아에서 점액선mucous gland의 비율이 높고 장액선serous gland이 적은 편이다.

위와 같이 영아와 어린 소아에서 이관의 길이가 짧은 것은 비인두 분비물이 중이로 역류하는 것을 막는 보호 기능이 약한 것과 관련되어 있고, 이관과 근육들 사이의 각도가 성인과 다르다는 점과 이관 연골의 가동성이 과다한 점은 능동적인 이관의 개방을 비효율적으로 만들게 되어 소아의 중이염 유병률을 높이는 것으로 알려져 있다(Table 2-1).

2. 성인 이관의 해부

성인에서 이관의 길이는 31~38 mm로 알려져 있다. 내측의 2/3은 연골부이고 외측의 1/3은 골부로 구성되는데, 인두쪽 입구는 하비갑개의 후단과 가깝게 위치하고 경구개보다 20 mm 높은 위치에 있으며 인두쪽 입구에서 중이 방향인 상외측 후방으로 진행하는데, 내측 날개판medial pterygoid plate에서 부시상단면parasagittal plane과 42°의 각도를 이루면서 S 자의 형태로 연결되어 중이와 연결된다. 이관의 중이쪽 입구는 중이 전상방에 위치하며 바닥보다 4 mm 상방에 존재한다.

Table 2-1 성인과 비교하여 영아의 이관과 중이의 해부학적 특징(modified from table 3-2 in 'EUSTACHIAN TUBE Structure, Function, Role in Otitis Media' by Bluestone CD, BC Decker Inc., 2005)

항목	성인과 비교 시 영아 이관의 특징
이관의 길이	짧다.
수평면에 대한 이관의 각도	영아 10°, 성인 45°
연골에 대한 TVP의 길이 및 각도	영아 다양하고 짧은 부착길이, 성인 일정
내강	면적과 부피가 작다.
연골 부피	작다.
연골 세포 밀도	크다.
연골 경첩부 탄력소elastin	적다.
우스만 지방조직Ostmann's fat pad	비교적 넓다.
점막 주름	많다.
내강 분비선	다양하다.
중이 부피	작다.

TVP, 구개범장근tensor veli palatini

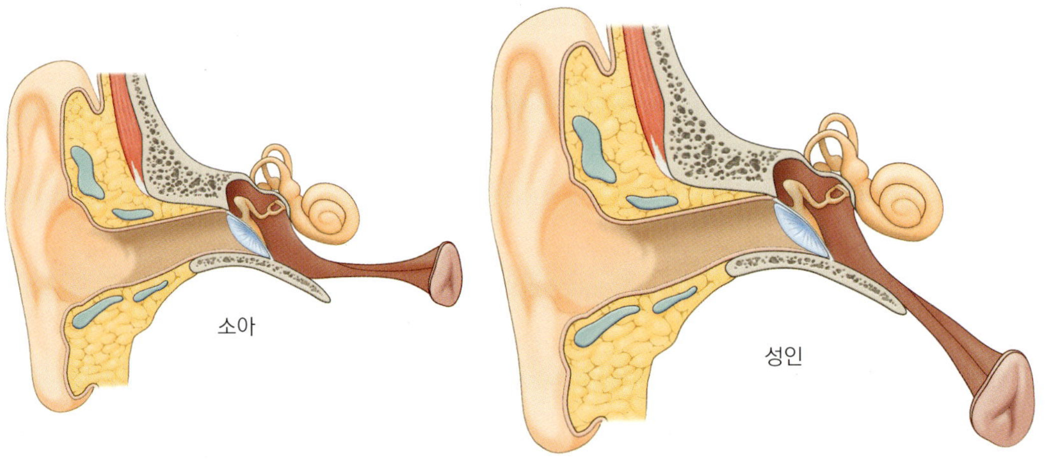

Figure 2-4 소아와 성인간에 이관 구조의 차이. 성인에 비해 소아에서는 이관의 길이가 짧고 수평면과 이루는 각도가 작으며, 내강의 면적과 부피가 작다.

› 내강과 점막

성인의 이관 인두쪽 입구에서 내강의 높이는 8.5 mm인데 내강의 상벽roof과 바닥floor은 20°의 각도를 이루면서 외측으로 진행할수록 내강이 점차로 좁아지게 되어 이관이 측두골 추체부petrous part로 들어가는 부위에서는 내강의 높이가 3.5 mm로 줄어들게 된다. 이때 이관 상벽과 두개저는 45°의 각도를 유지하게 된다.

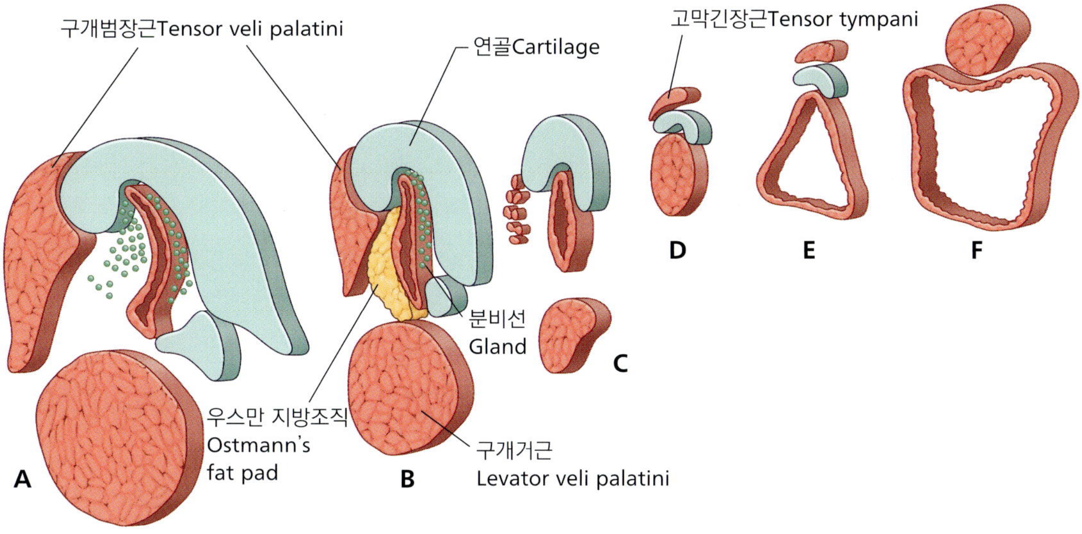

Figure 2-5 이관의 부분별 단면 모식도. 이관은 각 부분별로 연골, 근육, 뼈, 분비선, 내강 등의 구성이 다르며 이들 구성요소의 차이가 이관 기능에 중요한 역할을 담당한다. A) 연골부, B) 연골중앙부, C) 협부전부, D) 협부, E) 협부후부, F) 전고실

• 내강과 협부

협부는 연골부 내부에 존재하며 협부 내강의 좁은 구경caliber은 이관이 보호기능을 수행하는 데에 매우 중요한 역할을 담당한다. Sudo 등은 골부와 연골부가 만나는 접합부junctional portion 내에 협부가 위치하며, 이관의 인두쪽 입구에서는 21 mm 거리이고 이관 골부의 가장 앞에서 3 mm 거리에 존재한다고 보고 했다.

• 점막

이관의 내부 점막은 상기도로부터 이관을 통해 중이와 연결되어 있고 이관 내강의 상부upper part는 유모 입방세포ciliated cuboidal cell로 덮여 있으며 내강의 하부lower part는 유모 위중층 원주 상피ciliated pseudostratified columnar epithelium로 덮여 있다. 이관 연골부 점막내에는 점막관련림프조직mucosa-associated lymphoid tissue이 존재하는데, 이는 postcapillary high endothelial venule에서 림프구가 혈관외 유출extravasation되어 형성된다.

술잔세포goblet cell는 유아에서는 드물게 존재하나 어린 시절에 인두 쪽부터 점차 증가한다. 성인에서는 전체 상피세포 중 술잔세포가 20%를 차지하는 것으로 알려져 있는데, 이관의 아래쪽 절반에서는 많고 위쪽 절반에서는 적다. 이관의 아래쪽은 술잔세포뿐만 아니라 섬모 세포와 분비선들 또한 풍부하여 이관의 청소기능을 주로 담당하는 것으로 알려져 있다.

이관 연골부의 전방 절반에서 점막하층은 많은 분비선들을 가지고 있다. 분비선들은점액다당류mucopolysaccharide, 용균효소lysozyme, 분비형 면역글로불린, 그리고 표면활성형 화합물들surface-active compounds을 분비하며 이관의 활동성은 이 물질들의 농도와 분포에 많은 영향을 받는다. 술잔세포의 분포와 마찬가지로 점막하층에서 점액 생성 세포mucus-producing cell는 성인으로 성장할 수록 줄어든다.

› 연골부

이관의 연골부는 접형골sphenoid bone의 대익greater wing과 측두골 추체부 사이에서 접형구sphenoid sulcus에 놓이며, 수평면에서 30~40°, 시상면에서 45°의 각도를 이룬다. 연골 부위의 후방부는 전술한 대로 골부로 3 mm정도 이어지며 섬유밴드에 의해 단단히 부착되어 있다. 연골부의 하내측 끝은 내측 날개판의 후방 끝에 있는 tubercle에 부착된다.

• 연골

이관 연골은 반전된 J 형태로 하나의 큰 연골과 여러 개의 작은 부속 연골들로 이루어진 것으로 추정되며, dome 형태가 측두골 추체부까지 유지된다. 짧은 외판 lateral lamina은 일정한 높이이고 긴 내판medial lamina은 인두쪽 입구에서 중이쪽 입구 방향으로 높이가 증가하는데, 이관 연골이 내측 날개판에 부착하는 부위보다 후외측 13 mm 지점까지는 증가하고 이 지점부터는 이관 연골의 높이가 서서히 감소되어 9 mm 정도로 줄어들어서 측두골 추체부까지 연결된다. 이관 연골은 연골의 중간부위에서 내판이 하외측으로 확장되어 내강과 구개거근 사이까지 위치하고, 상벽은 dome 형태로 인해 내강과 고막장근 사이에 연골이 존재한다.

이관 연골과 두개저를 연결하는 결체 조직은 이관 연골 내판의 내측 인두면medial pharyngeal surface에서 기원하여 인대의 형태로 변화하여 두개저에 부착된다. 이 부착부위에는 접형구의 내측 끝부위에 존재하며 골 능선의 형태를 띤다. 또한 이 부위의 이관 연골은 두개저로부터 2 mm 거리이며 내판은 두개저에 넓게 연결되어 있다.

이관 연골의 조성과 탄력성은 이개 또는 코의 연골과 비슷하다. 이관 연골의 내판과 외판의 중간 부위는 경첩부위로 불리는데, 이 부위의 연골은 탄력소elastin가 풍부하고 그물망 모양 분포를 보인다. 이러한 구조는 구개범장근의 수축에 의한 이관 상부 절반의 확장이 원상태로 회복되는 데에 기여하는 것으로 추정된다.

• 우스만 지방조직Ostmann's fat pad

이관의 하외측에 존재하는 지방조직으로서, 구개범장근이 수축해 이관의 외판을 하외측으로 움직여 이관이 개방될 때 내강의 상벽과 함께 이관 개방의 범위를 제한해서 이관 폐쇄에 기여하는 것으로 알려져 있다. 출생 후 이관의 높이가 커짐과 비례하여 위아래로 커져서 아동기에 가장 부피가 크다. 성인에서 우스만 지방조직의 분포는 유아기나 아동기 때보다 이관이 좁은 부위에 더 많이 분포되어 있어서, 이관 내강 주위의 공간을 줄여줌으로써 비인두 분비물이 중이로 흡인되는 것을 막는 데에 기여하는 것으로 추정된다.

› 접합부

연골부로부터 골부로 점차적인 변경이 이루어지는 접합부junctional portion는 길이가 약 3 mm 정도이고, 이 부위의 내강은 인두쪽으로 부터 고실쪽 방향으로 증가한다고 알려져 있다.

› 골부

측두골 추체부에 있으며 중이 전방 상부와 직접 연결된다. 중이쪽 입구는 중이 바닥에서 4 mm 정도의 높이에 있으며 5 × 2 mm의 크기이다. 입구로부터 거의 수평면에서 전내측 방향으로 주행하여 추체첨부petrous apex를 향하게 된다. 조직학적으로 골부의 점막은 중이와 비슷하여 유모 점액 생성 세포로 덮여 있다.

골부의 내강은 대체로 삼각형 모양이며 위아래로 2~3 mm, 내외(좌우)로 3~4 mm의 크기이다. 골부의 내측벽은 미로와 인접한 후외측의 미로부분과 내경동맥과 인접한 전내측의 내경동맥부분으로 나눌 수 있는데 그 크기와 모양은 내경동맥의 위치에 따라 유동적이다. 내경동맥부분의 평균두께는 1.5~3 mm 정도이며 전체 인구의 2%에서는 골성 벽bony wall이 결손되어 내경동맥이 노출되어 있다.

3. 이관과 관련된 근육

이관과 관련된 근육으로는 구개범장근, 고막장근, 구개거근, 그리고 이관인두근salpingopharyngeus의 네 가지가 있다. 휴식기에 이관은 수동적으로 닫혀있고 삼킴, 하품, 또는 재채기 시에 열리게 되어 대기압과 중이 내 압력이 평형을 이루게 된다. 이 움직임은 구개범장근 단독 또는 구개범장근과 구개거근의 협동에 의해 발생하는 능동적 확장으로 알려져 있다. 이관의 폐쇄는 뒤틀린 주위 조직에서 전달된 외부 압력과 이관 연골내의 탄력소에 의한 반동에 의해 일어난다. 익돌와pterygoid fossa 내에서 내익돌근internal pterygoid muscle 자체가 커지게 되면 구개범장근의 내측방향 압력을 증가시켜 이관 외측 점막 벽을 닫히도록 돕기도 한다.

› 구개범장근

구개범장근은 이관이 열리는 데 가장 중요한 역할을 하는 근육으로 섬유탄력조직에 의해 동일한 크기인 두 개의 근육섬유 묶음으로 구성되어 있으며, 근육섬유의 60% 정도는 백색근 섬유fast twitch fiber로 구성되어 있다. 외측다발tensor veli palatini proper은 역삼각형 모양으로, 주상와scaphoid fossa와 이관 연골 상측의 접형골 대익에서 기원해서 전외측 하방으로 하강하면서 힘줄tendon 모양이 되어 내측 날개판에 있는 구hamulus를 내측으로 돌아 구개건막palatal aponeurosis과 경구개의 후연에 붙는다. 내측다발인 dilator tubae muscle은 이관의 확장에 주된 역할을 담당하며 이관의 외측 막성벽의 후1/2에서 기원하여 전하방으로 급격히 내려가 외측다발과 합쳐진다.

› 고막장근

구개범장근의 후상측 섬유들은 고막장근반관semicanal of tensor tympani으로 확장되어 들어가서 이관 연골과 접형골에서 시작되는 두 번째 근섬유들과 합쳐진다. 근섬유들은 힘줄로 변화하여 와우각상돌기cochleariform process를 돌아 추골병

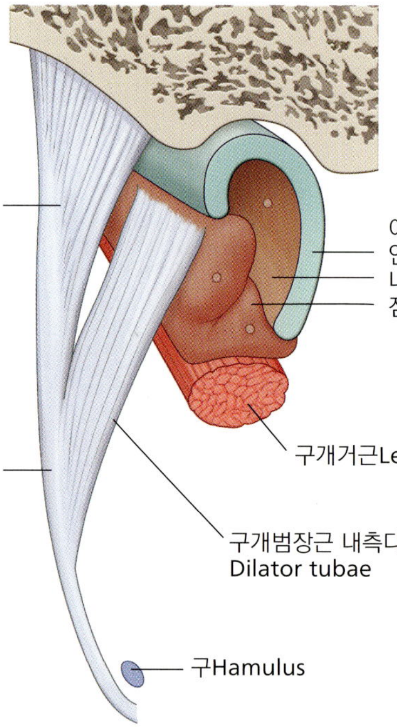

Figure 2-6 구개범장근과 구개거근이 이관에 부착된 모습. 구개범장근은 외측과 내측 두 개의 다발로 구별되며 이관 외벽을 따라 부착되어 있고, 구를 감싸며 돌아서 경구개의 후면에 부착된다. 구개거근은 주로 이관 바닥을 따라 주행한다.

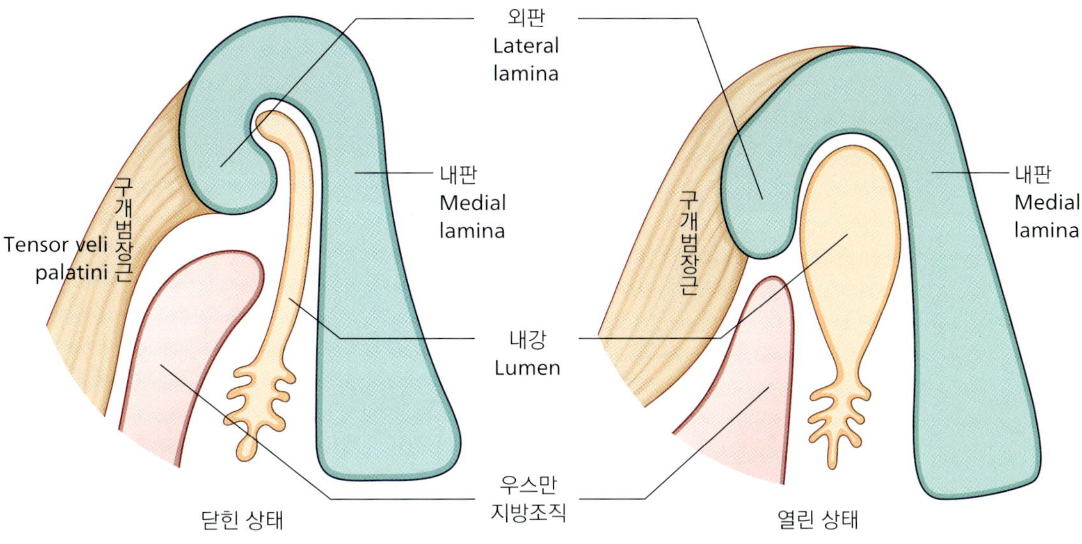

Figure 2-7 이관 개폐의 단면 모식도. 이관이 열리는 데에는 구개범장근이 수축하여 이관 연골의 외판을 외측으로 당기게 되는 것이 주된 힘으로 작용한다.

malleus handle에 부착된다. 고막장근은 이관의 능동적 확장에는 관여하지 않으며 고막에 있는 stretch receptor로부터 자극을 전달받아 중이 압력을 조절하여 이관 개방에 관여한다.

› 구개거근

구개범장근보다 더 체적이 넓고 길게 수축하는 근육으로서 추체첨부의 하면에서 기원하고 이관 연골의 내판에 느슨한 결체조직으로 연결되어 있다. 이관의 하내측으로 들어가 이관 연골 및 내강 바닥의 하방에서 나란히 주행하며, 그 섬유는 연구개의 배면에서 부채살같이 퍼져 붙게 된다. 근육섬유는 백색근 섬유와 적색근 섬유 slow twitch fiber가 절반 정도씩으로 구성된다. 일차적인 이관의 개방 기능에는 관여하지 않으며 이관의 인두쪽 입구에서 연골의 내판을 밀어 올려줘 이관 개방에 기여하고, pumping drainage에도 관여하는 것으로 알려져 있다.

› 이관인두근

이관인두근은 이관 연골의 내측 및 하방 경계에서 기원하고 후하방으로 주행하여 구개인두근palatopharyngeus에 결합되며 이관의 움직임에 기여하는 바는 미미한 것으로 알려져 있다.

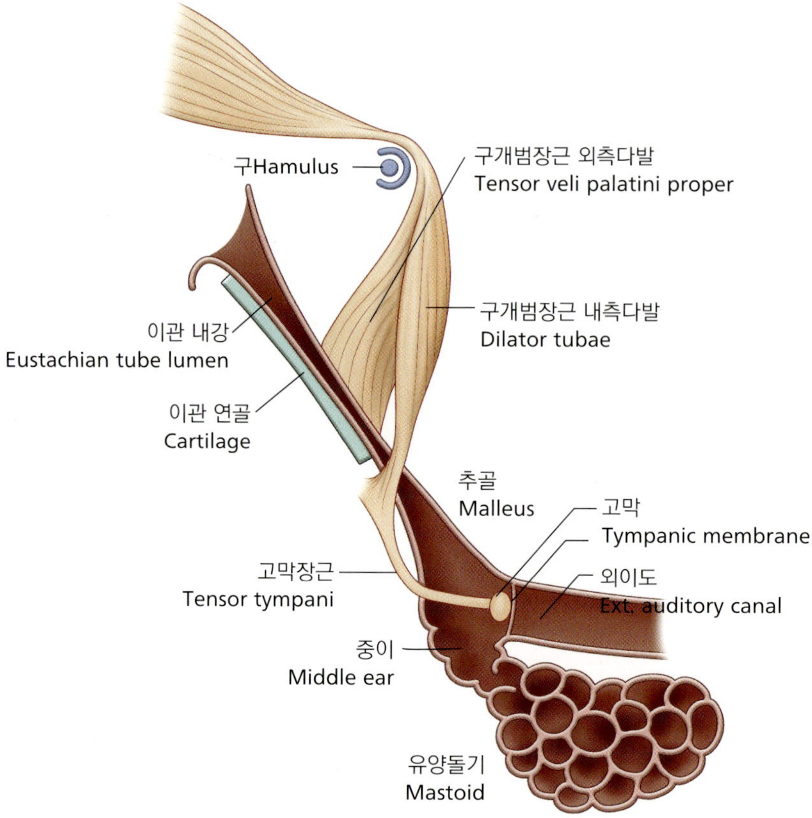

Figure 2-8 구개범장근과 고막장근이 부착된 모습. 구개범장근은 외측과 내측 두 개의 다발로 구별되며 이관 외벽을 따라 부착되어 있고, 구를 감싸며 돌아서 경구개의 후면에 부착된다. 고막장근은 구개범장근의 후상측 섬유들이 고막장근반관으로 확장되어 들어가 이관 연골과 접형골에서 시작된 근섬유들과 합쳐져 추골병에 부착된다.

4. 신경지배

이관의 인두쪽 입구는 이신경절otic ganglion, 접형구개신경sphenopalatine nerve, 인두신경총pharyngeal plexus에 의해 지배된다. 이관의 나머지 부분은 고실신경총tympanic plexus과 인두신경총의 감각신경 지배를 받는다. 설인신경이 이관 신경지배의 대부분을 담당하며 교감신경은 접형구개신경절sphenopalatine ganglion, 이신경절, 양측 설인신경, 양측 추체 신경petrosal nerve, 그리고 경동맥고실신경caroticotympanic nerve의 지배를 받는다.

구개범장근과 고막장근은 동측 삼차신경 운동핵으로부터 삼차신경의 하악분지를 통해 신경지배를 받고 구개거근은 의문핵nucleus ambiguus으로부터 미주신경을 통해 신경지배를 받는다.

5. 혈액공급과 림프

이관의 혈액공급은 상행구개동맥ascending palatine artery, 내악동맥internal maxillary artery의 인두분지pharyngeal branch, 익구개동맥artery of pterygoid canal, 상행인두동맥ascending pharyngeal artery, 그리고 중수막동맥middle meningeal artery에 의해 이루어 지며 익구개정맥총pterygoid venous plexus으로 유입된다.

림프액의 경우 이관 점막하층에 풍부한 림프액의 망이 있으며 골부보다 연골부에 림프액 망이 더 많다. 내측의 인두후림프절retropharyngeal node이나 외측의 심경부림프절deep cervical node로 배액된다.

결론

이상의 이관을 구성하는 연골과 점막의 구조와 특징을 파악하고, 이관기능에 영향을 주는 근육들에 대해 정확한 해부학적 지식을 가지는 것이 이관질환의 병태생리를 이해하고 그 지식을 임상에 적용하는 데에 필수적인 것으로 사료된다.

Suggested reading

1. Sudo M, Sando I, Ikui A, Suzuki C. Narrowest (isthmus) portion of Eustachian tube: a computer-aided three-dimensional reconstruction and measurement study. Ann Otol Rhinol Laryngol 1997;106(7):583-8.
2. Sade J, Luntz M. Eustachian tube lumen: comparision between normal and inflamed specimens. Ann Otol Rhinol Laryngol 1989;98(8):630-4.
3. Gannon PJ, Eden AR, Laitman JT. Functional compartments of the tensor veli palatine muscle. Arch Otolaryngol Head Neck Surg 1994;120(12):1382-9.
4. Leuwer R. Anatomy of the Eustachian tube. Otolaryngol Clin North Am 2016; 49(5)1097-106.

CHAPTER 03

이관 기능의 이해를 위한 생리학적 기초

강우석(울산대)

학습목차

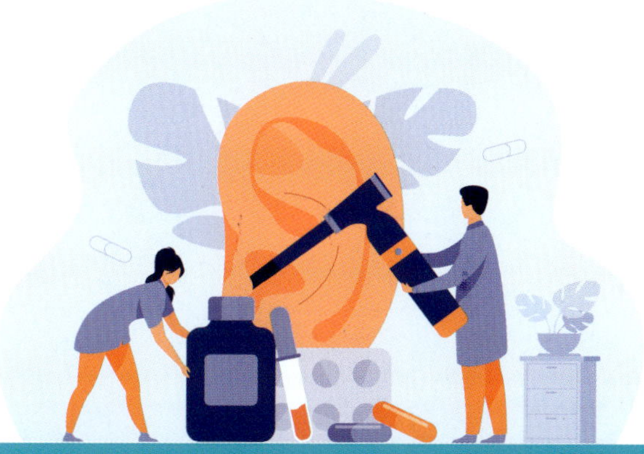

서론

이과학 영역에서 오래전부터 이관기능저하는 삼출성 중이염, 고막함몰, 만성중이염, 진주종성 중이염 등의 중이질환과 연관되어 있다고 생각된다. 이러한 이관기능저하로 인한 질병들을 예방하고 개선하기 위하여 오랜 기간 동안 이관질환 치료를 위하여 여러 가지 치료방법들이 연구되고 시도되어 왔다. 심지어는 이관에 대한 수술적인 접근은 이관과 근접해 있는 내경동맥 손상에 대한 두려움 때문에 금기시되기도 하였다. 2010년 Ockermann 등이 처음으로 사람을 대상으로 한 이관풍선확장술의 임상결과를 보고한 이후로 전세계적으로 이관기능저하 환자의 치료를 위한 새로운 길이 열렸고, 더 나은 치료방법 개발을 위한 연구들이 더욱 활발히 진행되고 있다. 이러한 시점에서 3차원적인 구조로 이루어져 있고, 역동적으로 움직이면서 중요한 기능을 수행하는 이관에 대한 이해를 정확히 하는 것이 필요하다.

본론

1. 이관의 기능

중이는 앞쪽으로는 이관을 통하여 비인강, 뒤쪽으로는 유양동 함기 세포들로 연결되어 있다. 이관은 평상시에는 닫혀 있어서 비인강으로부터 분비물이 중이로 넘어오지 않도록 보호하고, 발성할 때에 소리가 중이로 전달되지 않도록 막아준다. 이관은 침을 삼키거나, 하품을 할 때 열리고, 이관이 열릴 때 이관을 통해서 중이의 압력을 대기압과 같게 만들고 중이에서 발생하는 분비물 등을 비인강으로 배출하게 된다. 비행기가 이륙하거나 착륙할 때, 엘리베이터가 움직일 때, 잠수하거나 스카이다이빙할 때처럼 주변의 대기압이 변하는 상황에서 사람은 침을 삼키거나 발살바조작Valsalva maneuver을 해서 중이강 내의 압력과 대기압이 평형이 되게 한다. 이 때 소량의 공기가 이관을 통해 이동하면서 압력이 평형을 이루게 되고, 딸깍거리거나 덜그럭거리는 소리가 나게 된다.

이관의 주된 기능은 중이를 환기시키고ventilation, 비인강으로부터 분비물이나 소리가 중이로 들어오지 않도록 보호하며protection, 중이로부터 분비물을 배출하는 역할을 한다mucociliary clearance (Figure 3-1). 이관에 염증이 생기거나 적절하게 열리지 않는 경우에 이관기능이 떨어지게 되고, 소리가 먹먹하게 들리거나 왜곡되어 들리게 되고, 이명, 이충만감 등이 발생할 수 있다. 이 밖에도 삼출성 중이염, 만성 중이염, 고막함몰 등이 발생할 수 있다.

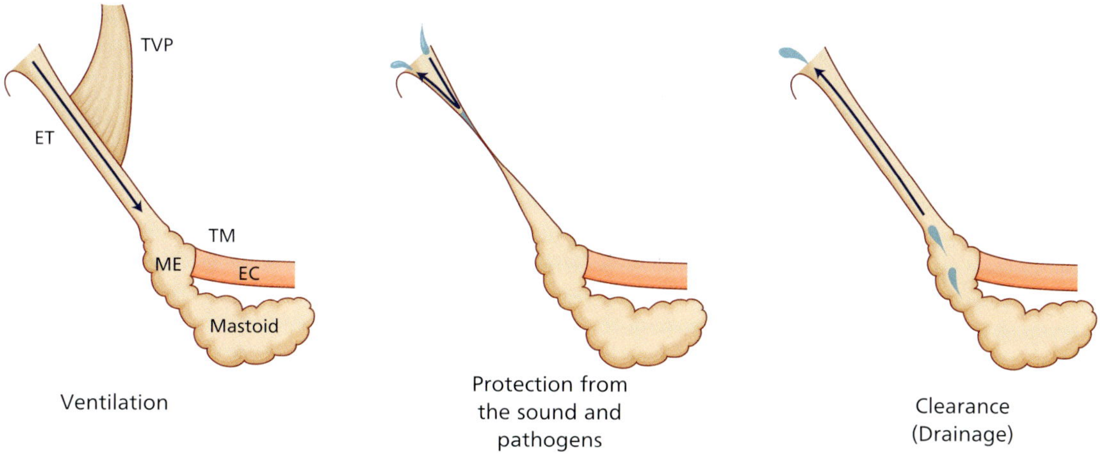

Figure 3-1 이관의 기능. 이관은 중이강의 압력을 조절하는 환기기능ventilation, 비인강으로부터의 역류와 발성시 소리가 중이로 전달되지 않도록 하는 보호기능middle ear protection, 중이강 내의 분비물을 비인강 쪽으로 배출하는 점액섬모배출 기능mucociliary clearance and drainage이 있다. ET; eustachian tube, TVP; tensor veli palatini, ME; middle ear cavity, TM; tymanic membrane EC; external auditory canal

› 환기기능Ventilation

중이강의 압력이 외부의 압력과 적절하게 평형을 이루지 못하면, 소리를 잘 들을 수 없게 된다. 따라서 이관의 세 가지 기능 중에서 중이강의 압력을 조절하는 환기기능이 가장 중요하다.

이관은 평상시에는 비인강의 이관 입구가 닫혀 있다. 이는 비인강으로부터 세균이 유입되는 것을 막아주고, 소리압력이 중이로 전달되지 않게 하여 자가강청이 발생하지 않도록 한다. 비행기 이착륙, 엘리베이터 탑승, 잠수 등과 같이 외부의 압력이 변하는 경우에는 외부의 압력과 중이의 압력을 같게 해주기 위하여 이관이 열려야 한다. 중이와 외부의 압력이 같아져야, 고막과 이소골을 통한 소리의 전달이 잘 되게 된다.

또한, 이관이 완전히 열리기 위해서는 점막 표면이 맞닿아 생기는 이관내 표면장력을 이겨내야 한다. 기관지 폐포 세척에서 얻어진 것과 비슷한, 계면활성제 단백질 B가 이관 표면 세포의 분비 과립에서 관찰되었다. 정상 이관의 표면장력은 58 mN/m인데, 삼출성 중이염에서는 표면장력이 더 높게 측정되었다. 또, 이관의 표면장력은 이관에서 분비되는 계면활성제의 양과 분비물의 구성물질 및 점도에 따라 영향을 받는다.

중이강과 유양동의 가스는 점막의 모세혈관을 통해 혈류로 흡수된다. 따라서 오랫동안 이관이 열리지 않게 되면 압력차이가 점점 커지게 된다.

기계적으로 이관이 막히거나 이관이 제대로 열리지 않게 되면 중이 질환이 발생할 수 있다. 또, 유양동은 갑작스러운 압력 변화나 비인강으로부터 중이로의 역류가 발생했을 때 완충역할을 하기 때문에 잘 발달된 유양동 함기세포들은 중이의 정상 압력 유지에 중요한 역할을 한다.

› 보호기능Middle ear protection

이관의 보호기능은 크게 해부학적인 보호기능과 면역학적인 방어, 점액섬모운동을 통한 방어로 구분할 수 있다.

평상시에는 연골부의 이관이 해부학적으로 닫혀 있기 때문에 비인강으로부터 역류나 세균이 유입되는 것을 막아준다. 이관의 골부는 항상 열려 있기 때문에 연골부 이관이 닫혀 있는 것이 중이를 보호하는 데 중요하다.

중이염이 있는 소아에서는 비인강에서 중이로 역류가 있을 수 있지만, 정상적인 경우에는 역류가 발생하지 않는다. 이는 입구가 좁은 플라스크를 상상해보면 쉽게 이해할 수 있다. 좁은 입구는 이관에 해당하고 플라스크의 넓은 내부는 중이강과 유양동에 해당하며, 내부가 공기로 가득 차 있어서 좁은 입구를 통하여 비인강으로부터 역류가 생기기 어렵다. 고막에 천공이 있는 경우에는 중이와 유양동의 가스 완충이 없기 때문에 깨진 플라스크를 상상할 수 있고, 이럴 경우에 이관을 통한 역류가 생리적으로 잘 생길 수 있다(Figure 3-2).

중이강은 무균상태이고 면역적격세포immunocompetent cells가 거의 없어서, 염증이 발생한 후에만 면역반응이 생긴다. 세균이 중이로 들어오게 되면 염증반응이 생기고, 림프구lymphocyte와 대식세포macrophage가 이동하게 된다.

이관은 소리로부터의 보호에도 중요한 역할을 한다. 이관이 닫혀 있지 않다면, 성대에서 생성된 소리 압력이 인두와 구강에 전달되고 이 압력이 이관을 통해서 중이로 전달될 수 있다.

› 점액섬모배출 기능Mucociliary clearance and drainage

중이 점막과 이관의 호흡 상피는 섬모로 덮여 있고, 이는 점액층을 중이강 내의 이관 입구로부터 비인강 쪽으로 움직인다. 이관의 내강 단면의 바닥쪽 부분에 술잔세포goblet cell가 많고, 주름이 잡혀 있어서 배출 기능에 유리하다. 내강 단면의 위쪽 부분은 환기와 압력평형에 유리하도록 부드럽고, 바닥쪽과 달리 점액을 생성하는 세포가 없다.

점액섬모배출 기능은 중력에 의한 수동적인 배출이 아니고, 능동적인 배출이다. 원발섬모운동이상증primary ciliary dyskinesia 환자에서는 섬모운동이 비정상이기

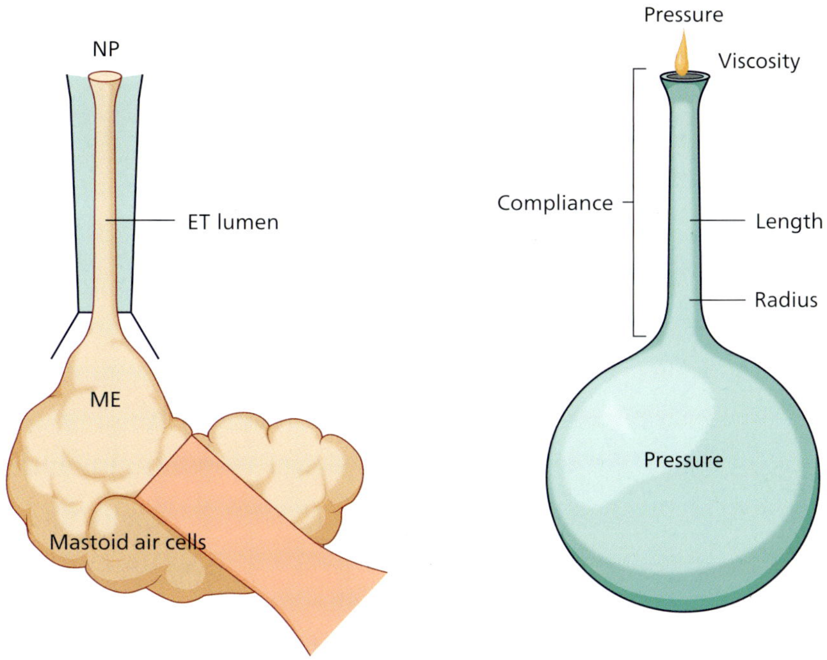

Figure 3-2 중이와 유양동의 이관 보호기능. 이관, 중이, 유양동 함기세포를 플라스크로 비유하여 시각화할 수 있다. 액체가 플라스크의 입구(이관의 비인강 쪽 입구) 안쪽으로 주입될 때, 액체가 플라스크의 내부에서 형성된 양압 때문에 좁은 병목에서 안쪽으로 더 들어가지 않고 멈추게 된다. NP; nasopharynx, ET; eustachian tube, ME; middle ear cavity

때문에, 점액섬모배출이 안되어 중이염이 쉽게 발생하게 된다.

점액의 점착성이 섬모의 진동 주파수에 중요한 역할을 한다. 축농증, 삼출성 중이염, 낭성섬유증cystic fibrosis 등과 같이 점액의 점착성이 높아지는 경우에는 진동 주파수가 감소하게 되고, 점액섬모배출의 효율이 떨어지게 된다.

바이러스성 상기도 감염 때문에 섬모 운동이 떨어지는 경우에는 중이염이 발생할 확률이 높아지게 되는데, 섬모세포가 회복되는 데까지는 1개월 정도 소요된다.

2. 이관의 개폐 과정

이관은 한번 열릴 때 400 msec 정도의 아주 짧은 시간 동안에 열린다. 열리는 횟수의 경우 깨어 있는 동안에는 1분당 1회 꼴로 삼키면서 이관이 열리고, 수면 중에는 5분당 1회 정도 삼키면서 이관이 열린다. 이를 계산하면 하루 동안 대략 1000번 정도 이관이 열린다.

이관의 기능이 정상인 경우에, 평상시에는 이관의 막성-연골부위의 내강이 주변 조직의 압력 때문에 닫혀 있게 된다. 이것이 중이를 비인강으로부터의 역류, 소리압력, 기압변화 등으로부터 보호하는 역할을 한다.

이관은 평상시에는 연골과 이관 주변의 연조직들에 의해 눌려서 닫혀 있다가, 이관 근육이 작용할 때 이관이 열리게 된다. 이관을 열어주는 근육은 구개범장근tensor veli palatini muscle과 구개범거근levator veli palatini muscle이 대표적인데, 구개범장근이 가장 중요한 역할을 하는 것으로 알려져 있고, 구개범거근이 이관 개방에 어떤 역할을 하는지는 아직 확실하진 않다. 원숭이에서 구개범거근의 구개 부근을 잘라도 이관이 잘 열리는 것을 보면 이관의 개방에 큰 역할을 하지 않는 것으로 알려져 있다.

이관의 구개범장근은 외측부와 내측부의 두 부분으로 구성된다. 외측부는 접형골sphenoid bone의 익상돌기pterygoid process와 가시spine 사이에 위치하고, 내측부는 이관 연골의 외측판lateral lamina과 날개갈고리pterygoid Hamulus에 붙게 된다. 구개범장근은 삼키거나, 하품하거나, 아래턱뼈를 움직이면 수축하게 된다. 이 근육에 손상을 입게 되면 이관 기능이 떨어지게 된다.

구개범장근이 복잡한 방식으로 이관의 기능에 영향을 준다. 침을 삼킬 때, 연구개가 위로 움직이면서 비인강을 막는다. 그리고 구개범장근의 내측부가 수축하면 내강 단면의 위쪽 1/3이 열리고, 동시에 외측부가 수축하게 되면 이관주위 지방조직Ostmann's fat이 눌리고, 따라서 이관 내강 단면의 바닥쪽 2/3가 눌리게 된다. 이렇게 수축하는 동안에 이관 하부의 점막주름이 비인강으로의 배출을 도와주게 된다(Figure 3-3).

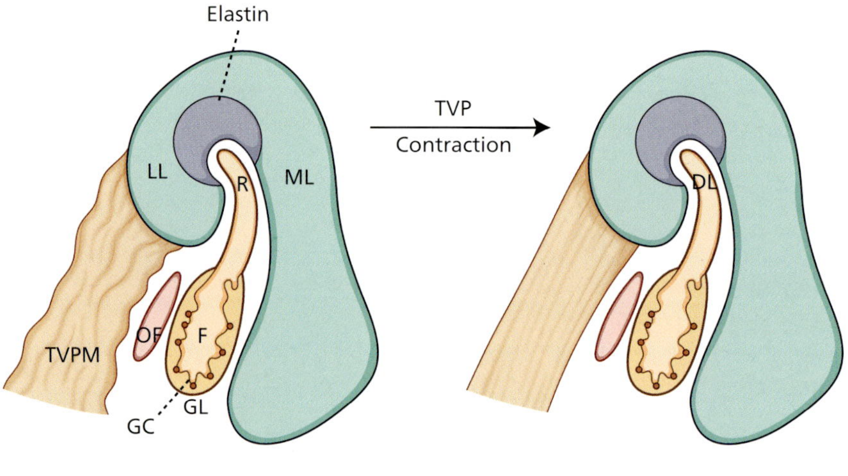

Figure 3-3 구개범장근 수축 시에 이관 내강의 변화. 구개범장근이 수축할 때, 이관 내강의 상부에 이관 연골의 외측판lateral lamina이 넓어진다. 그리고 이관 내강의 하부는 점막주름mucosal folds, 샘glands, 술잔세포goblet cells와 관련된 보호기능과 관계가 있다. GL = 이관 내강의 아래쪽 glands; ML = 이관 연골의 내측판medial lamina; OF = 이관주위 지방조직Ostmann's fat; R = 평상시 이관의 위쪽 부분.

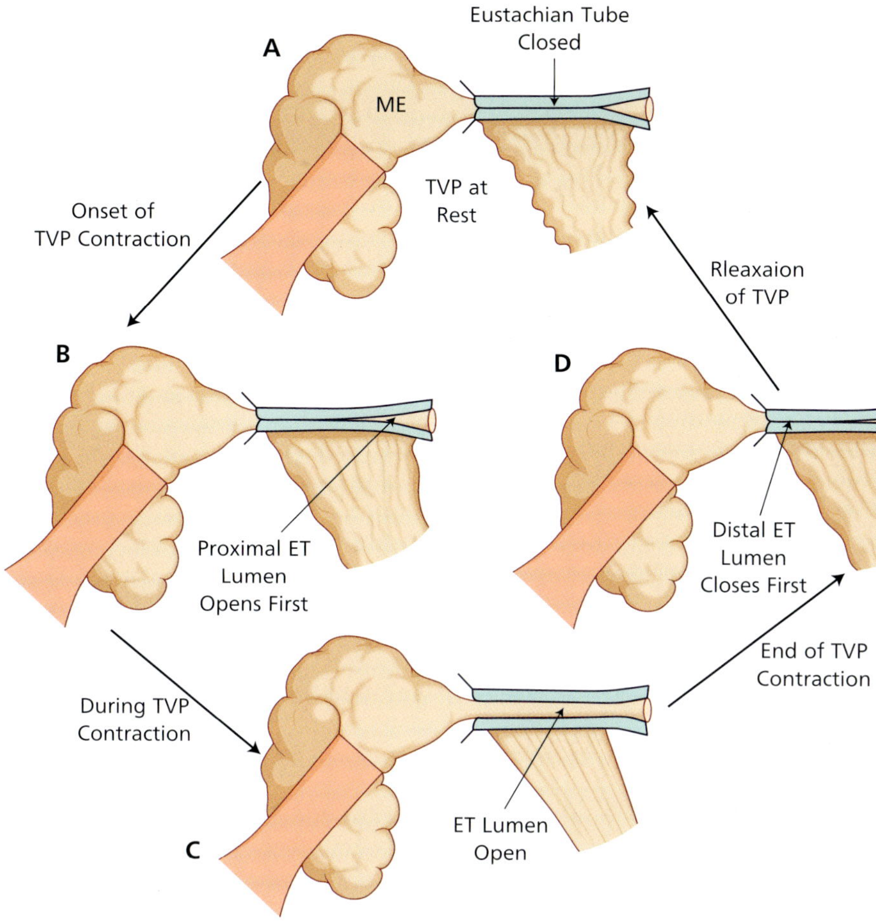

Figure 3-4 침을 삼킬 때 이관 개방의 순서 모식도. 이관은 평상시에는 닫혀있다(그림 A). 침을 삼키게 되면, 구개범장근이 수축하면서 비인강 쪽의 연골부 이관이 먼저 열리게 된다(그림 B). 이후에 중이강 쪽의 이관도 열리게 되고(그림 C), 근육의 수축에 의한 능동적인 이관의 확장이 생긴 후에는 연골의 탄성반동 때문에 중이강 쪽의 이관 부위부터 수동적인 닫히게 되고, 이어서 비인강 쪽의 이관도 닫히게 된다(그림 D).

침을 삼킬 때 구개범장근이 수축하면 비인강 쪽의 연골부 이관이 먼저 열리게 되고, 이 후에 중이강 쪽 연골부 이관이 이어서 열린다. 이관이 구개범장근의 수축에 의해 능동적으로 열린 후에는 중이강 쪽 이관 연골의 탄성반동elastic recoil에 의해 수동적으로 닫히고, 이후에 비인강 쪽의 연골부 이관이 탄성반동에 의해 수동적으로 닫힌다(Figure 3-4).

3. 이관의 기능장애

이관은 막혀서 열리지 않는 경우에도 문제가 되고, 이관이 평상시에 닫혀 있지 않고 계속 열려 있는 경우에도 문제가 된다. 이관기능장애Eustachian tube dysfunction)는 폐쇄성 장애와 개방성 장애로 구분된다.

폐쇄성 이관기능장애는 다시 기능적인 원인과 물리적인 원인으로 구분할 수 있다. 기능적인 원인은 이관의 탄성compliance이 증가되어 있거나, 이관을 열게 하는 기전이 문제가 있는 경우인데, 유아나 어린 소아에서 성인에 비하여 구개범장근이 덜 효과적이기 때문에 더 흔하게 발생할 수 있다. 이관폐쇄의 물리적인 원인은 내재성intrinsic 원인과 외재성extrinsic 원인으로 구분할 수 있다. 내재성 폐쇄는 알레르기나 감염으로 인한 염증이나 부종이 가장 흔한 원인이고, 외재성 폐쇄는 이관 주변에 종양이나 아데노이드 비대 때문에 이관 외부에서 가해지는 압력 때문에 발생할 수 있다. 개방성 이관기능장애는 평상시에도 이관이 열려 있어서, 발성 시에 소리가 이관을 통하여 중이로 전달되고, 호흡 시에 이관을 통하여 중이로 전달되는 압력에 따라서 고막이 움직이게 되어 불편감이 생기게 된다.

4. 이관의 생리

이관이 정상적으로 기능하려면, 이관의 길이와 수평면에서의 각도가 중요하고, 구개범장근의 기능과 각도도 중요하다. 또한, 인두부위에서 생성되는 계면활성제surfactant의 양과 중이 내의 액체의 점도도 중요한 요소이다. 이 외에도 섬모기능장애ciliary dysfunction, 이관의 인두측 입구가 막혀 있을 경우에도 문제가 발생한다.

자극물질에 대한 반응이나 감염 때문에 이관에 염증이 생길 수 있다. 자극물질에 반응하는 경우는 알레르기 항원과 담배연기 같은 화학물질 때문일 수 있고, 바이러스나 박테리아에 감염되는 경우에 염증이 발생할 수도 있다. 이 두가지 모두 전염증성 사이토카인proinflammatory cytokine을 분비하게 하고, 상피에 부종이 생기게 된다. 따라서 이관의 염증은 이관이 잘 열리지 않게 만들어 비인강과 중이강의 가스 평형gas equilibrium이 되지 않게 된다. 그 결과로 귀가 먹먹하게 느껴지고, 잘 안 들리게 된다. 이렇게 되면 이관을 통한 중이 분비물의 배출도 잘 되지 않아, 중이염이 발생할 가능성이 높아진다.

중이강 내의 점막에 정맥 모세혈관 세포벽을 통하여 대기 가스의 확산과 흡수가 일어나게 되어 가스의 종류별로 중이강과 비인강 사이의 분압 차이가 생기게 된다. 이관이 열리면서 중이강과 대기압의 가스 분압 차이가 평형이 된다. 따라서, 이관기능에 이상이 있을 경우에는 중이강과 대기압의 압력 차이가 지속되게 되고, 그 차이는 점점 더 심해진다. 중이강 내에서 흡수되는 가스의 양은 대략 하루에 1 mL 정도라고 알려져 있다. 하지만, 이 수치는 짧은 기간 동안의 흡수량을 측정한 후에 외삽을 통하여 추정한 수치이기 때문에 실제로 사람에서 중이강 내에 흡수되는 가스의 양은 차이가 있을 수 있다. 원숭이를 이용한 실험에서 원숭이를 마취하여 침을 삼키지 못하게 하면 4시간 이후에 중이 압력이 −60 mm H_2O까지 떨어지고 그 압력이 유지되었는데, 원숭이의 이관기능이 정상인 경우에는 마취에서 깬 후에 중이강 내의 압력을 쉽게 평형상태로 회복시킬 수 있었다.

이산화탄소와 산소가 정맥 모세혈관의 벽을 잘 통과하기 때문에, 대기압에 비하여 중이강 내에는 음압이 발생하게 된다. 침을 삼키거나 하품을 할 때 이관이 일시적으로 열리고 이 때 더 낮은 분압의 가스가 대기압과 평형을 이루기 위하여 이관을 통하여 가스가 이동하게 된다. 이러한 기전 때문에 이관기능 저하가 심한 경우에 가스 교환이 잘 되지 않아서 고막이 팽팽하게 빨려 들어가게 되고, 심한 경우에는 전음성 난청이 유발되기도 한다. 특히 소아에서 이런 경우가 흔하게 일어나는데, 귀질환이 없는 경우에도 고막운동성검사tympanometry에서 중이강의 음압이 관찰되는 경우가 많이 관찰된다. 중이와 관련하여 유양동 함기세포의 생리학적인 역할은 아직 완전히 밝혀지지 않았으나, 중이강에 비하여 상대적으로 유양동이 크기 때문에 유양동이 가스의 완충 탱크surge tank 역할을 하는 것으로 생각된다.

자세 변화에 따라서 이관 내의 점막의 정맥 충혈이 발생하게 되고, 이관의 기능에 영향을 미치는 것으로 알려져 있다. 몸을 수평방향으로 20° 기울이면 이관을 통과하는 공기의 양이 3분의 1이 줄어들고, 수평으로 누울 경우에는 3분의 2가 줄어드는 것으로 알려져 있다.

Beery 등은 소아에서 계절에 따른 이관기능의 변화를 보고하였는데, 겨울과 봄에 비하여 여름과 가을에 이관기능이 더 좋음을 발견하였다.

Elner 등은 고막 천공이 없고 귀질환의 병력이 없는 102명의 성인을 대상으로 압력 챔버pressure chamber에서 실험하였는데, 정상인의 28%에서 중이강의 압력을 주변 압력과 균등하게 할 수 없었음을 보고하였다. 즉, 정상인에서도 일부에서는 중이강의 압력이 대기압과 차이가 날 수 있음을 알 수 있다. Bylander 등은 압력 챔버에서 53명의 정상 소아와 55명의 정상 성인을 대상으로 침을 삼키게 하면서 이관기능을 검사하였는데, 소아에서는 35.8%, 성인에서는 5%에서 중이강의 압력을 주변 압력과 균등하게 할 수 없었음을 보고하였고, 소아에서는 3세에서 6세의 소아가 7세에서 12세의 소아에 비하여 이관기능이 더 떨어진다고 하였다. 따라서 정상 소아이더라도 정상 성인에 비하여 이관기능이 떨어짐을 알 수 있고, 이런 이유 때문에 성인에 비하여 소아에서 중이 질환의 발생 빈도가 더 높다.

성인이 되면서 이관이 성숙하게 되고, 소아 때보다 수직으로 각도가 더 세워지게 된다. 이 때문에 점액섬모기능mucociliary function이 좋아지게 되고, 중력 때문에 비인강으로의 배출 작용이 강화가 된다(Figure 3-5).

1927년 Lawson 등이 중이 점막에서 섬모세포ciliated cell를 발견하였고, 중이 내의 이물질이 비인강으로 배출되는 것을 증명하였다. 1974년 Lafaye 등은 방사성 동위 원소를 이용하여 배출 기능을 평가하고자 하였으나, 점막 자극이 심하고 배출 기능보다는 개방성을 평가하는 데 의의가 있어서 한계가 있었다. 1976년에 Elbrøond 등은 고막 천공이 있는 44명의 환자에서 사카린 결정을 중이강 내의 이관 입구 쪽 점막에 사카린 결정을 넣은 후 환자가 사카린 맛을 느낄 때까지의 시간을 측정하여 이관의 점액섬모기능mucociliary function을 측정하고자 하였다. 이 외에도 조영제, 형광물질, 메틸렌 블루 등을 이용하여 이관의 배출 기능을 측정하려는 시도가 있었다. 하지만 이러한 방법들은 이관의 배출 기능을 정량적으로 측정하기보다는 정성적인 측정이라서 이관의 개방성을 입증하는 것에 그쳤다. Technetium 99 m을 이용하여 중이로부터 비인강으로 배출되는 시간을 측정하였는데, 대략 30분 정도로 측정되었다.

중이강 내에 형성된 음압이 큰 경우에 이관이 열리는 순간에 환기가 이뤄지면서 중이 쪽의 음압 때문에 비인강의 분비물과 세균들이 중이 쪽으로 흡인될 수 있다. Cantekin 등은 원숭이에서 편측 구개범장근을 자르면 해당 귀의 중이강 쪽에 음압이 생기고, 이후에 비인강에 폐렴구균을 넣었더니 해당 귀에 급성 중이염이 발생하는 것을 입증하였다.

비강 폐쇄가 삼출성 중이염의 발생에 관여할 수 있다. 염증이나 아데노이드 비대 때문에 코가 막혀 있을 때 침을 삼키게 되면, 처음에는 비인강에 양압이 발생하였다가 이후에 음압이 발생하게 된다. 이관이 유연할 경우에 비인강의 양압 때문에 비강 내의 염증 분비물들이 이관을 통해 중이 쪽으로 밀려들어갈 수 있고, 중이강의 음압이 심할 경우에는 이것이 더 심하게 발생한다.

구개열 환자에서 정상인에 비하여 삼출성 중이염의 빈도가 높고, 정상인보다 더 어린 연령에서 중이염이 발병하는 것으로 알려져 있다. 구개열이 있는 경우에 거의 대부분의 환자에서 구개범장근과 구개범거근의 기능 부전이 있고, 그 결과로 기능적 이관폐쇄로 인한 삼출성 중이염이 흔하게 발생한다. 구개열 수술을 받은 후에도 구개범장근과 구개범거근의 잘못된 부착점을 교정하더라도 정상 아동에 비하여 근

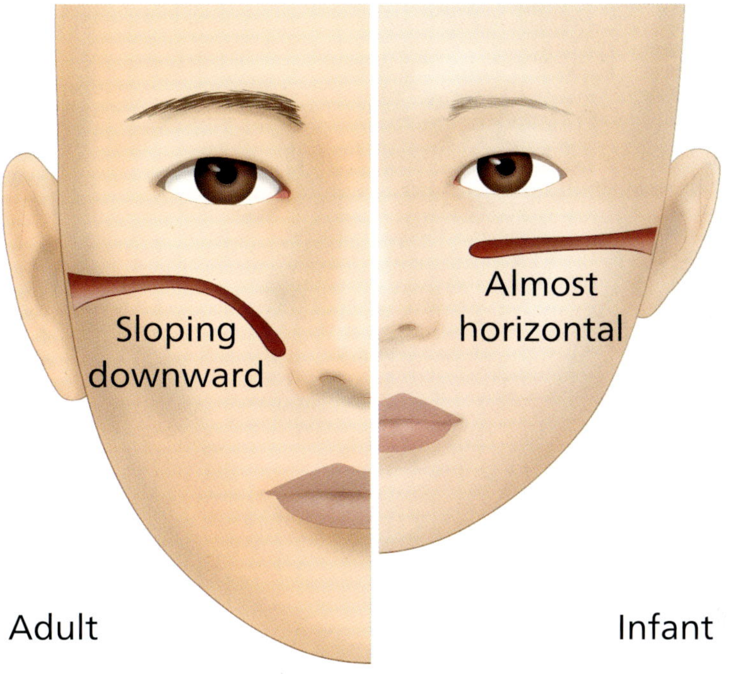

Figure 3-5 성인과 소아에서 이관의 각도 차이. 성인의 이관은 중이에서 비인강쪽으로 기울어져 있다. 소아의 이관은 성인에 비하여 수평방향으로 주행하며, 길이도 더 짧다.

육의 기능이 떨어지는 경우가 많아서 삼출성 중이염이 계속 재발할 수 있다.

결론

이관은 삼차원적인 공간에서 여러 해부학적인 구조물의 공조를 통하여 정상적인 기능을 수행한다. 또한 여러 가지 생리학적인 요소들이 동시에 이관의 기능에 영향을 미친다. 외부 물질이나 계절에 따른 점막의 변화, 이관의 길이와 각도, 이관주변 근육, 연골, 지방 등의 역할, 계면활성제의 이관 내강에서의 역할, 중이 내의 액체의 점도와 이를 배출하는 섬모의 기능, 중이강 내의 점막과 유양동의 가스교환, 이관의 인두부터 중이강까지의 경로를 막는 물리적인 장벽 등 여러 가지 요소들이 이관의 기능에 복잡하게 연관되어 있다.

› Suggested reading

1. Bluestone CD, Bluestone MB, Coulter J. Eustachian Tube: Structure, Function, and Role in Middle-Ear Disease. PMPH USA, Limited; 2017.
2. Dornhoffer JL, Leuwer R, Schwager K, Wenzel S. A Practical Guide to the Eustachian Tube. Springer-Verlag Berlin Heidelber; 2014.

3. Holger Sudhoff. Eustachian Tube Dysfunction 2nd edition. UNI-MED Verlag, AG Bremen; 2017.
4. Alper CM, Luntz M, Takahashi H, et al. Panel 2: Anatomy (Eustachian Tube, Middle Ear, and Mastoid-Anatomy, Physiology, Pathophysiology, and Pathogenesis). Otolaryngol Head Neck Surg. 2017;156(4_suppl):S22-s40.
5. Iwao Honjo. Eustachian Tube and Middle Ear Diseases 1992nd Edition. Springer; 2012.

CHAPTER 04

이관 질환의 epidemiology

이규엽(경북대)

학습목차

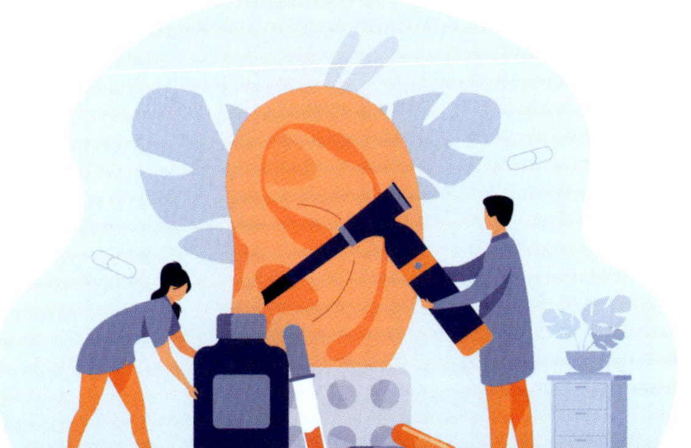

서론

이관은 중이와 비인두강을 연결하는 관으로 평소에는 닫혀져 있으나 하품이나 연하시에 열리게 된다. 이관질환Eustachian tube dysfunction은 이관의 기능적인 장애로 난청, 이충만감aural fullness, 이통otalgia, 자가강청autophonia 등의 증상으로 나타난다. 이관기능부전은 세 가지로 분류되는데 폐쇄성obstructive, 개방성patulous, 압력성Baro-challenge induced으로 나눌 수 있다. 이관질환은 병력, 이비인후과적 신체검사, 고막운동성검사tympanometry, 청력검사 등을 통해 진단할 수 있다. 폐쇄성 이관질환은 미국의 진료지침에 따르면 병력과 중이 음압성 압력으로 진단할 수 있다. 개방성 이관은 자가강청, 이충만감등의 증상으로 불편감을 유발한다. 개방성 이관은 1858년 Jago에 의해 처음 기술되었다. 여기에서는 이관질환의 유병률에 대해 최근 발표된 문헌을 바탕으로 기술하고자 한다.

본론

이관질환은 일상에서 흔한 질환으로 이관기능부전으로 미국에서는 연간 성인인 경우 203만 명, 소아인 경우 263만 명의 환자가 병원을 방문한다고 알려져 있다. 성인에서는 주로 이관질환 단독이나 기관식도의 염증성 질환, 만성 부비동염, 위식도역류, 비강, 비인강 및 상부위장관의 악성종양 등으로 이관기능부전이 발생한다.

문헌에 따르면 이관기능부전의 유병률은 1992년의 영국의 인구조사population-based study에서는 0.9%로 발표하였으나 최근 2019년 미국의 인구조사에서는 유병률을 20세 이상 성인에서는 4.6%로 약 1100만 명에서, 소아에서는 6.1%로 보고하였다. 특히 미국 성인의 65세 이상에서 8.5%의 유병률을 보여 노령층에서 특히 높은 것을 알 수 있다. 이관기능부전이 아직까지는 명확한 진단법의 부재로 임상적 판단에 의해 진단되므로 조사된 연구나 나라마다 유병률의 차이가 있는 것으로 판단된다. 또 다른 연구에서는 미국 65세 이상의 성인에서 유병률이 5.5%로 보고하였는데 이는 앞선 연구에서는 고막운동성 검사만으로 진단한 경우이며 후자는 이관질환, 고막함몰, 중이염으로 진단된 경우를 포함한 경우로 연구에 따라 진단 포함기준에 따라 그 유병률이 차이를 보인다고 할 수 있다. 미국 성인에서는 노령, 남자에서 유병률이 높고(남:여(%) = 5.28:3.95) 히스패닉에서 유병률이 낮은 것으로 조사되었다. 나이별로는 75세에서 79세의 인구에서 이관기능부전은 비강, 비인강 및 상부위장관 부위의 암종과 연관이 특히 높았다. 남자인 경우 암을 동반한 경우 유병률이

68%로 그렇지 않은 경우(36%)보다 두 배 가까이 유병률이 높았다. 미국에서 조사에 따르면 65세 이상의 성인에서, 특히 두경부 암을 진단받은 환자에서 이관기능부전이 동반될 확률은 9.1%로 매우 높았다. 이 연구에 따르면 일반인에서는 이관기능부전이 만성비염, 만성 부비동염, 알러지성 비염, 위식도역류증과 연관이 높았으며 상기관 및 상부위장관 암 환자의 경우 특히 이관기능부전과 연관성이 높았으며 그 중에서도 비인두, 부비동, 편도, 구인두 부위의 암이 하인두나 후두부위의 암보다 이관기능부전이 동반될 확률이 높았다. 특히 이관기능부전은 비인두암의 경우 환자의 약 40%에서 그리고 일반인보다 1.7배 유병률이 높았으며 부비동암의 경우 15%에서 이관기능부전을 보였다. 두경부 암으로 진단된 경우 방사선 치료를 이관 주변으로 받은 경우가 많아 이에 따른 이관기능장애가 이차적으로 발생할 수 있으나 조사에 따르면 상기관 및 상부위장관부위의 암 환자가 암으로 진단받기 전에 이관기능장애를 먼저 진단받는 경우가 36%였다. 이관기능부전은 방사선 치료 후 6개월 후에 발생 할 확률이 높으며 방사선 치료 후 5년이 지나면 호전된다고 한다.

개방성 이관은 임신, 급작스런 체중 감소, 점막 위축, 비정상적 근육 등으로 발생하는데 한국에서의 조사에 따르면 2016년 연간 유병률은 0.01% 정도로 10만 명당 10.3명(남자 7.2명, 여자 13.4명, 남:여(%) = 39.9:60.1)이었으며 호발 연령은 20대 여성에서 가장 유병률이 높았다. 이 연구에서는 2010부터 2016까지 한국에서는 그 유병률이 10만 명당 2010년 7.2명에서 2016년 10.3명로 매년 6.73%의 증가율을 보였다. 또 소아(0~19세) 에서는 10만명당 10.8명의 유병률을 보였으며 성인에서는 20대에 10만 명당 14.7명으로 가장 높은 유병률을 보이고 나이가 들어 감에 따라 감소하는 경향을 보였다. 소아에서는 아주 흔한 중이염 등도 이관기능부전에 의한 것으로 생각되지만, 이 외에도 상기도 감염 등에 의해 발생했을 가능성도 배제하지 못한다. 따라서 소아에서 이관기능부전의 진찰과 진단의 어려움으로 소아에 있어 이관기능부전의 유병률을 조사하는 데는 한계가 있을 것으로 생각된다.

이관협착eustachian tube obstruction은 성장과 관련하여 양측성인 경우가 많고 대부분이므로 동시에 양측성의 중이염이 생길 가능성이 매우 높다. 이관의 나이에 따른 해부학적 변화 과정을 고려할 때, 발달 9세 이후나 늦어도 사춘기 이후에는 대부분 저절로 개선된다. 이관 내외부의 병변으로는 비후된 아데노이드나 이관 인접부의종양이나 외상으로 인하여 이관 밖으로부터 이관이 눌려 막힌 경우나 감염이나 알레르기 등으로 인한 이관점막의 염증 때문에 이관의 통로가 막히는 경우이며 이런 이관협착은 편측성이 많으며 주로 성인에서 볼 수 있다.

이관기능부전의 주요 원인으로 알려진 중이염은 특히 이관의 발달이 미숙한 어린 소아에서 더 흔하다. 어릴수록 이관은 짧고 면역이 덜 발달되어 있으며 미성숙한 발달로 이관이 적절히 닫혀 있지 않고 어린 소아의 경우 잦은 울음으로 비강 분비물이 중이로 역류할 가능성도 높다. 이런 이유로 어린 소아일수록 중이염의 유병률이 높은 경향이 있다. 우리나라의 연구에 따르면 삼출성 중이염의 유병률은 3세에 23%, 4세에 30%, 5세에 25%, 6세에 13%, 7세에 9%로 조사되었다. 이관기능부전은 만성중이염의 주요한 원인이며 만성중이염은 인종별로 큰 유병률의 차이를 보이는데 에스키모인에서 30대에서 46%의 유병률을, 호주 원주민에서도 높게는 30%까지, 아파치나 나바호의 미국 원주민에서 8% 정도의 유병률을 보였다. 우리나라의 경우 4세 이상에서 고막천공을 동반한 만성중이염은 1.78%, 진주종성 중이염은 0.34%, 고막함몰retraction pocket을 보이는 경우가 1.21%으로 조사되었으며 만성화농성 중이염의 경우 남자인 경우 2.77%, 여자인 경우 더 높은 3.49%의 유병률을 보였다. Figure 4-1은 나이에 따른 만성화농성 중이염의 유병률을 나타낸 것으로 4세이상에서 나이가 증가할수록 만성화농성 중이염의 유병률이 증가함을 알 수 있다.

인종에 따른 유병률을 보면 미국 원주민, 에스키모인, 호주 원주민 등에서 중이 질환의 유병률이 높아 이관기능부전의 가능성이 높을 것으로 추정된다. 미국 정부에서 조사한 바에 따르면 백인이 흑인에 비해 중이 질환이 많은 것으로 보고 하였기 때문에 흑인보다는 백인이, 그리고 미국 원주민들이 이관기능부전에 따른 중이 질

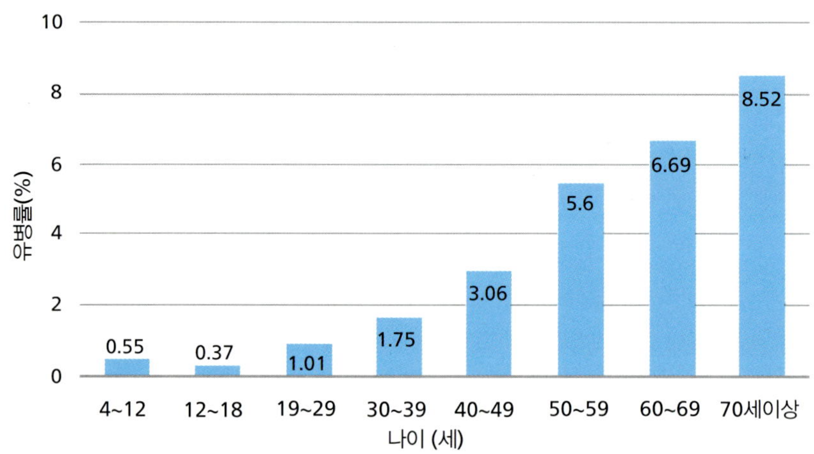

Figure 4-1 우리나라에서 만성화농성 중이염의 나이에 따른 유병률. 나이가 증가함에 따라 만성화농성 중이염이 증가하는 경향을 보여준다. (Chung JH, et al. Prevalence and associated factors of chronic suppurative otitis media: Data from the Korea National Health and Nutrition Examination Survey, 2009-2012. Laryngoscope. 2016 Oct;126(10):2351-6. 문헌에서 변형)

환의 유병률이 높다고 할 수 있다. 특히 이관구조는 인종마다 조금씩 차이가 있다. 미국 원주민, 에스키모인, 백인, 흑인을 대상으로 한 이관 골부의 구조에 대한 조사에서 에스키모인들이 백인에 비해 이관이 크고 미국 원주민이 백인과 비교해서 이관이 좀더 개방상태인 것으로 조사되었다. 이러한 구조적인 차이가 인종 간 이관기능부전에 따른 삼출성 중이염이나 만성중이염으로의 이환정도의 차이를 만드는 것으로 생각할 수 있다.

두개안면기형의 경우 이관기능부전 가능성이 높은데 특히 이관 개방에 역할을 하는 구개범장근tensor veli palatine의 기능이상을 초래하는 구개열이 있는 소아에서 중이염이 발생할 가능성이 1세까지 90%, 2세까지는 97%까지 증가한다. 하지만 구개열 수술을 통해 중이질환을 줄일 수 있다고 한다. 다운증후군을 가진 환자의 경우에도 두개안면기형을 보이는데 구인두가 좁고 아데노이드의 발달로 이관 폐쇄가 많으며 이관연골의 비대로 상대적으로 구개범장근의 비율이 적고 근력이 부족하게 되어 이관기능부전을 야기하며 이로 인해 다운증후군 환자의 60%에서 삼출성 중이염이 발생한다고 보고되었다. 감기로 인한 감염도 폐쇄성 이관기능부전을 일으킬 수 있으며 특히 상기도감염의 기회가 높은 겨울과 봄에 삼출성 중이염의 빈도가 증가한다. 환경적인 요인도 이관기능부전의 위험요소로 간접흡연이 그 중의 하나이다. 흡연만으로도 호흡기계에 배상세포의 증식과 점액 과분비를 유도하고 점액섬모운동을 저해하여 면역계에 악영향을 미침으로써 중이염의 발생을 증가시킨다. 환경요인 중 유아들이 사용하는 고무젖꼭지pacifier의 사용은 상기도 감염이나 비강폐쇄가 있을 때 인두내의 높은 음압을 유도하여 이관 개방을 저해하여 중이염의 빈도를 증가 시킬 수 있다. 습관적으로 손가락을 빠는 아기들이나 누워서 젖병을 빠는 것도 비슷한 이유로 중이염의 빈도를 증가 시킨다. 이런 현상을 토인비현상Toynbee phenomenon이라고 하며 앙와위supine position에서도 비슷한 현상이 유도되어 비인강과 중이강의 유해한 압력 차를 만들어 중이염을 유발할 수도 있다고 한다. 위산역류증이나 인후두역류증도 위험요소로 지속적인 위산의 역류로 이관 부종과 이관 폐쇄로 중이염이 발생할 수 있다.

결론

이관질환은 일상에서 흔한 질환으로 이관기능부전의 유병률은 최근 연구에 따르면 소아에서는 6.1% 성인에서는 4.6~10% 정도 보고되었으며 남자에서 고령에서 증가하는 것으로 알려져 있다. 특히 남자 성인 고령인 경우 두경부의 암종과 관련이 높다고 알려져 있으므로 그 원인에 대한 자세한 진단이 필요할 것으로 생각된다. 개방성 이관질환은 유병률이 0.01% 정도로 20대의 여자에서 좀 더 많은 것으로 보고되었으며 나이가 들수록 줄어든다.

› Suggested reading

1. Shan, A., et al., Prevalence of Eustachian Tube Dysfunction in Adults in the United States. JAMA Otolaryngol Head Neck Surg, 2019.
2. Choi, S.W., et al., Prevalence and incidence of clinically significant patulous Eustachian tube: A population-based study using the Korean National Health Insurance Claims Database. Am J Otolaryngol, 2018. 39(5): p. 603-608.
3. Fischer, J.L., et al., Prevalence of Eustachian Tube Dysfunction in the US Elderly Population. Otolaryngol Head Neck Surg, 2020. 163(6): p. 1169-1177.
4. Pyo, S.Y., et al., The Prevalence of Otitis Media with Effusion among Kindergarten and Elementary School Children in Song Buk, Seoul, Korea and Risk Factors. Korean J Otorhinolaryngol-Head Neck Surg, 2000. 43(11): p. 1158-1165.
5. Bluestone, C.D. and M.B. Bluestone, Eustachian tube : structure, function, role in otitis media. 2005, Hamilton ; Lewiston, NY: BC Decker. xiii, 219 p.
6. Chung, J.H., et al., Prevalence and associated factors of chronic suppurative otitis media: Data from the Korea National Health and Nutrition Examination Survey, 2009-2012. Laryngoscope, 2016. 126(10): p. 2351-7.

CHAPTER 05

이관질환의 분류

이일우(부산대)

학습목차

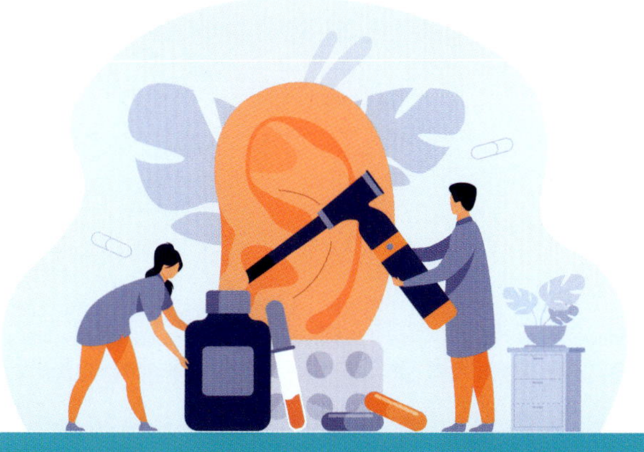

서론

이관기능부전Eustachian tube dysfunction, ETD의 분류는 지금까지 명확한 정립이 되어 있지 않은 채 관련 연구와 임상적 치료가 진행되었다. 과거에는 주로 이관의 폐쇄에 따른 중이염의 발생 등에 대한 개념으로 이관기능부전에 대한 접근이 이루어진 것이 주를 이루었으며 표준적인 분류방법이 제안된 적은 없었다. 2014년에 영국 국립 보건 연구원에서 발간한 체계적 문헌고찰 연구에서도 아직 이관기능부전의 정의와 진단에 대한 명확한 합의가 이루어지지 않았고 연구도 부족한 상태라고 보고한 바 있다. 이관기능부전에 대한 관심이 최근 수년간 많이 증가하였고, 이에 대한 임상 및 기초 연구가 활발하게 이루어지고 있는 점을 고려할 때 현 시점에서 이관기능부전의 분류에 대한 논의는 절대적으로 필요한 일일 것이다. 이러한 요구에 발맞추어 2014년 암스테르담에서 이관기능부전의 전문가들이 모여 워크숍을 하였으며 그 결과를 정리한 "이관기능부전: 정의, 분류. 임상증상 및 진단에 대한 합의문"이 발표되었다. 본 장에서는 이 합의문에 기초하여 이관기능부전의 분류에 대하여 알아보고자 한다.

본론

1. 이관기능부전의 정의

이전의 연구나 교과서에서 이관기능부전에 대하여 체계적인 분류를 한 자료는 찾아보기 힘들다. 다만 Bluestone이 그의 저서에서 이관의 기능 이상이 발생하는 경우는 3가지라고 설명하였는데 첫째가 이관이 심하게 닫혀 있는 경우, 둘째가 심하게 열려 있는 경우, 셋째가 이관의 양 끝 즉 중이강 혹은 비인강의 압력 이상이 발생하는 경우이다. 그러나 11장으로 구성된 이 교과서에 이관기능부전의 분류라는 별도의 장은 없으며 pathophysiology, pathogenesis, pathology를 각각의 장에서 설명하며 이관기능부전의 분류에 관해 설명하고 있다. 여기서 다루게 될 2015년 암스테르담 합의문의 내용을 간단하게 설명한 것이 제5장의 pathophysiology의 첫 부분에 기술한 내용이다(Table 5-1).

Table 5-1 Bluestone의 이관기능부전의 분류에 대한 정의

A dysfunctional Eustachian tube system is either too closed or too open, or abnormal pressure is present at either end

Table 5-2 정상이관의 기능

1. 중이의 압력평형 유지와 환기 Pressure equalisation and ventilation of the middle ear
2. 미세섬모운동을 통한 중이의 청소 Mucociliary clearance of secretions from the middle ear
3. 소리 또는 비인강에서부터의 발병원이나 삼출액으로부터 중이를 보호 Protection of the middle ear from sounds, and from pathogens and secretions from the nasopharynx.

합의문에서 저자들은 이관기능부전은 이관기능의 이상으로 인한 여러 증상과 증후들의 집합에 따른 증후군으로 정의하였다. 여기서 이관기능은 이관의 고유한 특징적 기능을 의미하며 Table 5-2와 같이 세가지로 정의해 볼 수 있다. 이러한 정상 기관 기능이 이루어지지 못하여 발생한다고 하였다.

2. 이관기능부전의 분류

이러한 이관기능부전은 중이강 내의 압력조절 이상으로 발생하는 증상 및 증후에 따라 정의가 되며 분류할 수 있다. 이관기능부전은 주로 환기기능의 장애를 의미하며 증상과 증후가 3개월 미만으로 발생하는 경우는 급성 이관기능부전, 3개월 이상 나타나는 경우는 만성 이관기능부전으로 정의하였다. 합의문에서는 이관기능부전을 크게 폐쇄성 이관기능부전 Dilatory ETD, 압력변화유발 이관기능부전 Baro-challenge-induced ETD, 개방성 이관기능부전 Patulous ETD 세 가지로 분류하였다(Figure 5-1). 또한 폐쇄성 이관기능부전을 그 폐쇄의 기전에 따라 세부적으로 나누었는데 이는 기능성 폐쇄, 근육의 이상으로 발생하는 동적 폐쇄, 해부학적 폐쇄 세 가지이다.

폐쇄성 이관기능부전 Dilatory Eustachian tube dysfunction

- 기능성 폐쇄 functional obstruction
- 동적 폐쇄(근육이상) dynamic dysfunction (muscular failure)
- 해부학적 폐쇄 anatomical obstruction

압변변화유발 이관기능부전 Baro-challenge-induced Eustachian tube dysfunction

개방성 이관기능부전 Patulous Eustachian tube dysfunction

Figure 5-1 이관기능부전의 분류

Table 5-3 이관기능부전의 ICD-10 분류

H68.0 inflammatory dilatory dysfunction of the Eustachian tube
H68.1 obstruction of the Eustachian tube
H69.0 patulous Eustachian tube
H69.8 other defined Eustachian tube dysfunction
H69.9 nondefined Eustachian tube dysfunction.

또한 현재 가장 최신의 진단 분류 기준인 10th revision of the International Statistical Classification of Diseases and Related Health Problems (ICD-10)에서는 이관기능부전을 Table 5-3과 같이 염증성 폐쇄질환, 이관폐쇄, 개방성 이관, 기타 정의되지 않는 이관기능부전으로 크게 나누어 분류하였다.

이러한 이관기능부전의 분류에는 이관기능의 이상으로 인한 증상과 증후의 특징적인 차이가 반영되어 있는데 아래에서는 각 분류된 질환에서의 특징적인 증상과 증후에 대하여 설명하도록 하겠다.

3. 임상 병력: 이관기능부전의 증상

이관기능부전으로 진단하기 위해서는 반드시 병에 걸린 귀의 압력 이상으로 인한 증상이 발생하여야 한다. 대표적인 증상이 이충만감 aural fullness, 터지는 소리 popping sound, 통증 또는 불편감이다. 또한, 환자는 귀 안의 압력감이나 막히는 느낌, 물속에 있는 느낌, 딸깍거리는 소리, 귀울림, 소리가 울려 들리거나 이상하게 들리는 증상 등을 호소하기도 한다.

› 급성 폐쇄성 이관기능부전

3개월 미만의 증상과 증후를 보이는 급성 폐쇄성 이관기능부전은 주로 상기도감염 이후나 알레르기 비염의 악화 이후에 발생하게 되며 이관 입구나 이관 내부의 점막의 염증이 유발되어 발생하게 된다. 일부 환자에서는 이전의 중이염 병력이 있기도 하다.

› 만성 폐쇄성 이관기능부전

3개월 이상 이관기능부전의 증상과 증후가 보이는 만성 이관기능부전의 원인은 급성 이관기능부전의 원인이 지속되어 지속적 악화로 이어져 발생하는 것인지에 대해서는 확실히 알려진 바가 없다. 다만 일부 폐쇄성 이관기능부전 환자에서는 이관의

음압을 해결하기 위해 발살바나 턱의 움직임을 습관적으로 지속하는 상태를 보이거나 청력의 변화 또는 이명을 호소하기도 한다.

› 압력변화유발 이관기능부전

압력변화유발 이관기능부전의 경우에는 기압의 변화 시에 관련 증상이 발생하기 시작하는 특징을 보인다. 특히 잠수하는 스쿠버나 고도를 하강할 시에 증상이 생기고 정상기압으로 돌아오면 증상이 없어지는 특징을 보인다.

› 개방성 이관기능부전

개방성 이관기능부전 환자의 경우에는 이충만감과 함께 특징적으로 호흡음이나 음성의 자가강청autophony이 발생한다. 해당증상은 눕거나 상기도 감염 시에는 증상이 호전되고 운동 시에는 악화되는 양상을 보인다. 이러한 개방성 이관기능부전은 체중감소, 전신질환의 악화, 호르몬의 변화 등으로 유발되는 것으로 알려졌으나, 많은 경우에서는 특징적인 기저질환 없이 발생하는 경우가 많다.

4. 임상 관찰: 이관기능부전의 증후

이관기능부전의 관련 증상이 의심되는 경우 관련 증후의 확인은 필수적이다. 증후를 관찰하기 위해서는 이경이나 현미경, 귀 내시경, 고막운동도검사Tympanometry (고실도), 음차검사Rinne's test와 Weber's test, 순음청력검사, 비인강 내시경 검사 등이 필요하다.

› 폐쇄성 이관기능부전

폐쇄성 이관기능부전의 진단을 위해서는 특징적인 증상과 함께 이관 내 음압의 형성과 관련된 증후가 확인되어야 한다. 이러한 증후는 이경이나 귀내시경을 통한 고막의 수축이 확인되거나, 고실도검사에서 중이강의 음압 상태가 확인되는 것을 이야기한다. 특정한 경우에서는 발살바나 토인비 튜브 사용을 통해서 중이강 내에 양압을 가하는 것이 가능한 때가 있는데, 이러한 것이 가능하다고 해서 이관기능부전을 배제할 수 있는 것은 아니고 하였다.

› 압력변화유발 이관기능부전

압력변화유발 이관기능부전의 경우에는 정상 기압 환경에서는 이경소견이나 고실도 소견은 정상소견을 보이므로 압력변화에 따라 발생하는 증상의 특징적 양상에 의존하여 진단이 이루어지게 된다. 다만 특정 상황에서는 중이강 내 삼출액 저류나 혈고실 소견이 관찰되는 경우도 있다.

개방성 이관기능부전

개방성 이관기능부전의 경우에는 이경이나 귀내시경 검사에서 호흡에 따른 짧은 고막의 왕복운동이 특징적으로 관찰되거나 호흡에 따른 고실도의 변화가 관찰되는 것이 특징이다.

고막운동도 검사나 순음청력검사가 불가능한 1차 의료기관의 경우에는 음차검사를 반드시 실시하여 난청 여부를 확인하여야 한다. 3개월 이상의 만성적인 이관기능 이상의 증상이 지속되거나 불편감이 심한 증례의 경우에는 정확한 진단을 위하여 상급 의료기관으로 의뢰하는 것이 필수적이다.

이외에 중요하게 생각되는 검사로 순음청력검사가 있는데, 순음청력검사는 기도청력과 골도 청력 모두 확인이 필요하며, 이관기능부전이 있는 경우 경도나 중등도의 난청 소견이 관찰될 수 있다. 또한 비인강 내시경도 필요한 검사인데 비인강에서 이관 출구를 확인하여 드물지만 관찰될 수 있는 종양이나 해부학적 이상을 확인하여야 한다. 여러 전문가는 이관기능부전의 진단에 영상학적인 검사는 큰 도움이 되지 않는다고 지적하였다.

이러한 특징적인 이관기능부전의 증상과 증후를 종합하면 진단 알고리즘을 만들어 볼 수 있으며 합의문에서 제안된 이관기능부전의 분류 및 진단 알고리즘은 Figure 5-2와 같다.

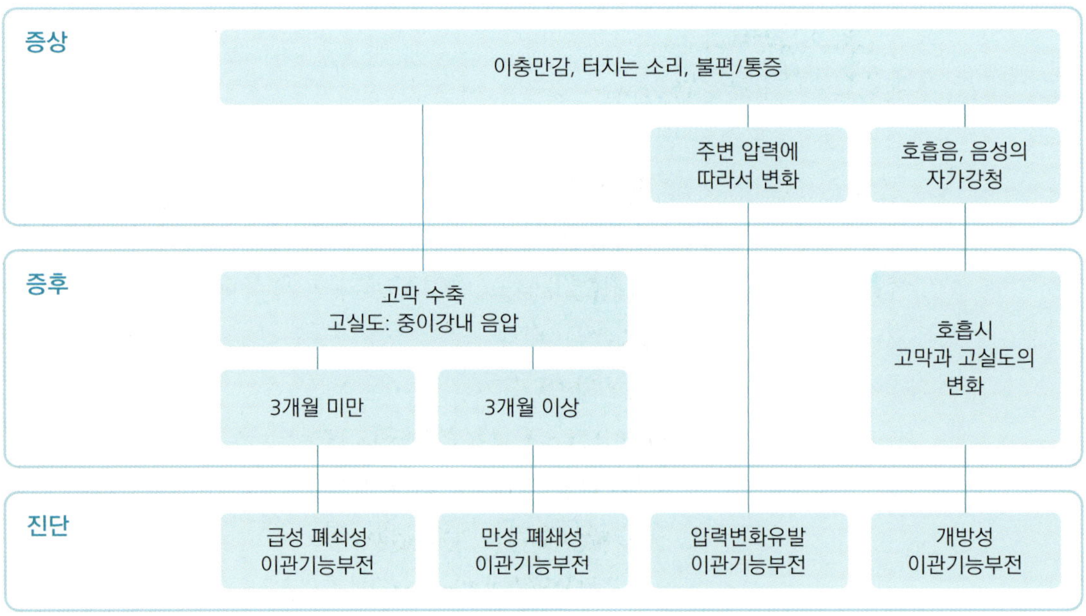

Figure 5-2 이관기능부전의 진단과 분류 알고리즘

5. 이관기능검사와 scoring system의 역할

이관기능부전은 병변의 심도와 관계없이 환자에 따라 다양한 주관적 증상을 호소한다. 즉 고막의 변형이 없고 이관 입구부의 해부학적 구조가 정상인 경우에도 아주 심한 주관적 증상을 보이는 경우도 있고 그 반대의 경우도 있다. 따라서 이관기능부전의 기능을 객관적으로 평가할 수 있는 검사법과 환자의 주관적 증상 정도를 수치화할 수 있는 설문지가 치료 여부 및 방법을 결정하는 데 도움을 줄 수 있다. 그러나 불행히도 현재까지 환자의 증상을 점수화하거나 기능검사 혹은 설문에 의한 불편 정도의 점수화에 대해 공인된 방법은 없고 따라서 진단은 앞서 설명한 임상적 관찰에만 의존해야 한다.

이관의 환기 기능을 검사하기 위해 고안된 기기로는 이관압력계tubomanometry, 음향이관측정법sonotubometry, 간이가압감압검사mini-step inflation-deflation test와 압력챔버검사pressure chamber test가 있으나 임상에서 널리 사용되지는 않고 연구목적으로 사용되고 있는 실정이다.

설문지로는 환자의 주관적 증상만을 점수화한 이관기능부전 설문지Eustachian Tube Dysfunction Questionnaire (ETDQ7)이 있고, Eustachian Tube Score (ETS)와 그 확장판인 ETS-7은 주관적 증상과 고실도 등 객관적 자료를 함께 점수화한 것이다.

자세한 설문지에 대한 내용은 이후 설문지에 대한 챕터에서 구체적으로 다루기로 한다.

6. 연구를 위한 제언

이관기능이상의 정의와 진단기준, 분유에 대한 본 합의문은 앞으로 이관기능부전 영역의 연구를 진행하는 데 많은 도움을 줄 수 있을 것이다. 특히 이관기능이상의 역학조사, 환자에 의해 작성된 설문에 의한 증상의 심한 정도의 점수화를 검증하는 일, 이관기능이상을 치료한 후 그 결과를 객관적으로 감시하는 방법을 찾는 것 그리고 여기에 언급된 분류에 대해 이중맹검시험을 시행하는 것 등이 이관기능부전의 연구에 있어 앞으로 해야 할 것들이다.

결론

결론적으로 이관기능부전은 이관의 정상기능인 중이강의 환기, 청소, 보호기능에 이상이 생기면서 발생하는 상태를 총칭하는 것이다. 중이강 내의 압력조절 이상으로 이충만감, 터지는 소리, 불편감, 통증 등 이관기능부전의 특징적인 증상이 발생하게 되고 분류에 따라 추가적인 증상이 동반되고 특징적인 증후가 관찰되게 된다. 이러한 증상과 증후에 따라 이관기능부전은 폐쇄성 이관기능부전, 압력변화유발 이관기능부전, 개방성 이관기능부전으로 나뉘게 된다. 임상적으로 주요한 이관기능부전으로 인식되는 폐쇄성 이관기능부전은 그 증상과 증후의 지속 기간에 따라 3개월 미만의 급성 폐쇄성 이관기능부전, 3개월 이상의 만성 폐쇄성 이관기능부전으로 나뉘게 된다. 이처럼 특징적으로 구분된 이관기능부전의 분류와 진단을 통하여 임상에서는 적절한 치료로 이어질 수 있을 것이다.

› Suggested reading

1. Schilder AG, Bhutta MF, Butler CC, Holy C, Levine LH, Kvaerner KJ, Norman G, Pennings RJ, Poe D, Silvola JT, Sudhoff H, Lund VJ. Eustachian tube dysfunction: consensus statement on definition, types, clinical presentation and diagnosis. Clin Otolaryngol. 2015 Oct;40(5):407-11.
2. Llewellyn A, Norman G, Harden M, Coatesworth A, Kimberling D, Schilder A, McDaid C. Interventions for adult Eustachian tube dysfunction: a systematic review. Health Technol Assess. 2014 Jul;18(46):1-180, v-vi.
3. Bluestone CD, Eustachian Tube Structure, Function, Role in Otitis Media, London; BC Decker Inc;2005
4. McCoul E.D., Anand V.K. & Christos P.J. (2012) Validating the clinical assessment of eustachian tube dysfunction: the Eustachian Tube Dysfunction Questionnaire (ETDQ-7). Laryngoscope 122, 1137–1141
5. Schroder S., Lehmann M., Sauzet O. et al. (2014) A novel diagnostic tool for chronic obstructive eustachian tube Dysfunction-The eustachian tube score. Laryngoscope 125, 703–708

CHAPTER 06

이관 질환의 병태 생리

조형호(전남대)

학습목차

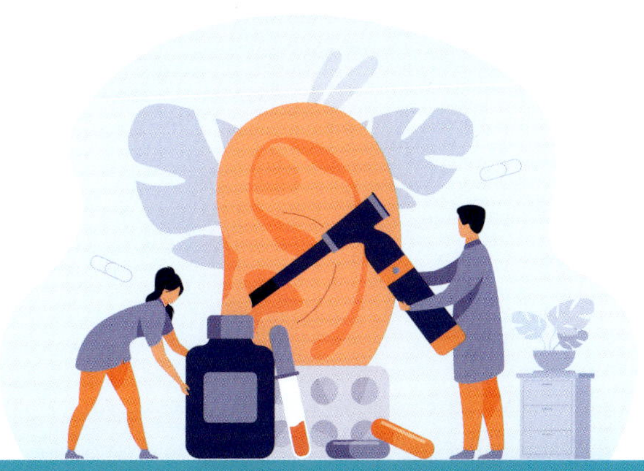

서론

이관 질환의 병태생리를 이해하기 위해서는 이관의 기능을 먼저 이해하여야 한다. 이관은 크게 3가지의 기능을 가지고 있는데, 첫 번째로 비인두로부터 전해지는 소리압력이나 분비물이 중이로 들어오는 것을 막아주는 방어역할, 두 번째로 중이에서 발생한 분비물을 비인두로 내보내는 정화역할, 세 번째로 중이의 압력을 정상 공기 압력과 평형이 되게 하는 환기 기능을 한다.

따라서, 이관이 어떤 이유에서든 막히면 분비물의 배출 장애가 발생하고 중이내 압력의 평형이 이루어지지 않아 중이내에 음압이 형성되게 되어 중이염이 발생하게 된다. 또한, 이관이 과도하게 열려 있는 경우에도 비인두로부터 중이내로 소리압력이나 분비물이 직접 전해지게 되어 이충만감이나 자가강청autophony, 중이염 등이 발생하게 된다.

이관의 폐쇄는 기능적 원인, 물리적 원인 또는 두 가지 모두의 원인에 의해서 발생하게 된다. 기능적 원인에 의한 이관의 폐쇄는 유아나 소아에서 흔히 발생하게 되

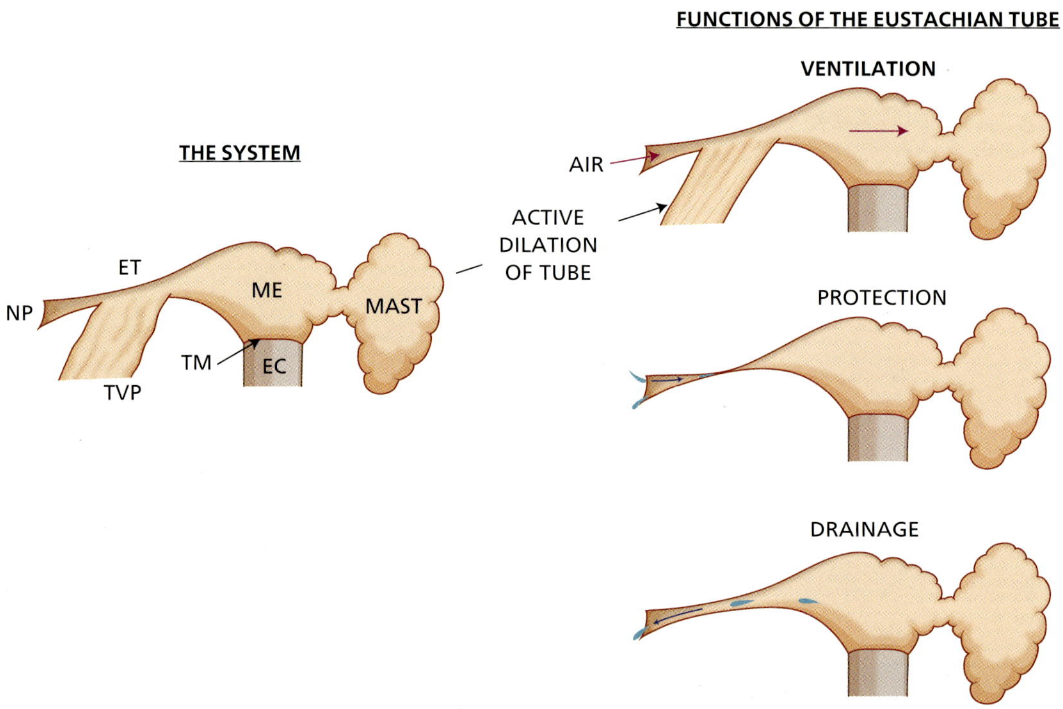

Figure 6-1 이관의 기능. 이관의 3가지 주된 기능으로 환기, 방어, 배액의 기능을 들 수 있다. NP: nasopharynx, ET: Eustachian tube, TVP: tensor veli palatine muscle, ME: middle ear, TM: Tympanic mebrane, EC: external canal, MAST: mastoid air cells.

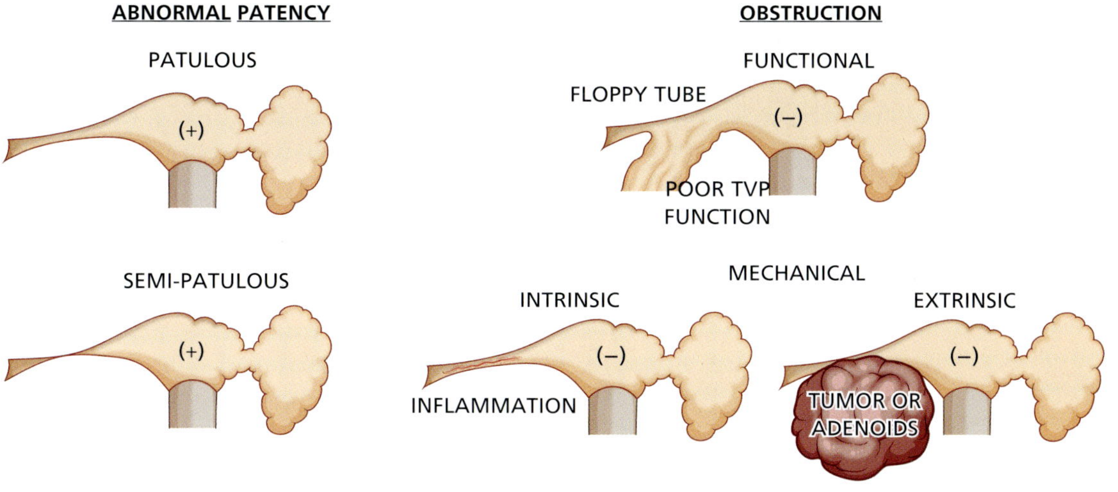

Figure 6-2 이관의 기능이상. 이관의 비정상적인 개방이나 폐쇄에 의하여 이관의 기능이상이 발현하게 된다.

는데, 이는 이관발달과정에서 구개범장근tensor veli palatine muscle의 미성숙과 힘이 없는 이관 연골 때문에 발생하게 된다. 물리적 원인에 의한 이관의 폐쇄는 다시 이관 내부의 원인과 이관 외부의 원인으로 구분할 수 있다. 이관 내부의 원인은 이관의 내강을 나쁘게 하는 여러 가지 요인을 들 수 있는데, 대표적으로 감염이나 알러지에 의한 염증을 들 수 있다. 또한, 최근 연구에서 위식도 역류질환에 의해서도 이관의 염증이 발생할 수 있음이 보고 되고 있다. 이관 외부의 원인으로는 종괴나 아데노이드 비대 등이 원인이 될 수 있다.

드물게, 이관의 비정상적인 개방(이관이 평상시에도 개방되어 있는 상태)이 문제를 야기하기도 하는데 이를 이관 개방증patulous이라고 한다. 이관개방증이 약하게 있는 경우semi-patulous에는 평상시에는 닫혀 있지만, 정상적인 이관의 저항에 비하여 낮은 저항을 보이는 상태로 이관의 위치가 변하거나, 체중감소나 다른 요인에 의하여 이관 외부의 압력이 낮아진 경우에 이관이 개방되어 증상이 발현한다.

본론

1. 중이염이나 중이 무함기화atelectasis의 병인과 연관된 이관의 기능이상

이관의 기능적 폐쇄는 중이내의 지속적인 음압을 유발하게 되고, 이로 인하여 고막의 함몰collapse이나 중이 내로의 당김retraction이 발생하게 되는데 이를 고막의 무함기화라고 한다. 이를 증명하기 위한 실험에서 원숭이의 구개범장근을 절단하였을 때 중이내에 높은 음압이 발생하고 고막의 심한 당김이 발생하게 되는데 이는 구개범장근의 기능이 회복될 때까지 지속되었다. 지속적인 음압이 중이내에 있는 상태에서 비인강과 중이내의 환기가 이루어진다면 비인강내의 감염이 중이내로 들어가 급성 세균성 중이염이 발생됨이 증명되었고, 만약 환기가 전혀 이루어 지지 않는 경우에는 균이 없는 삼출성 중이염이 발생함이 증명되었다. 이 실험 결과를 통하여 구개열이 있는 환아에서 이관의 기능적 이상에 의하여 삼출성 중이염이 발생될 수 있음을 설명할 수 있다.

소아와 같이 이관의 기능이 덜 성숙되어 있는 경우 이관 내강의 염증은 이관의 폐쇄를 유발하여 삼출성 중이염을 발생시킬 수 있다. 특히, 상기도 감염이 있는 경우에 고막의 무함기화나 세균성 중이염, 삼출성 중이염 등의 발생은 감염에 의한 이관 내강 점막의 부종에 기인한다고 할 수 있다. 이러한 중이염의 발생은 이관의 기능적 폐쇄와 비슷한 기전으로 발생하게 된다. 알러지에 의한 이관 내강 점막의 부종 역시 이관의 기능을 악화시켜 중이염을 유발할 수 있다.

이관 외부의 기계적인 폐쇄는 비인두강 종양이나, 아데노이드 비데, 인두주위 종양parapharyngeal tumor 등에 의하여 발생하게 된다. Bluestone의 연구에 의하면 삼출성 중이염 발생의 예방목적으로 시행한 아데노이드 절제술을 시행받은 환아 일부에서 이관 기능의 향상을 보고하였는데, 이는 외부의 원인에 의한 이관의 기계적 폐쇄가 감소함으로써 발생한다고 할 수 있다.

이관개방증에 의하여도 삼출성 중이염이 발생할 수 있는데, 이는 이관개방증이 있는 경우 비인두내의 공기가 쉽게 중이내로 전달될 수 있는데, 이와 더불어 원치 않은 비인두의 삼출액이 중이내로 역류하여 중이염을 유발하게 된다. 이관개방증이 약하게 있는 경우에는 이관의 순응도가 증가함으로써 기능적으로 이관이 막히게 되어 중이내 음압이 발생하거나 삼출액이 고일 수 있다. 또한, 이관개방증에서는 이관 벽이 비정상적으로 팽창할 수 있어, 비인두강의 압력을 높이는 경우(비호흡, 재채기, 울음, 코를 막고 삼키는 경우) 쉽게 비인두강의 삼출액이 중이내로 전파될 수 있다.

2. 비폐색과 이관 기능 이상

비폐쇄는 중이염의 병인과 연관될 수 있는데, 비강의 염증이나 아데노이드 비대로 인한 코막힘이 있는 상태에서 삼킴 운동을 하였을 때 초기에는 비인두강내에 양압이 발생하였다가 바로 음압이 발생하게 된다. 초기 비인두내에 양압이 발생하였을 때 비강내의 감염된 삼출액이 중이내로 들어가게 되고, 음압이 발생하였을 때 이관의 개방을 방해하여 중이염이 발생하게 된다.

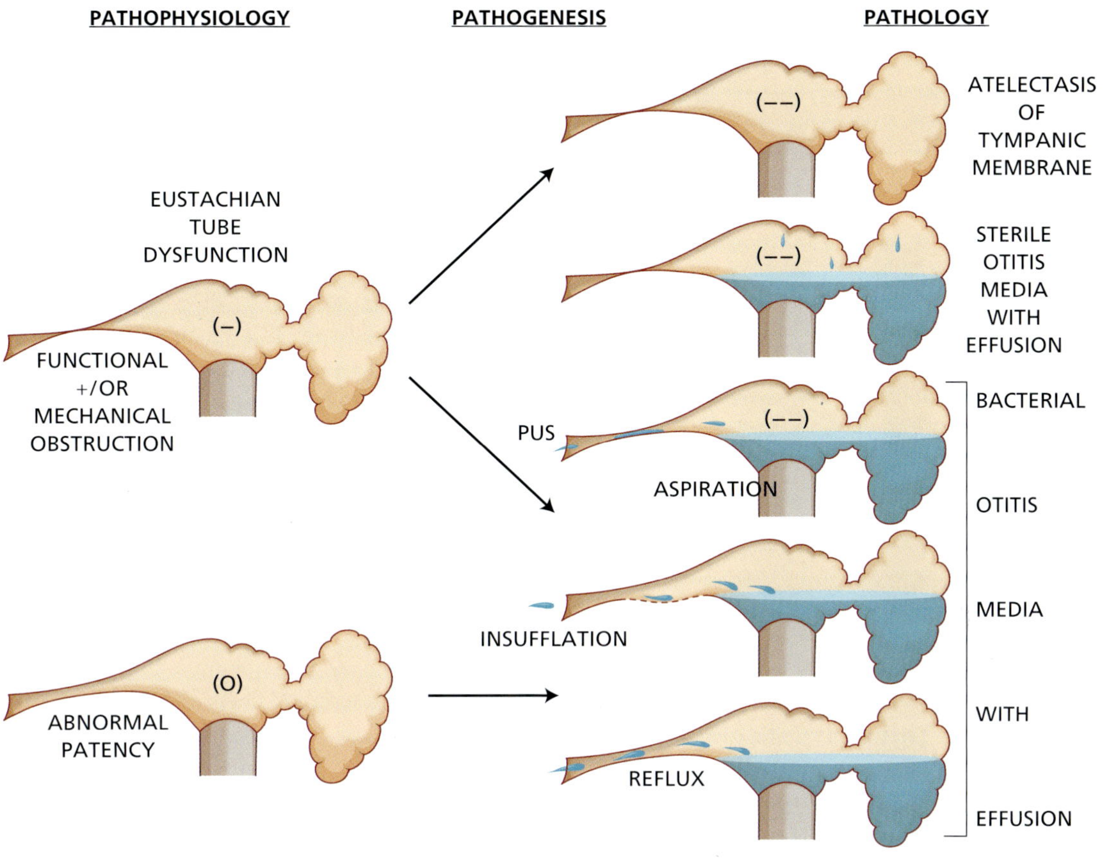

Figure 6-3 이관 기능 이상에 의한 삼출성 중이염의 병인

3. 알러지와 이관 기능 이상

알러지가 있는 사람에게서 삼출성 중이염이 호발하기 때문에, 알러지는 삼출성 중이염의 병인중 하나로 알려져 있다. 알러지가 이관 기능을 악화시키는 원인으로 비강내 알러지가 이관 점막내의 알러지를 유발하여 이관 내강 점막의 부종을 유발하여 이관폐쇄를 유발하는 것으로 생각된다. 역학연구에서 3세 이상의 소아에서 만성 중이염이 있는 경우 약 40~50%에서 알러지 비염이 있는 것으로 보고되고 있다.

4. 위식도역류와 이관 기능 이상

이관 기능 이상과 중이염의 병인에서 위식도역류의 역할이 최근 연구되고 있다. 몇몇 연구에서 삼출성 중이염의 삼출액에서 펩신pepsin이 발견됨이 보고 되고 있고, 실험적 연구에서 비인두가 위식도 역류에 노출되면 이관 점막의 조직병리학적 변화가 발생하여 이관 기능 이상이 유발됨이 증명되었다.

5. 구개열과 이관 기능 이상

삼출성 중이염은 구개열을 가지고 있는 환아에서 흔하게 발생한다. 이는 구개열에 의하여 구개범장근의 기능이 약화되어 있어 기능적 이관 기능 부전이 발생하기 때문으로 설명할 수 있다. 이 증상은 구개열 수술 후에도 수년간 지속되게 된다.

결론

이관 기능 이상은 이관의 폐쇄 또는 지속적 개방으로 인하여 이충만감, 중이염, 자가 강청 등의 증상이 발현된다. 이관 기능 이상에 의하여 발생되는 증상은 비슷하지만 발생 원인에 따라 치료 방법이 달라져야 한다. 따라서, 이관 질환의 원인 및 병인을 명확하게 파악하고 이해하여 그에 맞는 적절한 치료를 해야 할 것이다.

› Suggested reading

1. Bluestone CD. Eustachian tube function: physiology, pathophysiology, and role of allergy in pathogenesis of otitis media. J Allergy Clin Immunol. 1983 Sep;72(3):242-51.
2. Fireman P. Otitis media and eustachian tube dysfunction: Connection to allergic rhinitis. J Allergy Clin Immunol. 1997 Feb;99(2):S787-97.
3. Crapko M, Kerschner JE, Syring M, Johnston N. Role of extra-esophageal reflux in chronic otitis media with effusion. Laryngoscope. 2007 Aug;117(8):1419-23.
4. Grimmer JF, Poe DS. Update on eustachian tube dysfunction and the patulous eustachian tube. Curr Opin Otolaryngol Head Neck Surg. 2005 Oct;13(5):277-82.
5. 윤용주, 이관의 구조와 기능. In: 대한이비인후과학회, ed. 이비인후과학 개정2판, 군자출판사 2018. P 89-107.

CHAPTER 07

이관 질환에서 사용하는 설문지

서재현(가톨릭대)

학습목차

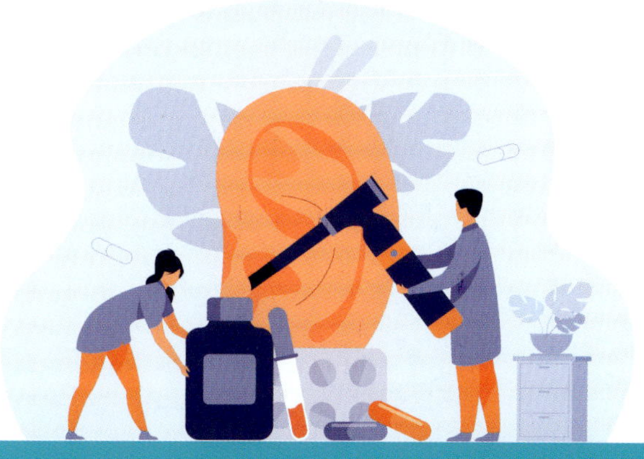

서론

이관 기능의 장애로 인한 증상은 이충만감, 자가강청, 이명, 청력저하 등 다양하게 나타날 수 있으며, 전체 인구의 약 1% 정도가 이관 질환으로 고통받고 있다고 알려져 있다. 어떤 질환에 대한 정확한 평가를 위해서는 객관적인 검사 결과도 중요하지만, 설문지와 같은 환자 중심 평가 역시 필요하다. 이관 질환이 알려진 오랜 역사에 비해서 이관 질환에 특화된 환자 중심 평가법은 2000년대 초까지 거의 개발된 바가 없었으므로, 그동안은 Sino-nasal Outcome Test (SNOT-22) 설문지 정도가 이관 질환에 대하여 환자가 보고하는 결과 지표(Patient-reported Outcome Measure, PROM)로 사용되었다. 이관 질환이 비교적 흔한 질환인 데 비하여 최근까지 이에 대한 효과적인 치료법은 적었기 때문에 치료 결과를 판정하는 데 필수적인 설문지의 개발 필요성이 적었던 것으로 사료된다.

최근 들어 개방성 이관 질환뿐 아니라 폐쇄성 이관 질환에 대한 새로운 치료법과 수술적 치료가 점차 폭넓게 시도되고 있으며 이러한 시술의 효과를 판단하는 데 있어서 검증된 설문지를 통한 PROM 평가가 필요하게 되었다. 이러한 필요에 따라 2012년부터 전반적인 이관 질환에 대한 설문지를 비롯하여 이관 개방증에 사용하는 설문지까지 다양한 설문지가 개발되었다. 아직까지 한국어로 공식적으로 번역되고 검증된 설문지는 없지만, 영어로 개발되어 국제적으로 공인된 여러 가지 설문지를 소개하고자 한다.

본론

1. 이관 질환에 대한 환자 중심 평가

› 이관 질환에 대한 환자 중심 평가의 필요성

이충만감이나 자가강청과 같은 이관 질환의 1차적인 증상 이외에 몇 가지 잠재적인 2차적인 영향으로 증상이 악화되는 환경이나 상황 회피, 의사소통의 어려움, 능률 저하 등이 있고, 이관 질환이 개인의 삶의 질에도 어느 정도의 영향을 미칠 것으로 생각된다. 이관 질환 환자의 상태를 완전히 평가하기 위해서는 단순한 병력청취뿐 아니라, 이관 질환 증상에 대한 신뢰할 수 있는 환자 중심 평가방법이 필요하다.

PROM은 증상 및 삶의 질과 같은 환자 중심의 결과를 측정하기 위한 설문지 기반 도구이다. PROM이 잘 설계된 경우 반복 측정이 쉽고 정량적이라는 장점이 있다. 이관 질환이 알려진 지는 오래되었으나 이관 질환에 특화된 환자 중심 평가법은 2000년대 초까지 거의 개발되지 않았고 SNOT-22 설문지 정도가 이관 질환 환자에 대한 설문지로 오랫동안 사용되었다.

최근 들어 개방성 이관 질환뿐 아니라 폐쇄성 이관 질환에 대한 여러 가지 시술이 폭넓게 시도되고 있는데, 이러한 시술의 효과를 객관적으로 판단하는 데 있어서 환자 중심 평가인 검증된 설문지를 통한 평가가 필수적이다. 따라서 2010년 이후에 이관 질환을 위한 여러 가지 설문지가 개발되고 검증을 받아서 점차 널리 사용되고 있다.

› 이관 질환에 대한 설문지의 종류

이관 질환에 대한 PROM은 Eustachian Tube Dysfunction Questionnaire (ETDQ), Cambridge Eustachian Tube Dysfunction Assessment (CETDA), 그리고 Patulous Eustachian Tube Handicap Inventory (PHI-10 및 PHI-12) 등이 표준화된 설문지로 사용되고 있다. 이 중에서도 7가지 항목으로 이루어진 ETDQ-7은 이관 질환에서 가장 널리 사용되는 대표적인 설문지로 여러 언어로 번역되어 검증 테스트를 거쳤으며 임상 및 연구 목적 모두에서 활용되고 있다. 10개의 항목으로 이루어진 CETDA가 더 최근에 개발된 설문지이며, ETDQ-7과 CETDA 둘 다 폐쇄성 이관 질환과 개방성 이관 질환에서 모두 사용되고 있다. 그러나 두 설문지 모두 폐쇄성 이관 질환과 개방성 이관 질환 환자를 구별할 수는 없는 것으로 알려져 있다. 이에 반해 PHI-10과 PHI-12는 개방성 이관 질환 환자를 위해서 개발된 설문지이다.

이관 질환에 대한 PROM을 이관 질환 외에 난청 및 메니에르병 환자에서 사용한 후 분석하였을 때 ETDQ-7과 CETDA는 질환 특이성이 매우 낮은 것으로 보고된 연구결과도 있으며, ETDQ-7의 진단 민감도는 70%이고 특이도는 100%로 객관적인 이관 기능 검사 못지않은 진단적 가치를 보고한 연구결과도 있다. 이관 질환의 진단이나 감별에는 유용성은 논란이 있지만, 이관 풍선 확장술과 같은 이관 질환에 대한 새로운 치료법에 대한 임상 시험이나 치료효과를 정량화 하는데 중요한 역할을 하고 있다.

전통적인 설문지 이외에 설문지 문항과 객관적인 측정 결과를 조합한 새로운 형태의 설문지도 개발되었는데, 5개의 항목이나 7개의 항목으로 이루어진 Eustachian Tube Scores (ETS 및 ETS-7)와 같은 혼합형 설문지도 있다.

2. 전반적인 이관 질환에 대한 설문지

7-item Eustachian Tube Dysfunction Questionnaire (ETDQ-7)

2012년 McCoul 등이 개발한 ETDQ는 7개의 항목으로 이루어 졌으며, 각각의 항목은 Likert scale로 1점(문제 없음)부터 7점(심한 문제)까지 응답을 하도록 한다. 최소 7점부터 최대 49점 중에서 총점이 14.5점 미만이거나 항목 평균 점수가 2.1 점 미만인 경우를 정상으로 간주한다. ETDQ-7은 이관 질환에 대한 설문지 중 가장 먼저 개발된 검증된 설문지일 뿐 아니라 현재까지도 국제적으로 가장 널리 사용되고 있으며, 영어로 개발된 이후 독일어, 네덜란드어, 포르투갈어, 중국어 일본어 등 여러 나라의 언어로 번역되고 검증되어 전 세계적으로 사용되고 있다.

7-item Eustachian Tube Dysfunction Questionnaire (ETDQ-7)

지난 한 달 동안 다음의 항목에 대해서 어느 정도의 문제가 있었습니까?							
	문제 없음			보통			심한 문제
귀에 압력을 느끼십니까?	1	2	3	4	5	6	7
귀의 통증이 있습니까?	1	2	3	4	5	6	7
귀가 먹먹하거나 물이 찬 느낌이 있습니까?	1	2	3	4	5	6	7
감기나 축농증이 있을 때 귀에 문제가 있었나요?	1	2	3	4	5	6	7
귀에서 '탁탁' 하는 소리나 터지는 소리가 들렸나요?	1	2	3	4	5	6	7
귀에서 울리는(윙~윙~) 소리가 들렸나요?	1	2	3	4	5	6	7
소리가 작게 들리는 느낌이 있습니까?	1	2	3	4	5	6	7

10-item Cambridge Eustachian Tube Dysfunction Assessment (CETDA)

2018년에 Smith 등에 의해 개발된 CETDA는 10개의 항목으로 구성되어 있으며, ETDQ-7과 마찬가지로 각각의 항목은 Likert scale로 1점(문제 없음)부터 7점(심한 문제)까지 응답을 하도록 한다. 최소 10점부터 최대 70점 중에서 총점 17점 이상이면 이관 질환이 있다고 해석할 수 있다.

10-item Cambridge Eustachian Tube Dysfunction Assessment (CETDA)

지난 3개월 동안 다음의 항목에 대해서 어느 정도의 문제가 있었습니까?							
어느 쪽 귀가 불편하세요? (우측, 좌측, 양측, 모르겠음)							
	문제 없음			보통			심한 문제
귀의 불편감 또는 통증	1	2	3	4	5	6	7
귀에 충만감 또는 압박감	1	2	3	4	5	6	7
귀에서 탁탁 하거나 터지는 느낌이 있으며, 삼키거나 하품할 때 심해짐	1	2	3	4	5	6	7
귀가 꽉 막힌 느낌	1	2	3	4	5	6	7
청력 상실 또는 청력저하	1	2	3	4	5	6	7
비행 중 또는 터널을 통과할 때 귀에 느껴지는 불편한 압력이나 통증	1	2	3	4	5	6	7
감기와 발생하는 귀 문제(1년 이상)	1	2	3	4	5	6	7
당신의 목소리나 숨소리가 머리에서 크게 들립니까?	1	2	3	4	5	6	7
누우면 귀 증상이 호전됨	1	2	3	4	5	6	7
운동이나 긴 대화로 귀 증상이 악화됨	1	2	3	4	5	6	7

3. 개방성 이관 질환에 대한 설문지

2017년에 Kobayashi T. 등은 Tinnitus Handicap Inventory (THI)의 단순 버전인 12-item THI를 개방성 이관 질환 증상에 맞추어 변형하여 Patulous Eustachian Tube Handicap Inventory (PHI) 설문지를 개발하였다. PHI는 항목 수에 따라 PHI-10과 PHI-12이 있으며, 기능적functional과 감성적emotional인 측면에서의 척도로 나뉜다. 각 항목에서 내용이 '그렇다'인 경우 4점, '때때로 그렇다'인 경우 2점, '아니다'인 경우 0점을 부여하여, 각 항목의 점수를 합산하여 0~40점 또는 0~48점이 주어지며 높은 점수일수록 환자의 handicap이 높은 것으로 판정한다. 0~8점은 handicap이 없는 것으로 보며, 10~16점은 경도, 18~24점은 중등도, 26점 이상은 심한 handicap을 갖는 것으로 판정한다.

› Patulous Eustachian Tube Handicap Inventory (PHI) - 10

본 설문지는 환자분이 겪고 있는 개방성 이관의 증상(이충만감, 본인이 말하는 소리 등이 자기 귀로 들리는 증상 등)으로 인하여 얼마나 힘든지를 구체적으로 체크하는 것입니다.
모든 항목에 대해서 '그렇다', '가끔 그렇다', '아니다' 중에서 하나를 선택하여 표시해 주십시오.

	항목	점수		
		4점	2점	0점
1F	증상 때문에 집중하기가 어렵습니까?	그렇다	가끔 그렇다	아니다
2F	증상의 크기로 인해 다른 사람이 말하는 것을 듣기가 어렵습니까?	그렇다	가끔 그렇다	아니다
3E	증상으로 인해 화가 날 때가 있습니까?	그렇다	가끔 그렇다	아니다
4C	증상에서 벗어날 수 없다고 생각하십니까?	그렇다	가끔 그렇다	아니다
5F	증상으로 인해 사회적 활동에 방해를 받습니까?(예, 외식, 영화감상)	그렇다	가끔 그렇다	아니다
6E	증상 때문에 좌절감을 느끼는 경우가 있습니까?	그렇다	가끔 그렇다	아니다
7F	증상으로 인해 업무나 가사일을 하는 데 방해를 받습니까?	그렇다	가끔 그렇다	아니다
8E	증상이 가족이나 친구 관계에 스트레스를 준다고 느끼십니까?	그렇다	가끔 그렇다	아니다
9F	증상에서 벗어나 다른 일들에 집중하기가 어렵습니까?	그렇다	가끔 그렇다	아니다
10E	증상으로 인해 불안감을 느끼십니까?	그렇다	가끔 그렇다	아니다
TOTAL SCORE: ( ) 점		0~8 : no handicap 10~16 : mild handicap 18~24 : moderate handicap 26~40 : severe handicap		

› Patulous Eustachian Tube Handicap Inventory (PHI) - 12

본 설문지는 환자분이 겪고 있는 개방성 이관의 증상(이충만감, 본인이 말하는 소리 등이 자기 귀로 들리는 증상 등)으로 인하여 얼마나 힘든지를 구체적으로 체크하는 것입니다.
모든 항목에 대해서 '그렇다', '가끔 그렇다', '아니다' 중에서 하나를 선택하여 표시해 주십시오.

	항목	점수		
		4점	2점	0점
1F	증상 때문에 집중하기가 어렵습니까?	그렇다	가끔 그렇다	아니다
2F	증상의 크기로 인해 다른 사람이 말하는 것을 듣기가 어렵습니까?	그렇다	가끔 그렇다	아니다
3E	증상으로 인해 화가 날 때가 있습니까?	그렇다	가끔 그렇다	아니다
4C	증상에서 벗어날 수 없다고 생각하십니까?	그렇다	가끔 그렇다	아니다
5F	증상으로 인해 사회적 활동에 방해를 받습니까? (예, 외식, 영화감상)	그렇다	가끔 그렇다	아니다
6E	증상 때문에 좌절감을 느끼는 경우가 있습니까?	그렇다	가끔 그렇다	아니다
7F	증상으로 인해 업무나 가사일을 하는 데 방해를 받습니까?	그렇다	가끔 그렇다	아니다
8F	증상 때문에 읽기가 어렵습니까?	그렇다	가끔 그렇다	아니다
9E	증상이 가족이나 친구 관계에 스트레스를 준다고 느끼십니까?	그렇다	가끔 그렇다	아니다
10F	증상에서 벗어나 다른 일들에 집중하기가 어렵습니까?	그렇다	가끔 그렇다	아니다
11E	증상으로 인해 불안감을 느끼십니까?	그렇다	가끔 그렇다	아니다
12E	더 이상 증상에 대처할 수 없다고 느낍니까?	그렇다	가끔 그렇다	아니다
TOTAL SCORE: ( ) 점		0~8 : no handicap 10~16 : mild handicap 18~24 : moderate handicap 26~48 : severe handicap		

4. 설문 항목과 객관적인 검사 소견과 조합한 검사법

2014년에 Schröder 등이 개발한 Eustachian Tube Score (ETS 및 ETS-7)은 설문 문항과 객관적인 검사 소견을 조합한 검사법으로 폐쇄성 이관 질환을 진단하는 데 유용하다. ETS-7의 경우 총 14점 중에서 7점 이하인 경우 폐쇄성 이관 질환을 진단할 수 있다.

Eustachian Tube Score (ETS)

증상이나 소견	2점	1점	0점
삼킬 때 딱딱하는 소리	항상	때때로	전혀
Valsalva를 시행할 때 압력을 느낌	항상	때때로	전혀
Tubomanometry 30 mbar	R ≤ 1	R > 1	No R
Tubomanometry 40 mbar	R ≤ 1	R > 1	No R
Tubomanometry 50 mbar	R ≤ 1	R > 1	No R

Eustachian Tube Score-7 (ETS-7)

증상이나 소견	2점	1점	0점
삼킬 때 딱딱하는 소리	항상	때때로	전혀
Valsalva를 시행할 때 압력을 느낌	항상	때때로	전혀
주관적인 Valsalva 반응	즉시	약하게 서서히	반응 없음
Tympanometry	A	C	B
Tubomanometry 30 mbar	R ≤ 1	R > 1	No R
Tubomanometry 40 mbar	R ≤ 1	R > 1	No R
Tubomanometry 50 mbar	R ≤ 1	R > 1	No R

결론

2010년 이후 이관 질환에 대한 여러 가지 설문지가 개발되고 검증을 받아서 널리 사용되고 있으나 모두 영어로 개발된 설문지이고, 한국어로 공식적으로 번역되고 검증된 설문지는 전무한 실정이다. 이관 질환에 대한 관심이 점차 높아지고 있으며 이에 대한 새로운 치료법이 개발되고 있으므로, 이관 질환에 사용하는 검증된 한국어 설문지의 개발이 필요하다.

본 장에서 소개한 국제적으로 통용되는 몇 가지 이관 질환 설문지를 기반으로 한국어로 된 이관 질환 설문지를 개발하는데 합의가 필요하며, 여러 이관 질환 설문지를 검증validation한 후에 한국형 설문지로 배포하여, 이를 통하여 임상과 연구에서 이관 질환 치료 후의 결과 분석에 더 합리적이고 신빙성 있는 자료로 사용할 수 있게 하는 것이 중요하다.

Suggested reading

1. McCoul ED, Anand V, Christos PJ. Validating the clinical assessment of Eustachian tube dysfunction: the Eustachian tube dysfunction questionnaire (ETDQ-7). Laryngoscope 2012;122:1137-1141.
2. Ikeda R, Kikuchi T, Oshima H, et al. New scoring system for evaluating patulous Eustachian tube patients. Otol Neurotol 2017;38:708-713.
3. Smith ME, Cochrane IL, Donnelly N, et al. The performance of patient-reported outcome measures as diagnostic tools for Eustachian tube dysfunction. Otol Neurotol 2018;39:1129-1138.
4. Schröder S, Lehmann M, Sauzet O, et al. A novel diagnostic tool for chronic obstructive Eustachian tube dysfunction-the Eustachian tube score. Laryngoscope 2015;125:703-708.

CHAPTER 08

이관 질환의 영상학적 검사

문인석(연세대)

학습목차

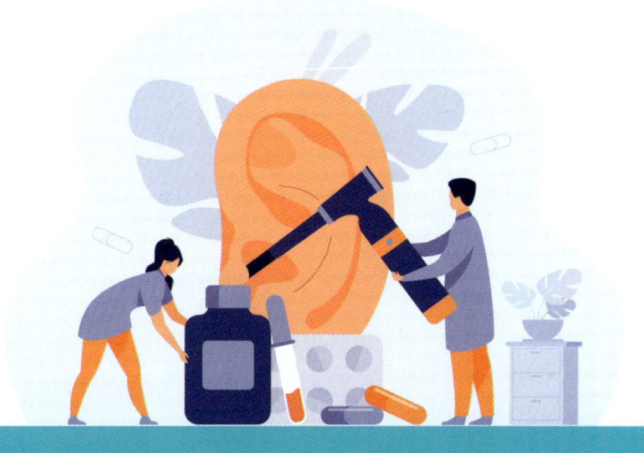

서론

이관 질환의 진단과 치료에서 이관의 해부학적 구조를 관찰할 수 있는 영상 검사는 필수적이다. 이관의 주요 3가지 기능인 중이 압력과 대기압의 균등화equalization, 중이 분비물의 점막 섬모 배출mucociliary clearance, 비인두로부터의 소리와 병원균의 이관을 통한 중이 유입으로부터의 보호protection에 대한 평가도 영상학적 검사가 병행되어야 한다.

골부 이관, 연골부 이관, 이관주위 근육과, 이관 내강 점막, 내경 동맥 등 해부학적 구조물을 평가하기 위하여 컴퓨터 단층촬영computed tomography; CT과 자기공명영상magnetic resonance image; MRI이 많이 사용되고 있다. 최근 내시경 기구의 발달과 dynamic slow motion video endoscopy와 같은 이관의 기능적 평가가 소개되면서 직접 이관을 관찰하여 구조와 기능을 동시에 평가하기가 용이해졌다. 이 장에서는 이관의 영상학적 검사 방법의 특징과 한계에 대해 기술하고자 한다.

본론

1. 이관의 영상학적 검사의 종류

이관의 영상학적 검사에서 이관 해부학적 구조의 확인이 중요하다. 이관은 역 S자 inverted S 형태의 곡선으로 주행하는데 크게 전체 길이의 1/3의 추체첨부의 골부osseous, 전체 길이의 2/3의 연골부cartilaginous, 그리고 두 부분이 연결되는 접합부junctional로 구분할 수 있다. 골부와 연골부 두 개의 삼각뿔이 연결된 형태로 두 부분이 접합하는 가장 좁은 부분이 협부isthmus이다. 이러한 이관 구조의 특성으로 축상면axial 및 관상면coronal 영상만으로는 평가가 쉽지 않고 multiplanar reconstruction이 필요하다.

› 섬광조영술scintigraphy

고실 천자 후 중이강 내로 ^{77}Tc-labelled albumin을 주입해서 중이 이관 개구부를 통과시키거나 비강을 통해 방사성 ^{133}Xe 가스를 흡입하여 비인두 이관 개구부를 통과시켜 이관의 영상을 획득하는 방법이다(Figure 8-1). 이 검사로 이관 내강의 개방성을 쉽게 확인할 수 있다. 그렇지만 방사성 동위원소를 사용해야 하는 점, 이관 중이 개구부를 통과시키기 위해서 고실 천자가 필요한 점, 이관기능장애에서 영상 결과의 민감도와 특이도가 낮은 점 등으로 최근에는 많이 사용되지 않는다.

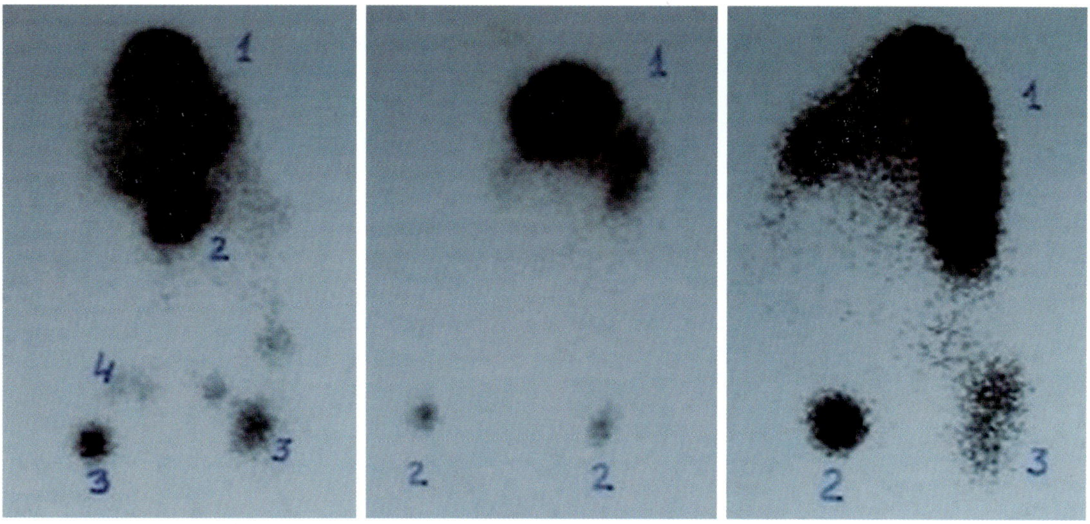

Figure 8-1 중이 이관 개구부(또는 비인두 이관 개구부)를 통과한 ^{77}Tc (또는 ^{133}Xe) 영상. (좌) 비인강(2)의 ^{77}Tc (또는 ^{133}Xe)이 이관을 통해 외이도(3)에 침착되는 것을 관찰할 수 있다. (중 & 우) 비인강(1)의 ^{77}Tc (또는 ^{133}Xe)이 이관을 통해 외이도(2)에 침착되는 것을 관찰할 수 있다.

› 컴퓨터 단층촬영(CT)

단순 엑스레이 영상이나 초음파는 이관의 해부학적 구조를 평가하는 데 큰 도움이 되지 않는다. 반면 CT는 추체첨부 골부 이관을 쉽게 관찰할 수 있고, 돌출된 이관 융기torus tubarius가 공기 음영의 비인두 내강에서 쉽게 관찰된다. 이관 주위 연골과 이관 점막, Ostmann fat은 명확하게 관찰하기 어렵다.

CT에서는 이관의 개방성을 공기 음영으로 확인할 수 있다. 그렇지만 일반적인 휴식 상태에서 이관 내강은 허탈collapse로 폐쇄되어 공기 음영을 관찰하기 어려울 수 있다. 이관의 개방이 짧은 시간(200~400 ms) 동안 이루어지기 때문에 이관의 연골부 관찰이 어렵고 이러한 연골부 이관 관찰을 위한 Valsalva법 CT가 소개되었다. Valsalva법을 시행하면서 CT를 촬영할 경우 이관 내강을 잘 관찰할 수 있다(Figure 8-2). Tarabichi와 Najmi는 Valsalva법 시행하면서 CT 촬영 시 비인두 개구부 근처 이관 연골부를 94%에서 관찰할 수 있었고, 35%에서는 이관 전체를 관찰할 수 있다고 보고하였다.

전통적인 conventional CT는 앙와위supine에서 촬영하기 때문에 이관이 허탈되어 이관 내강의 공기 음영이 잘 관찰되지 않을 수 있다. 정상인에서 이관을 통과하는 공기 용적은 수평면으로부터 20° 기울기에서 1/3이 감소하고 앙와위에서는 2/3가 감소한다고 알려져 있다. 이러한 제한점을 극복하기 위해서 좌위sitting po-

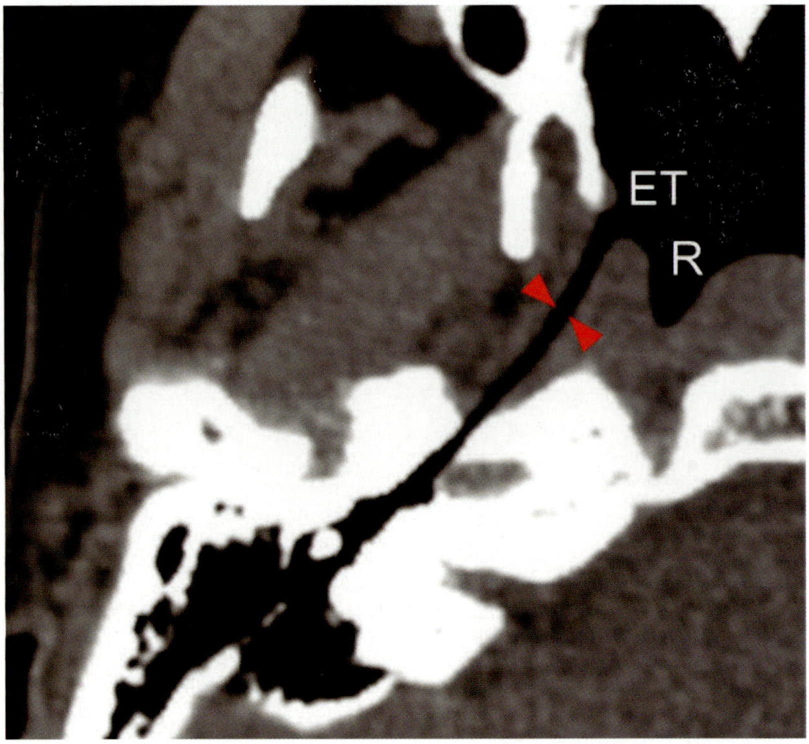

Figure 8-2 CT에서 보이는 이관. Valsalva법을 시행하면서 CT 촬영 시 연골부 이관. 연골부 이관 내강red arrows이 잘 관찰된다. (ET: Eustachian tube, R:Rosenmullar fossa)

sition에서 촬영하는 horizontal CT에서는 이관 내강이 폐쇄되지 않아서 잘 관찰할 수 있다(Figure 8-3). 최근에는 이러한 horizontal CT를 대신하여 해상도는 낮지만 cone beam CT로 대신하여 좌위 CT를 촬영할 수 있다.

최근 폐쇄성 이관기능장애에서 풍선이관확장술balloon eustachian tuboplasty을 많이 시행하고 있는데 이 경우 시술전에 이관 골부와 평행하게 주행하는 내경 동맥 수평부horizontal segment of internal carotid artery의 확인이 필요하다. 내경 동맥의 수평부분은 측두골 추체부 장축을 따라서 전방-내측방향으로 주행하는데 CT에서 내경 동맥과 골부 이관과의 위치 관계와 골 결손bone dehiscence 여부를 확인할 수 있으며 CT 혈관조영술CT angiography에서 내경 동맥을 좀 더 자세히 평가할 수 있다(Figure 8-4).

기존 촬영을 3차원 재구성하여 이관의 상태뿐 아니라 함기화 세포와의 관계 역시 평가할 수 있다.

동영상 CT (cine CT)를 이용하면 이관 내부의 air bolus의 이동을 관찰하여 이관의 환기와 배출의 기능적인 평가를 할 수 있다.

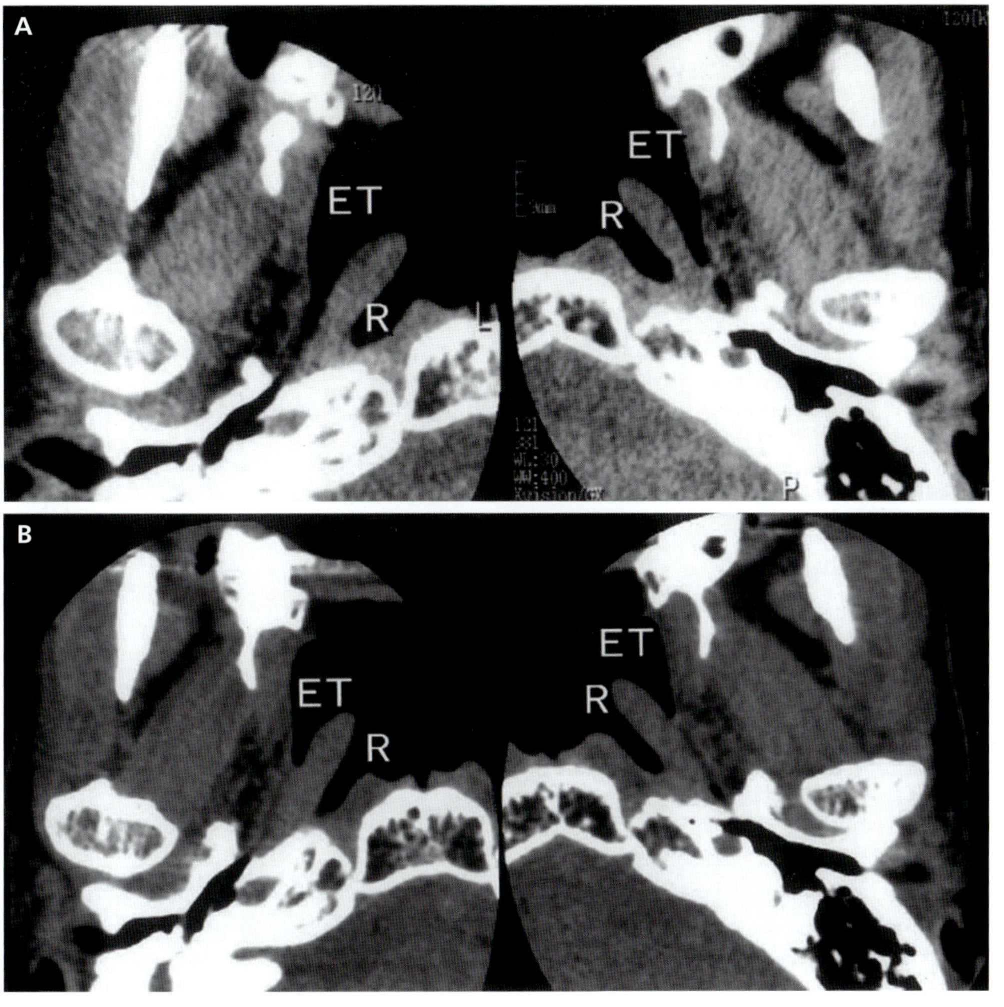

Figure 8-3 (A) 좌위에서 촬영하는 horizontal CT와 (B) 앙와위에서 촬영하는 conventional CT 에서의 이관 내강. 좌위에서 앙와위보다 이관 내강의 공기 음영이 더 잘 관찰된다. (ET: Eustachian tube, R:Rosenmullar fossa)

내비게이션 시스템을 CT에 적용하면 수술 도중 위치를 추적할 수 있다.

› 자기공명영상(MRI)

MRI에서는 이관 골부와 연골부의 주행을 관찰할 수 있을 뿐 아니라 CT에서 확인이 어려운 이관 내강의 점막과 구개범장근tensor veli palatini, 구개범거근levator veli palatini 등의 이관 주위 근육, 역 J자inverted J 형태의 내측판medial lamina과 외측판lateral lamina의 연골, Ostmann fat을 관찰할 수 있다(Figure 8-6). 또한 CT와 마찬가지로 Valsalva를 하면서 촬영을 할 수 있다. 향후 신속 획득 기법rapid

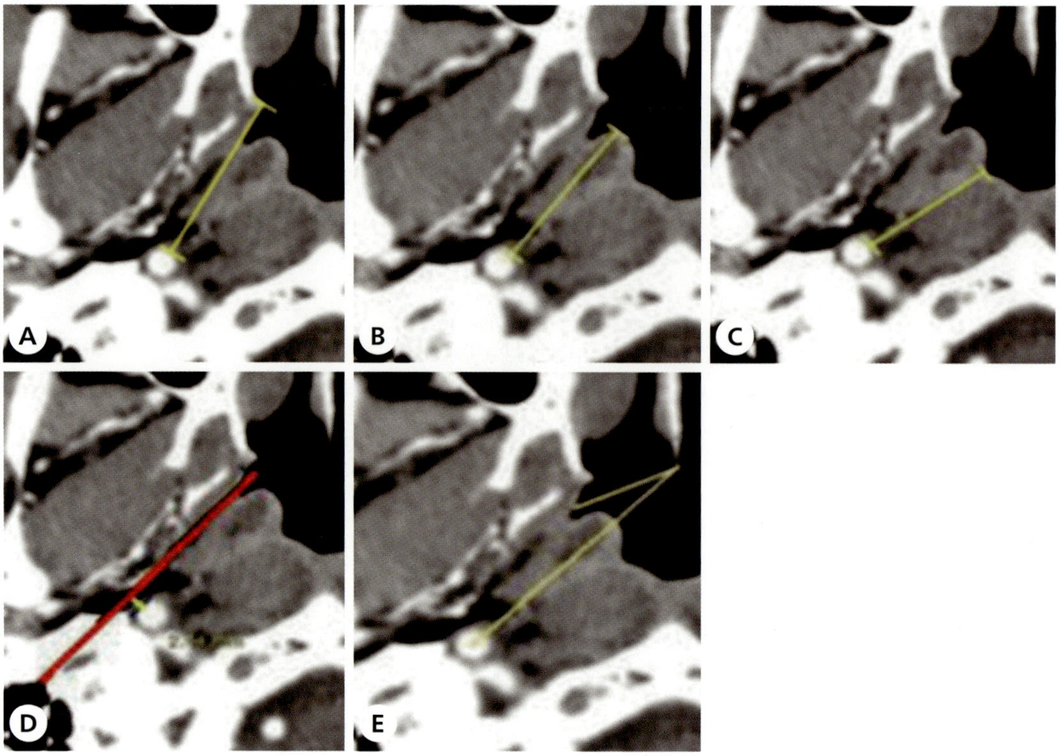

Figure 8-4 CT에서 추체첨부 골부 이관과 내경 동맥 수평부의 위치 관계. 골부 이관 내측에서 내경 동맥 수평부가 평행하게 주행한다.

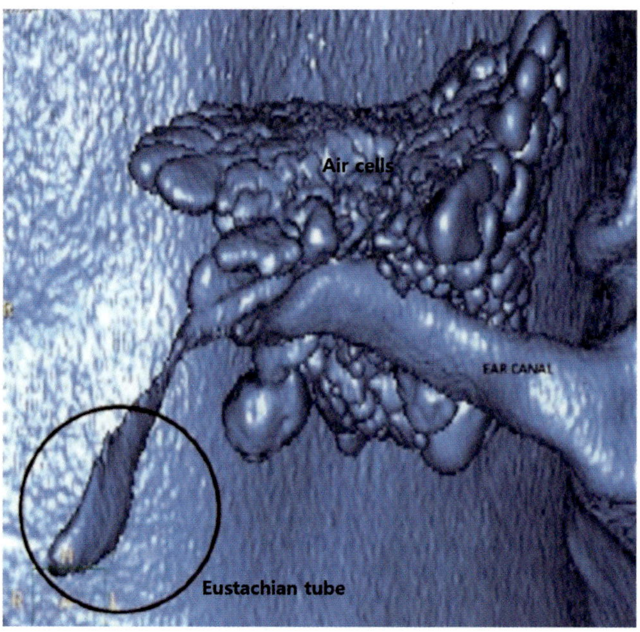

Figure 8-5 3차원 재구성 CT에서 이관과 함기화세포와의 관계를 볼 수 있다.

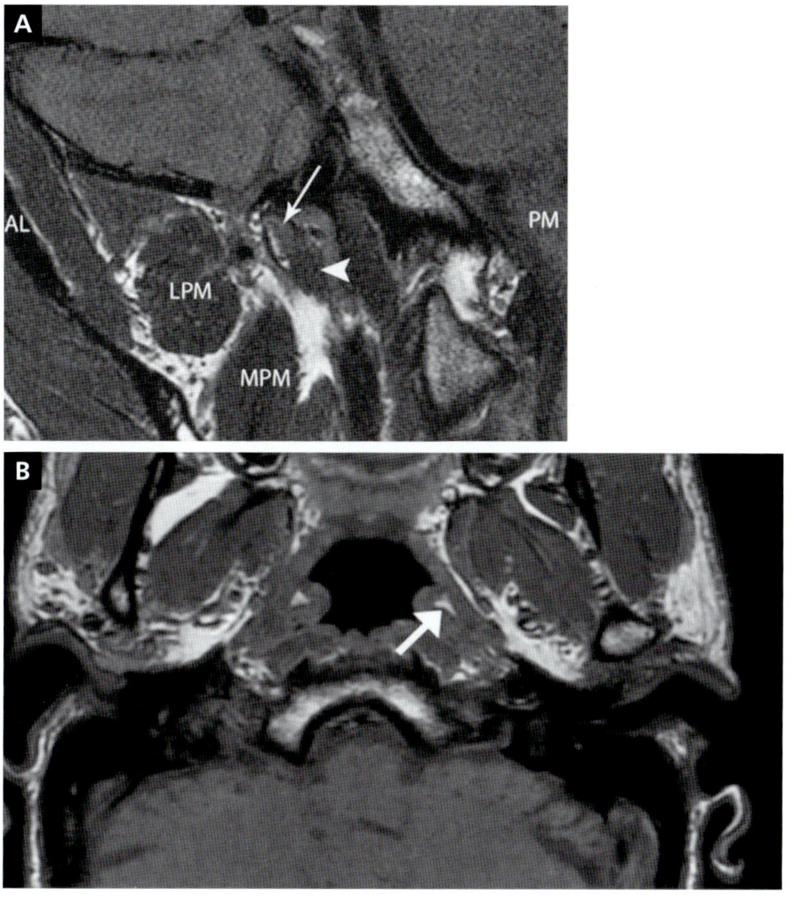

Figure 8-6 MRI에서 이관 주위. (A) 근육(levator panatini, arrowhead), 연골(arrow), (B) Ostmann fat이 관찰된다. (AL: antero-latetal, LPM: lateral pterygoid muscle, MPM: medial pterygoid muscle, PM: postero-medial)

acquisition technique MRI이 발전한다면 동적인 영상을 획득해서 이관의 기능적인 평가도 가능할 것으로 생각된다.

› 내시경

내시경으로 직접 이관의 해부학적 구조를 평가할 수 있다. 과거 내시경을 통한 이관의 관찰에서 이관 개구부, 이관 협부 및 중이강의 점막 상태나 구조물의 형태는 관찰하였지만 이관의 개폐와 같은 기능적인 면의 관찰은 어려운 한계가 있었지만 최근에는 이러한 한계를 극복하고 있다.

강직형 내시경rigid endoscope은 화질이 우수하지만 내시경 형태로 인해 이관 구조물 접근에 제한이 있다. 반면에 굴곡형 내시경flexible endoscope은 다루기가

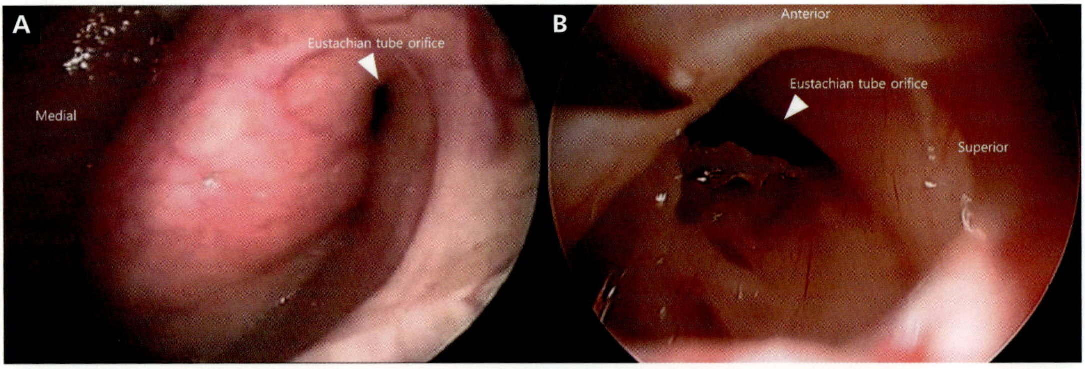

Figure 8-7 강직형 내시경을 통한 이관 개구부의 관찰. (A) 비강을 통한 nasal orifice의 내시경 관찰 소견 (B) 중이강을 통한 ear orifice의 내시경 관찰 소견

쉽고 직경이 작아 환자 불편감이 덜하고 이관 구조물에 대한 접근성이 좋다. 최근에는 내시경 기구의 발전으로 굴곡형 내시경의 화질이 개선되고 있고, 이관 개구부에 좀 더 접근할 수 있기 때문에 강직형 내시경과 화질에서 큰 차이가 없다.

Poe 등은 2000년 이관 기능을 평가하는 slow motion video endoscopy를 소개하였다. 비내시경을 비강을 통해 삽입하여 이관 개구부가 잘 보이는 위치에 고정시킨 후 환자가 침을 삼키게 하여 이관 개구부의 개폐를 정지 영상 및 동영상으로 저장하여 느린 장면으로 평가 분석한다.

소아에서의 이관의 영상학적 검사

소아에서는 성인에 비해서 이관의 길이가 짧고 수평면과의 각도가 작다. 소아에서 성인보다 이관기능장애가 흔하지만 아직 소아에서의 이관의 영상학적 검사에 대한 연구는 거의 없다. 소아에서의 허용 가능한 방사선 노출과 소아의 검사 협조를 고려해서 향후 소아에서의 적절한 영상학적 검사 방법에 대한 연구가 필요하다.

2. 질환별 영상의학적 평가

이관기능장애는 이관 기능의 장애로 발생하는 질환이다. 이관기능장애는 폐쇄성 이관기능장애와 개방성 이관기능장애로 분류할 수 있다. 이관기능장애의 영상학적 평가에서 고려할 점은 검사 결과가 신뢰도가 있어야 하고, 자세한 해부학적 평가가 가능해야 한다.

폐쇄성 이관기능장애

폐쇄성 이관기능장애에서 CT에서 감소된 내강이 관찰할 수 있지만 이관 기능이 정상인 경우에서도 휴식 상태나 앙아위에서 이관 내강이 폐쇄되는 특성을 고려할 때 폐쇄성 이관기능장애는 CT나 MRI에서 이관 골부나 이관 주위 연부조직의 변화를 평가하기 어려운 점이 있다. 따라서 아직 임상적으로 질환의 평가에 적용에는 한계가 있다.

개방성 이관기능장애

폐쇄성 이관기능장애와는 달리, 개방성 이관기능장애는 CT에서 보다 잘 확인할 수 있다. 그렇지만 앙아위에서 이관이 폐쇄되고 증상이 없는 경우 CT에서 관찰되지 않을 수도 있다. 이러한 CT에서 앙아위에서 개방성 이관기능장애를 확인하기 어려운 점을 극복하기 위한 방법으로 Yoshida 등은 앉은 자세에서의 cone beam CT 촬영이나 45° 정도로 누운 자세에서의 촬영 방법을 제시하였다.

결론

이관의 평가에서 이관과 주위 구조물 관찰과 이관 개구부의 개폐를 확인하는 것이 중요하다. 기존의 CT, MRI 등을 이용한 고식적인 이관의 영상학적 검사 외에 이관 개폐를 확인하기 위한 Valsalva법을 시행하면서 촬영하는 CT, MRI도 좋은 평가 방법이 될 수 있다. 내시경 기구의 발달로 작은 직경의 내시경으로 환자의 불편감 없이 좀더 이관에 가깝게 접근할 수 있고, 굴곡형 내시경을 이용하여 이관 개구부뿐만 아니라 이관 내강 내부를 관찰할 수 있게 되었다. 정적인 영상학적 평가뿐만 아니라 동영상 CT, dynamic slow motion video endoscopy 등을 통한 동적 영상의 평가로 이관의 기능적인 평가가 가능하다.

CT와 MRI는 이관의 해부학적 구조를 평가할 수 있는 쉬운 방법이지만 각각 한계가 있다. 한 가지 영상학적 검사 방법으로 이관의 해부학적 구조와 기능을 평가하는 데 충분하지 않다. 고해상도, 신속 획득 기법 MRI와 CT가 발전한다면 비침습적인 방법으로 임상적으로 이관의 구조와 기능의 자세한 평가가 가능할 것이다.

Suggested reading

1. Poe DS, Pyykkö I, Valtonen H, Silvola J. Analysis of eustachian tube function by video endoscopy. Am J Otol. 2000;21(5):602-7.
2. Yoshida H, Kobayashi T, Morikawa M, Hayashi K, Tsujii H, Sasaki Y. CT imaging of the patulous eustachian tube-comparison between sitting and recumbent positions. Auris Nasus Larynx. 2003;30(2):135-40.
3. Timoshenko A, Denis C, Dubios F, Martin C, Prades JM. Study of the Auditory Tube by Ventilation Scintigraphy with Technetium-99m. Surg Rad Anat;2005:27:482-6.

4. Smith ME, Scoffings DJ, Tysome JR. Imaging of the Eustachian tube and its function: a systematic review. Neuroradiology. 2016;58(6):543-556.
5. Choi S, Lee S, Oh S, Kong S. Navigation-Assisted Balloon Eustachian Tuboplasty for Eustachian Tube Dilatory Dysfunction. Clinical and Experimental Otorhinolaryngology 2020;13(4):389-39.

CHAPTER 09

이관의 기능적 검사

이호윤(이화여대)

학습목차

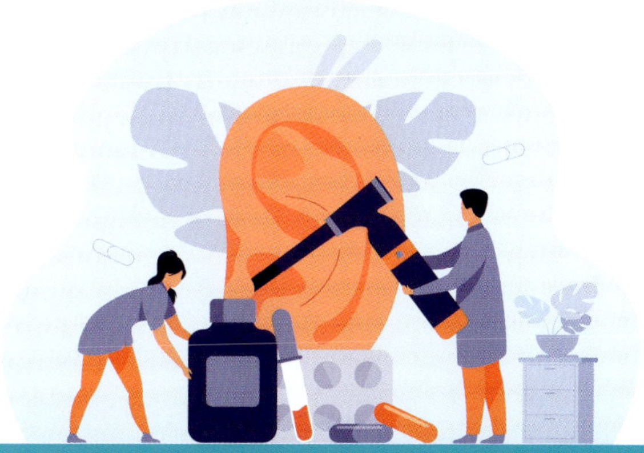

서론

이관의 삼대 기능은 환기, 배출, 보호이지만, 실제 임상에서의 이관 기능 부전은 대부분 이관 폐색과 관련이 있다. 이와 반대로, 이관이 닫히지 않아 발생하는 이관 개방증도 존재한다.

대부분의 이관 기능 검사들은 모두 이관이 제대로 열리는지를 알아보기 위한 방법이며, 이관 기능 부전을 진단하는 데 있어서 단독으로 가장 훌륭한 검사는 없다. 하지만, 다양한 검사들을 상호보완적으로 활용할 수 있다면, 이관 기능 부전의 진단율을 최대한 높일 수 있다. 아직 이용가능한 검사가 많지 않은 한계점은 있지만, 문헌 고찰을 바탕으로 현재 전 세계적으로 활용되고 있는 대표적인 이관 기능 평가에 대해서 알아보고자 한다.

본론

1. 이관 개방 여부 평가를 위한 고식적 통기법

› Valsalva 법

- **이관 기능 평가**: 수동적 이관 개방 여부 확인
- **방법**:
  입을 다물고, 코를 잡고 코를 풀게 하여 비인강 내 압력을 증가시켜, 이관을 수동적으로 열게 하여 공기가 중이강 내로 유입되는지 여부를 평가한다(Figure 9-1).
- **결과 판정**:
  ① 환자에게 물어보기: 수기 시행 직후 압력감의 변화가 있는지, 열리는 소리가 들리는지 확인함. 고막 천공시에는 공기가 새는 느낌이 나거나 소리가 나는지 물어봄.
  ② 이내시경 또는 현미경 검사: 고막 움직임의 직접 관찰, 고막 움직임의 강도와 속도(강한지 약한지 여부, 빠른지 느린지 여부) 평가함.
  ③ 고실도 검사: 시행 전후에 임피던스 검사를 시행하여 비교함.
- **임상적 적용**: 대부분의 건강한 사람에서는 Valsalva법에 의해 이관 개방이 가능하다.
- **단점**:
  ① 수동적 이관 개방 여부만을 확인할 수 있다.
  ② 이관 개방을 위한 비인강압의 경우 개인차가 크며, 정량화할 수 없다.

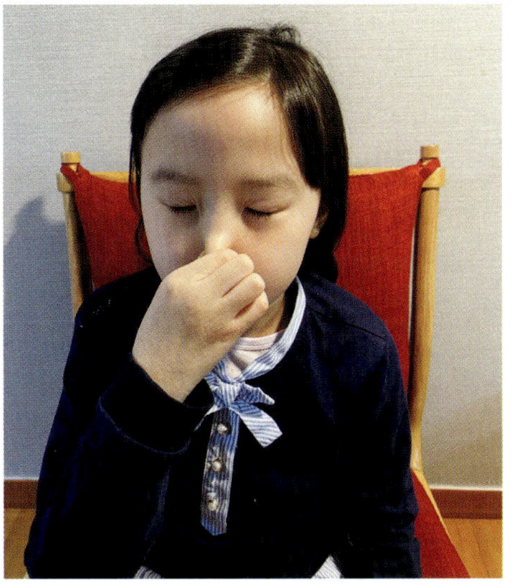

Figure 9-1 Valsalva 법을 시행하는 모습. 입을 막고, 코를 풀어 비인강압을 증가시켜, 이관을 수동적으로 연다.

› Toynbee 법

- **이관 기능 평가**: 수동적 이관 개방 여부 및 능동적 이관 개방 모두 평가함.
- **방법**: 피험자에게 코를 막고 침을 삼키도록 지시함.
- **결과 판정**: 연하에 의해 이관이 열려서 공기가 들어가게 되는데, 비인강에 양압이 걸릴 때, 고막은 밖으로 밀리고, 음압이 걸리면 고막은 다시 안으로 말려들어가게 된다. 이를 직접 이경으로 관찰하거나 고실도를 이용하여 환기 기능을 평가할 수 있다(Figure 9-2).
- **임상적 적용**:
  ① 연하시 이관 주변부 근육의 수축을 통해 이관이 능동적 개방 여부를 확인할 수 있다는 점에서 Valsalva법보다 생리적이다.
  ② 연하시, 건식 연하dry swallow와 물을 삼키는 습식 연하wet swallow 모두 가능하며, 이때, 건식 연하가 이관 개방이 보다 오래, 더 크게 이루어진다고 알려져 있다.

› Politzer 법

Politzer 백을 한쪽 콧구멍에 넣고, 반대편 콧구멍을 막은 뒤 침을 삼키게 하거나, ‘ㄱ’, ‘k’ 발음을 시켜서 연구개 상승을 유도해 비인두를 폐쇄시킨 뒤 백을 쥐어짜서 비인강 내로 공기를 넣어 이관의 생리적 기능 여부를 평가하는 방법이다.

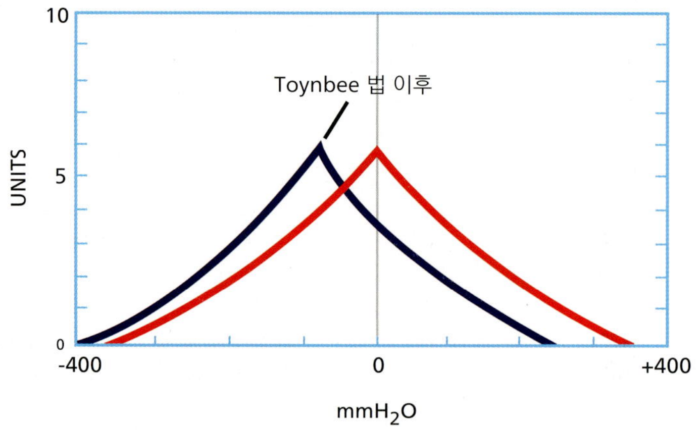

Figure 9-2 Toynbee 검사 이후 정상인에서의 고실도의 변화

› Sniff 법

- **방법**: 반대편 코를 손가락을 이용하여 막고 검사할 수도 있으며, 급격하게 들이마셔서 비강내 음압을 걸어주는 방법
- **결과 판정**:
  ① 환자에게 물어보기: 소리 또는 고막이 움직이는 느낌 평가
  ② 이내시경 또는 현미경 검사: 이관개방증 시 고막의 움직임이 관찰할 수 있다.
  ③ 고실도 검사: 민감도 및 특이도 모두 낮다는 한계가 있다.

2. 가압감압을 이용한 Nine-step method

- **이관 기능 평가**: 능동적 이관 개방을 평가함.
- **방법**: Bluestone에 의해 소개된 방법으로, 고실도를 측정한 뒤 외이도에 400 daPa 및 −400 daPa의 압력을 주어 고막을 팽창 또는 수축시켜서 중이 내 압력의 변화를 유발하고, 반복적인 연하에 따른 고실도의 변화를 확인하여 이관 기능을 평가하는 방법이다. 다음과 같은 9 단계로 구성된다(Figure 9-3).
- **결과 판정**: 연하에 따른 고실도의 변화 여부를 확인한다.
- **임상 적용**:
  성인에서 진단에 유용하며, 정상 성인 27명을 대상으로 시행했을 때, 양성 예측률은 90.7%로 높았고, 비정상인 42명을 대상으로 시행했을 때, 양성 예측률은 55.0%로 차이를 보여, 성인에서는 정상과 비정상의 구별이 비교적 명확해 보인다(Table 9-1).

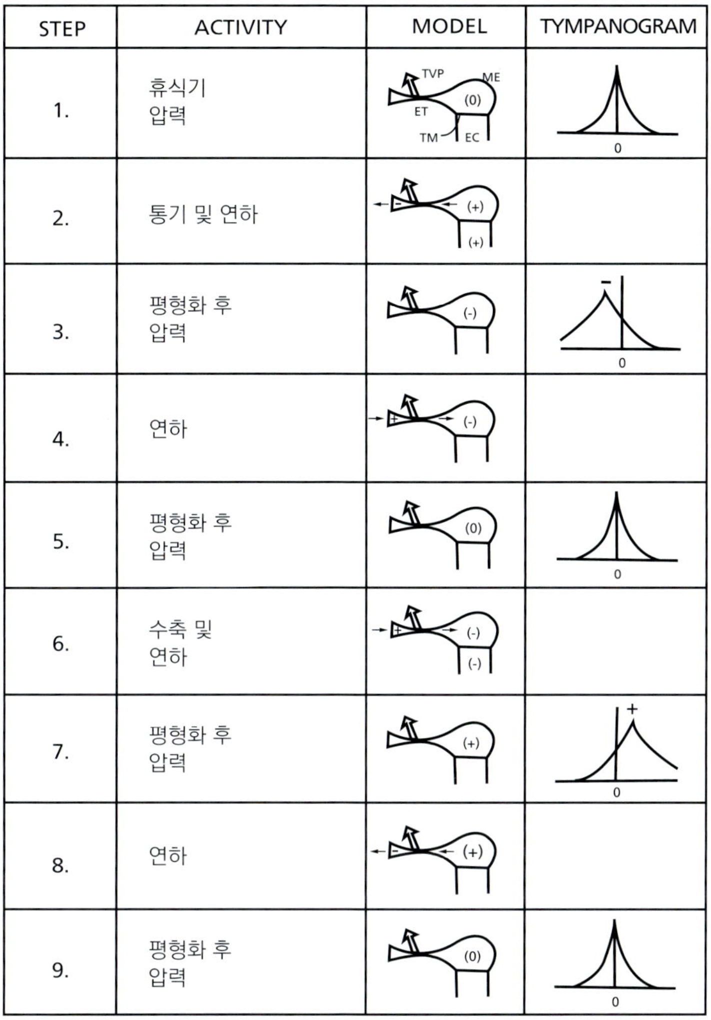

Figure 9-3 Nine-step method의 단계별 모식도[4]

Table 9-1 Nine-step 검사를 이용한 성인과 소아의 양성예측률

NINE-STEP INFLATION-DEFLATION TYMPANOMETRIC TEST FINDINGS					
	Function Test Findings (Ears)				
Groups of subjects	*All Positive*	*Some Positive*	*None Positive*	*Total Positive*	*% All or Some Positive*
Normal adults (N = 27)	39	10	5	54	90.7
Abnormal adults (N = 42)	18	26	36	80	55.0
Normal children (N = 44)	11	19	58	88	34.1
Abnormal children (N = 18)	7	8	61	76	19.7

- **한계점**:
  ① 소아에서 이용 불가: 정상 소아와 비정상 소아 모두 양성 예측률은 19.7~34.1%로, 매우 낮아 실제로 검사에 이용하기엔 어렵다.
  ② 검사 방법이 복잡하다.

3. 초음파이관계측법Sonotubometry

- **이관 기능 평가**: 능동적 이관 개방을 평가함,
- **검사 기기 및 가격**: JK-05 (Rion Co., Tokyo, Japan), $9000
  이 검사 기기는, 초음파 이관 계측뿐만 아니라, 가압감압 검사, 연속 임피던스 검사, 이관고실공기역학조영술Tubo-tympano-aerodynamic-graphy, TTAG 등 다양한 검사가 모두 시행 가능함(Figure 9-4).
- **검사 방법**:
  검사를 시행하는 쪽 코에 스피커를 대고 최대 123 dB 크기의 광대역 잡음(7 kHz full-octave broadband noise)을 들려주고, 외이도 내 50 dBSPL 크기로 감지할 수 있도록 자동으로 보정calibration을 한다. 이때의 스피커 출력은 보통 110 dB

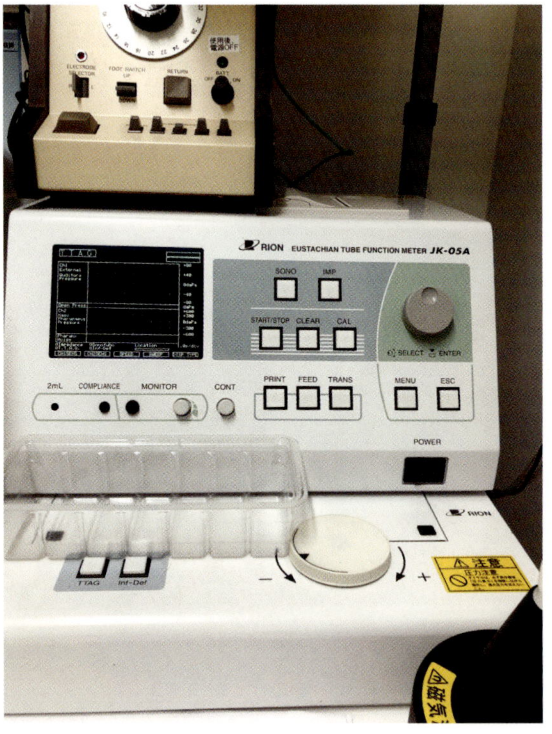

Figure 9-4 Sonotubometry 검사 기기 사진

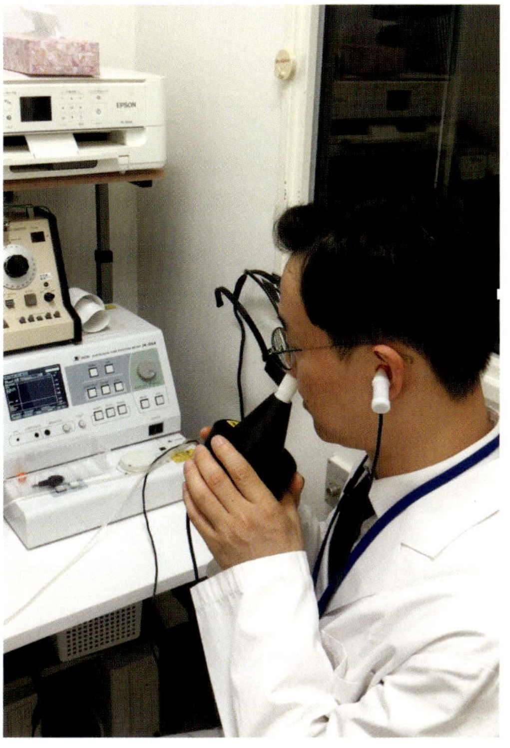

Figure 9-5 초음파이관계측법을 시행하는 모습. 검사측 비강에 스피커를 대고, 반복 연하를 시키면서, 외이도내 음압의 변화를 측정한다.

까지 이용한다. 이후 10회간 물 없이 침을 삼키도록 건식연하dry swallow를 시키고, 이때 마이크로폰을 이용하여, 동측 외이도 내 음압의 변화를 측정하는 것이다(Figure 9-5)(Figure 9-6).

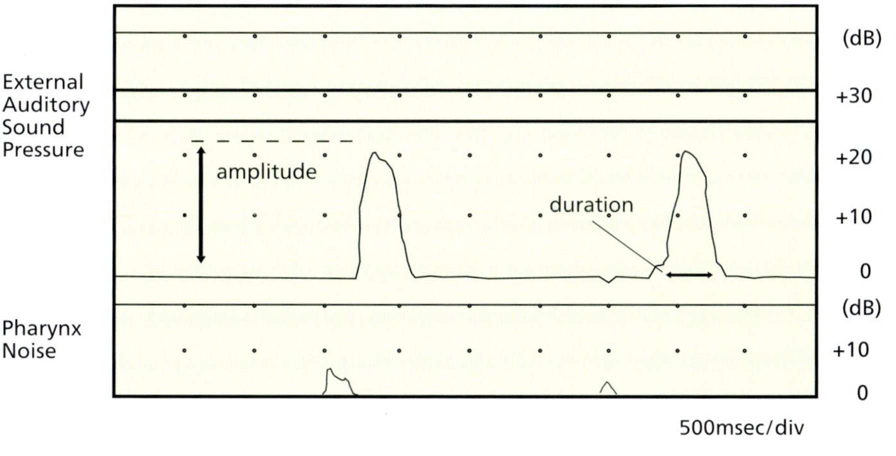

Figure 9-6 초음파 이관계측법 검사 소견. 음압 수준과 이관 개폐 시간이 표시된다.

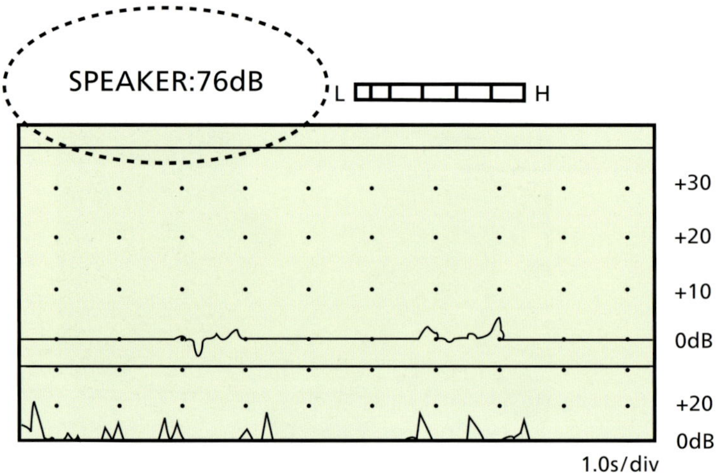

Figure 9-7-1 이관 개방증의 초음파이관계측법 소견. 비강스피커 출력이 76 dB로 100 dB 미만으로 감소된 결과를 보이고 있다.

- **결과판정**:
  ① 최대 외이도 음압 수준amplitude of peak external auditory sound pressure level: 음압의 변화 정도
    - 정상: 90%에서 연하 시 외이도 음압은 5 dB 이상 증가
    - 이관폐쇄부전: 연하 시 외이도 음압 증가는 5 dB 미만
    - 이관개방증: 스피커에서 , 코에서 100 dB 미만의 작은 소리를 주어도 이를 인지함(Figure 9-7-1). 일본 이과학회에서 이관 개방증의 진단 기준 중 하나로 정의되어 있음.

  ② 외이도 음압 변화 기간duration of EAC recording: 이관이 열렸다가 닫히는데 걸리는 시간
    - 이관개방증: 이관이 열렸다가 닫히지 않아, 'open plateau'를 보이는데 (Figure 9-7-2), 일본 이과학회에서 이관 개방증의 진단 기준 중 하나로 정의되어 있다.
- **임상적 적용**: Ohta's maneuver

  이관 개방증의 진단을 위해, 20초간 앞으로 숙인 자세에서 건식 연하dry swallow를 반복적으로 시행하면서, 초음파이관계측법을 시행하고, 앉은 자세로 다시 반복 시행하여, 체위 변동에 따른 소리 크기의 변화를 확인하는 Ohta's method를 시행할 수 있다(Figure 9-8). 외이도에서 50 dB SPL을 만들기 위한 비강내 소리 크기는 자세에 따라 변하며, 이관이 열려 있는 앉은 자세에서는 비강내 소리 크기는 낮고, 앞으로 구부린 자세에서는 이관이 닫히기 때문에, 소리 크기는 증가한

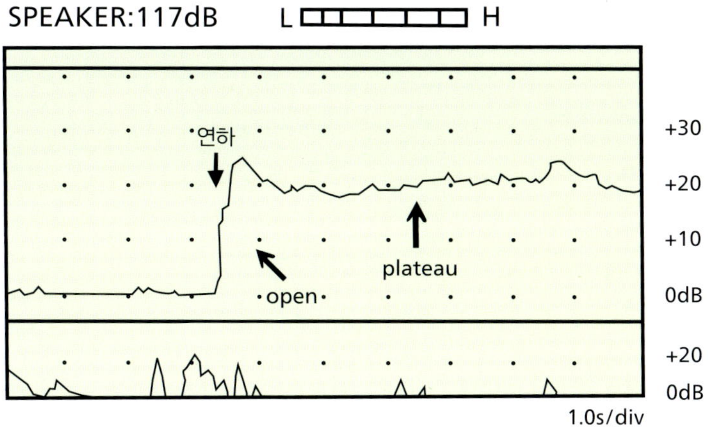

Figure 9-7-2 이관 개방증의 초음파이관계측법 소견. 이관 개방 후 'open plateau' 소견을 보이고 있다.

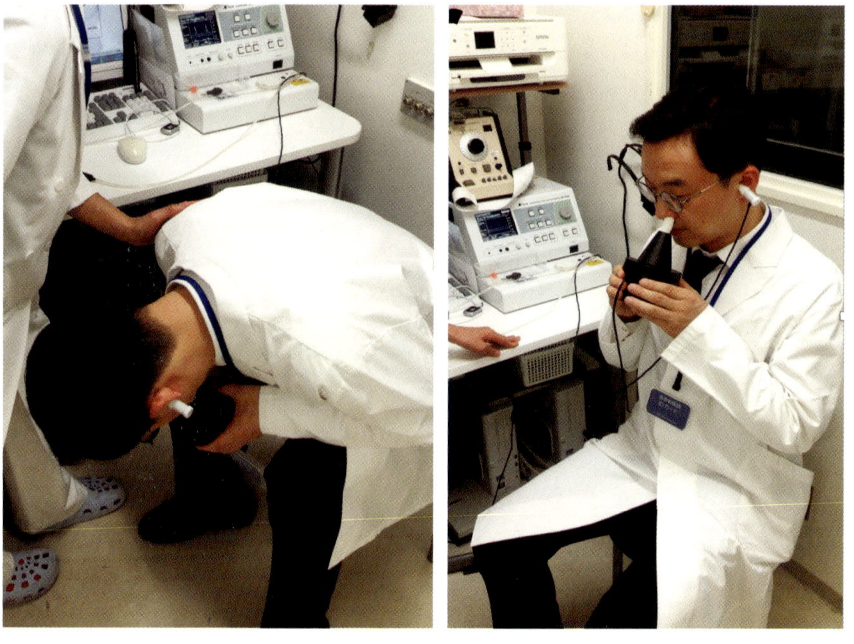

Figure 9-8 이관개방증 진단을 위한 Ohta법Ohta's maneuver

나. 이러한 체위 변동에 따라 10 dB 이상의 변화가 관찰되면, 이관 개방증으로 진단할 수 있다(Figure 9-9).

4. 이관고실공기역학조영술Tubo-tympano-aerodynamic-graphy, TTAG

- **이관 기능 평가:** 이관의 수동적 개방 기능을 평가한다.

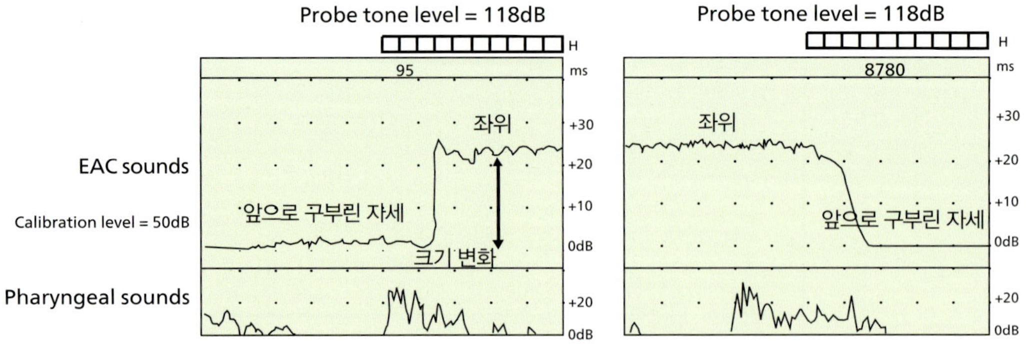

Figure 9-9 Ohta법의 초음파이관계측법 소견. 좌측은 정상, 우측이 이관개방증이다.[5]

- **검사 기기 및 가격:** JK-05 (Rion Co., Tokyo, Japan), $9000
- **검사 방법:**
  Probe를 비전정에 밀착시키고, 외이도와 코에서 동시에 지속적인 압력 변화를 측정한다. 이때, 이관 개방을 위해 주로 강한 비강 내 음압을 유도하기 위해 주로 sniff을 이용한다(Figure 9-10).

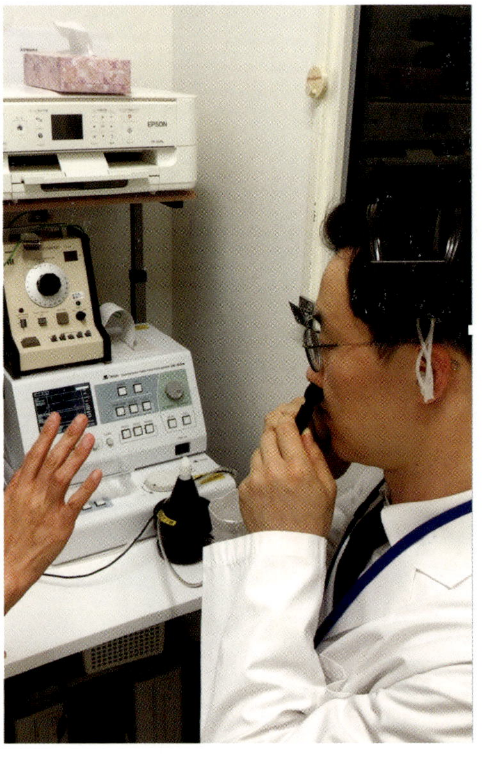

Figure 9-10 TTAG를 시행하는 모습. Sniff을 반복적으로 시행하면서 외이도와 코에서 압력을 같이 측정한다.

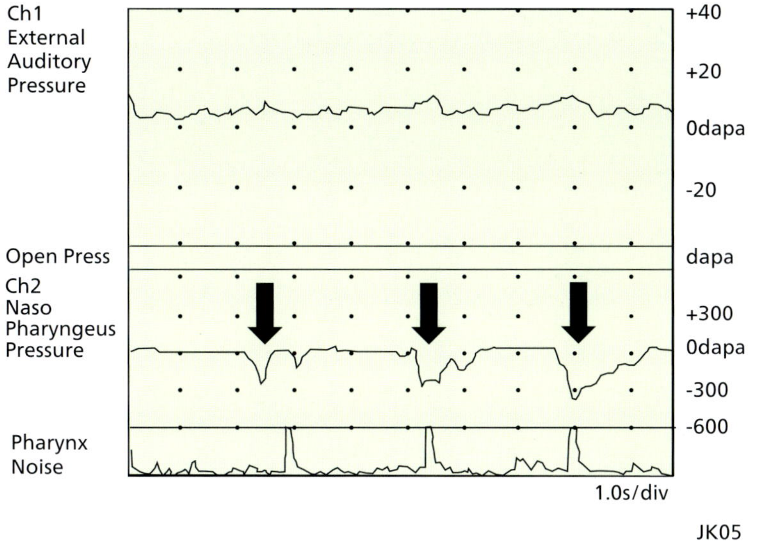

Figure 9-11 정상인의 이관고실공기역학조영술 소견. Sniff 시 비강내 음압이 관찰되지만, 외이도 압력은 일정하게 유지되고 있다.

- **결과판정**:

  ① 외이도에서 측정한 압력(daPa) 내 최대 양압 및 음압 측정(Figure 9-11).

  ② 외이도와 코에서 동시에 압력을 측정하는데, 이관 개방증이 있을 때 sniff을 시킬 때, 동시에 압력 변화가 관찰되어, 진단이 용이하다(Figure 9-12).

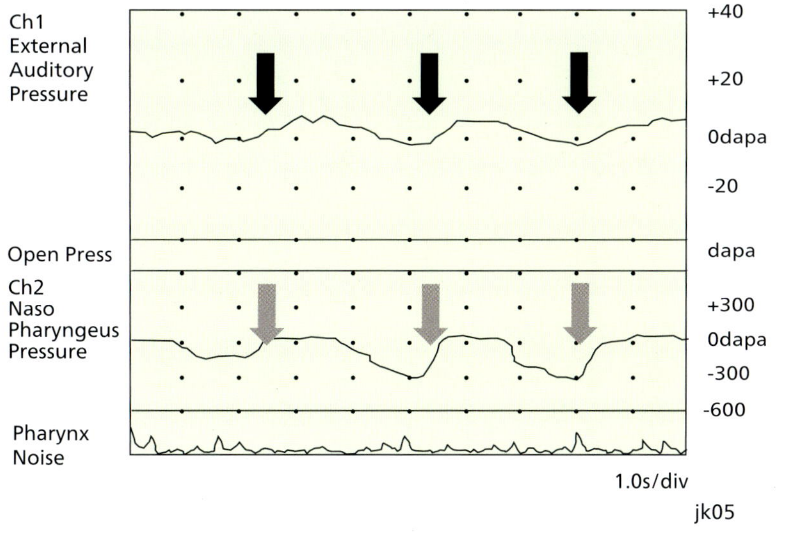

Figure 9-12 이관 개방증의 이관고실공기역학조영술 소견. Sniff 시 동시에 비인강압과 외이도압 저하가 관찰되고 있다. 검정 화살표: sniff 시행하는 시점의 외이도압. 회색: 비인강압

5. 연속 임피던스 검사Continuous impedance

- **이관 기능 평가**: Valsalva법 이용 시 수동적 이관 개방을 평가하며, Toynbee 이용 시 수동적/능동적 이관 개방을 모두 평가할 수 있음.
- **검사 기기 및 가격**: JK-05 (Rion Co., Tokyo, Japan), $9000
- **검사 방법**: 고막이 정상인 환자에서, 외이도에 226 Hz 85 dB SPL tone을 만드는 probe를 삽입하고, Valsalva법을 시키면서, 평가 항목을 측정함.
- **한계점**: 고막 천공 시 측정 불가
- **평가 항목**:

  ① 외이도 용적Ear canal volume, mL

  ② 비인강 개방 압력nasopharyngeal opening pressure, daPa
    - 이관 폐쇄부전: 최대 용적을 유도하는 비인강압이 650 daPa 이상
    - 이관 개방증: 최대 용적을 유도하는 비인강압이 200 daPa 미만

  ③ 탄성 커브compliance curve
    - Valsalva를 시행하고, 이후 연하에 의해 외이도 용적의 변화를 그림으로 표현할 수 있음.

6. 이관압력측정법Tubomanometry

- **평가 범위**: 수동적 및 능동적 이관 개방 여부를 모두 평가한다.
- **장비**: Tubomanometer (Spiggle & Theis, Germany), 가격: $14500 (Figure 9-13).
- **검사 방법**:

  외이도 압력 센서를 외이도내 밀봉air-tight seal하고, 소량의 물을 삼킨 뒤wet swallow, 밀봉한 nosepiece를 통해 비강 내 압력을 30 mbar, 40 mbar, 50 mbar순서를 따라 자동으로 올리게 되면, 비강 압력 변화에 따라 외이도 압력도 고막 움직임에 따라 지연성 변화가 초래된다. 이러한 이관 개방 지연 지표opening latency index; R를 구하여, 이 R값에 따라 이관 상태를 판정한다.
    - R = (P1-C1)/(C2-C1)
    - R = 0이면, 이관의 완전 폐색 또는 이관 개방증을, 1 이상이면, 이관 폐쇄부전을 시사하며, 정상치는 1 미만이다.

이관 개방증에서는 비강 강제 호흡nasal forced breathing 시 외이도 압력의 파도형 곡선wavy curve 또는 변동이 관찰된다.

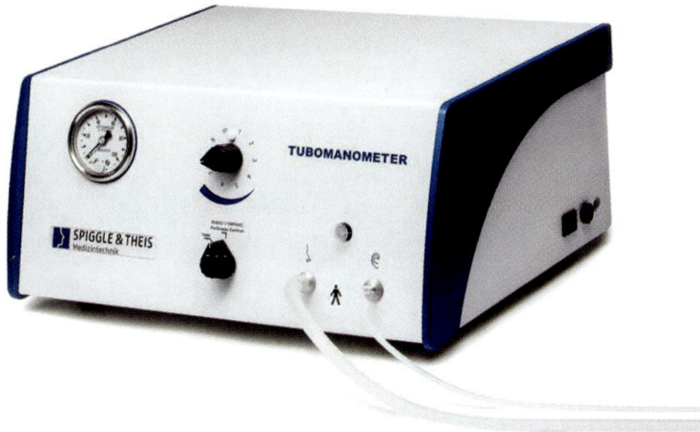

Figure 9-13 상용화된 Spiggle & Theis사의 이관검압기기

- 해석
- 임상적용:

① 고막 천공이 있어도 평가할 수 있다는 장점이 있다.

② 정상 귀를 대상으로 한 각종 이관 기능 평가를 반복해서 시행했을 때, Tubomanometer는 85% 이상의 이관 개방 검출률과 검사 반복 시에도 높은 정도의 일치도를 보였다.

③ 급성 삼출성 중이염 환자중 C형 고실도와 TMM 점수(30, 40, 50 mbar에서의 R값의 총합)이 3.1 이상인 경우는 약물 치료에 반응을 하였고, TMM 점수는 치료 결과와 관련을 보이는 유일한 인자였다.

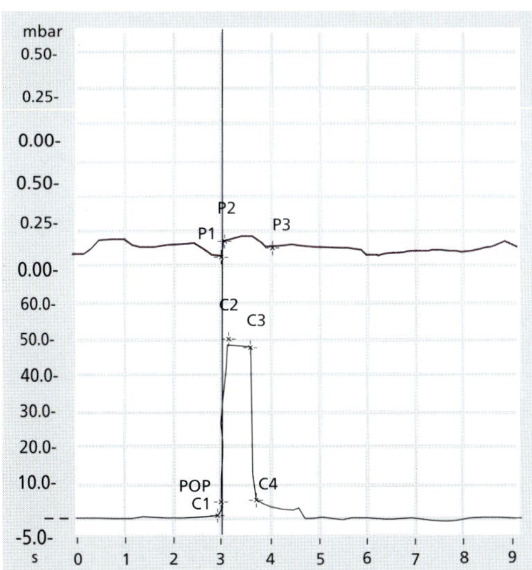

EAR pressure			
Eust. tub. open. dela	**0.07**	s	P1-C1
Pres.rising Time	**0.13**	s	P2-P1
Pres, duration	**1.01**	s	P3-P1
Pres, amplifier	**0.74**	mb	P2-P1
PrES, Area	**0.60**	cm2	AP
Vacuum delay	**1.60**	s/s	P3-P1
R parameter	**0.29**	s/s	P1-C1
CAVUM pressure			
Rising time	**0.25**	s	C2-C1
Pres, duration	**0.70**	s	C3-C1
Pres, amplifier	**49.40**	mb	C2
Lowering time	**0.05**	s	C4-C3
E.T. opening pres.	**NaN**	mb	pP1
Cavum area	**2.72**	cm2	AC

- C1: 비강내 압력 증가의 시작하는 시점
- C2: 비강내 최대 압력에 도달하는 시점
- P1: 이관 개방하는 시점으로, 이때부터 고막이 움직이기 시작하고 외이도 압력이 0.1 mbar 이상 증가한다.
- P2: 외이도 압력이 최대한 증가하는 시점.

Figure 9-14 이관압력측정법 검사 소견

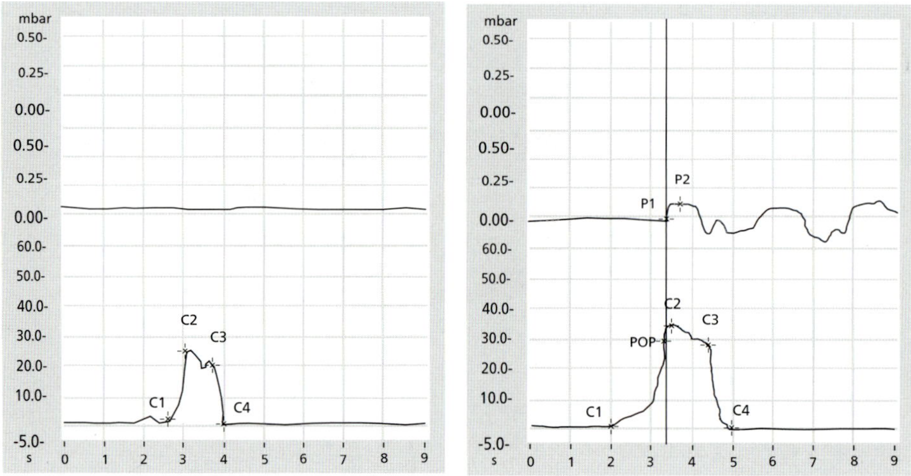

Figure 9-15 좌측) 이관 완전 폐색시의 이관압력측정 소견. 외이도 압력 증가가 관찰되지 않는다. 우측) 이관 개방증의 이관압력측정 소견. 외이도 압력의 변동이 관찰된다.

- **한계점**: 정상의 약 7%는 normal non-opening 즉, 임상 증상이 없고 이관 기능이 정상이지만, 이관 개방이 되지 않는데, 이들 평가는 제한적임.

7. 배출기능검사

- **검사 방법**:
  Saccharin을 귀에 넣고 단맛이 느껴지는 시간을 측정하거나 Gentian violet, methylene blue 등을 중이 내 주입 후 비인두에서 색소가 관찰되는 시간을 측정하거나, 또는 조영제를 외이에 점적 후 순차적인 조영방사선촬영으로 측정하는 방법이 있다.
- **결과 판정**:
  사카린 인지 시간Saccharin perception time 측정: 단맛이 느껴지기 시작하는 시간을 평가한다.
  - 정상: 20분 미만
  - 부분적 배출 기능 부전: 20~45분
  - 전반적 기능부전: 45분 이상
- **임상적 적용**:
  제1형 고실성형술 시행시, 초음파이관계측법이나 가압-감압 검사로는 수술 성공율을 예측할 수 없지만, 사카린 테스트 이용 시 수술 후 청력 개선을 예측할 수 있었다.

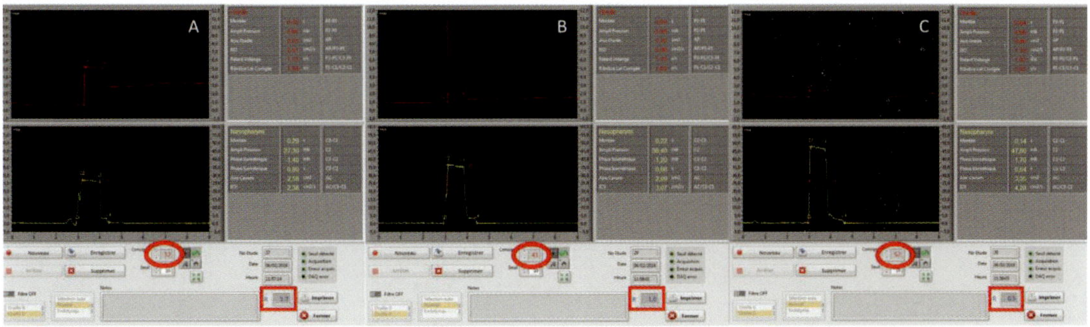

Figure 9-16 이관 폐쇄 부전시의 이관압력측정법 검사 소견. 비강 압력 증가에 따라 30 mbar부터 50 mBa비강 압력 증가에 따라 R값은 감소한다.

- **한계점**: 검사를 위해 고막 천공이 필요하다.

8. 근전도검사

- **평가 범위**: 이관 주변 근육
  ① 삼킬 때 이관 주위 근육의 작용에 의해 중이 환기가 일어나고 대기압과 기압의 평형을 이루게 된다.
  ② 입천장긴장근tensor veli palatini muscle, mTVP와 입천장올림근levator veli palatini muscle, mLVP는 이관 개방을 위해 가장 중요한 근육이며, 기능 감소가 이관부전증과 관련되어 있으므로, 이 근육의 근전도 검사를 통해 이관의 능동적 열림을 검사할 수 있다는 점에서 장점이 있으나, 침습적으로 이용은 제한적이다(Figure 9-17).
- **검사 방법**
  내시경 하(0도 2,7 mm, 30도 강직 내시경 또는 flexible fiberscope)에서 비강을 통해 금속성 비인두 전극을 이관의 인두부 입구pharyngeal orifice에 닿게 하거나, 점막하 2~3 mm의 깊이로, 30게이지 EMG needle을 이용하여 세 가지 조건
  – 1) 휴식 시, 2) 연하 시, 3) '아' 발성 시의 근전도를 측정한다.
  ① 입천장 긴장근: 이관구개주름salpingopalatine fold 3 mm 전하방, 이관 개방과 관련
  ② 입천장 올림근: 이관의 인두부 입구 4 mm 하방, 연하 시 연구개 상승
  ③ 이관인두근: 이관 융기torus tubarius 2 mm 하방
  ④ Ground electrode의 위치: 이마
  ⑤ Reference electrode: 연구에 따라 좌측 유양돌기에 붙이기도 함.

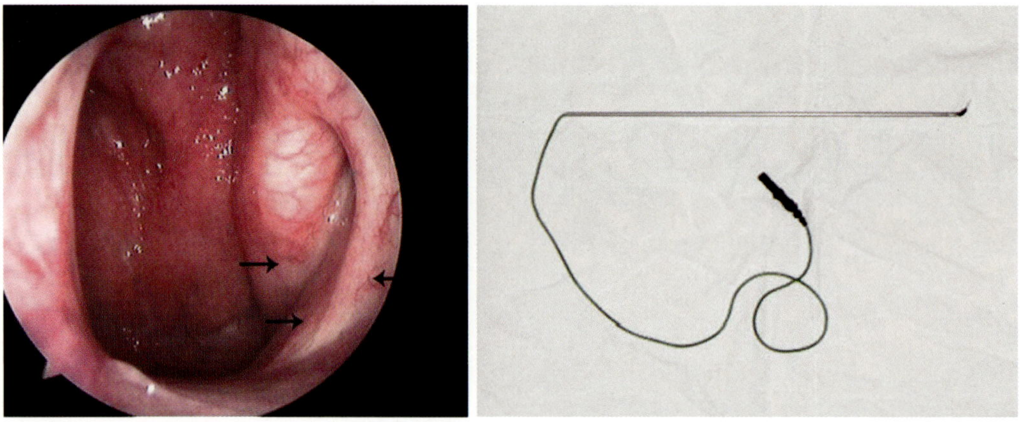

Figure 9-17 근전도 검사시 전극의 삽입 위치와 전극. 좌측 그림에서 우측 화살표는 입천장긴장근, 좌측 상단 화살표는 이관인두근(salpingopharyngeus), 좌측 하단 화살표는 입천장올림근 검사를 위한 삽입 위치임. 우측 그림에서처럼, 끝이 구부러진 29~30 gauze의 EMG 전극을 제작하여 측정에 이용할 수 있음.

⑥ 기록하는 parameter는 amplitude, duration phase가 가장 중요하며, 이외에 frequency, motor unit potentials, interference, swallowing contraction EMG 등이 있다.

- **결과 해석**

① 장 등의 연구에서는 다음 판정법을 이용하고 있다(Table 9-2).

② Honjo 등의 연구에서는, amplitude에 따라 4군으로 나누었고, grade 0: no activity, Grade 1: 100 μV 이하, Grade 2: 300 μV 정도, Grade 3: 500 μV 정도로 판정했다.

- **임상적 적용 및 연구 결과**

① 전통적 믿음: 입천장긴장근이 이관 개방에 주된 역할을 담당하고, 입천장올림근은 연하 시 연구개 상승에 주로 관여할 것으로 생각했으나, 장 등의 연구나 Lin 등의 근전도검사 연구를 고려했을 때는 입천장올림근이 주된 역할을 할 가능성이 있다.

② 비디오 내시경 검사에 따르면, 연하 시 연구개의 상승이 먼저 일어나고, 이후 초음파이관계측법에서 관찰되는 이관 개방이 일어나는 반면에, 이관 외벽의 후외측 전위와 함께 이관의 확장이 일어났다. 즉, 입천장올림근 수축 이후에 입천장 긴장근의 수축이 일어난다.

③ 이관 기능 재활이 필요한 환자들은 환측에서 기간 또는 크기의 감소가 보고된 바 있다.

Table 9-2 이관 근전도검사 결과의 판정 기준

Parameter	Grade	Interpretation
Amplitude	Grade 0	No activity
	Grade I	<150 μV
	Grade II	150- 250 μV
	Grade III	250 – 350 μV
	Grade IV	350 – 450 μV
	Grade V	> 450 μV
Frequency	Grade 0	No activity
	Grade I	< 150 Hz
	Grade II	≥ 150 Hz

④ 이관인두근의 경우, 근전도검사가 다른 근육에 비해 약하게 기록되는 경향을 보였으며, 이는 이관 개방에서 차지하는 역할이 크지 않을 가능성을 시사한다.

⑤ 근전도 검사 및 초음파이관계측법을 동시에 시행했을 때, 이관부 근육 중 입천장긴장근이 짧은 기간과 큰 크기를 보였다는 연구도 있으나, 두 검사간 가장 높은 상관 관계를 보인 것은 입천장올림근이라는 보고도 있어서 어떠한 근육이 주된 역할을 하는지는 아직 논란의 여지가 있다.

결론

다양한 이관검사법이 알려져 있으나, 사실 국내에서 가능한 새로운 검사법은 많지 않다. 현재 국내에서 이용할 수 있는 검사법 중 대표적인 것은 nine-step법 정도이며, 소아에서 검사하기 어려운 단점은 있으나, 성인에서의 이관 개방 진단율은 최대 94%까지 높은 편이다. 고식적 이관 통기법 중에서는 Valsalva법이 높은 이관 개방 진단율을 보이지만, Toynbee법이 삼킴을 이용하여 수동적, 능동적 이관 개방을 모두 평가할 수 있다는 장점이 있다. 추후 새로운 기기들이 수입된다면, 보다 다양한 평가가 가능할 것으로 기대된다.

Suggested reading

1. Smith ME, Tysome JR. Tests of Eustachian tube function: a review. Clin Otolaryngol. 2015 Aug;40(4):300-11. doi: 10.1111/coa.12428.

2. Kobayashi T, Morita M, Yoshioka S, Mizuta K, Ohta S, Kikuchi T, Hayashi T, Kaneko A, Yamaguchi N, Hashimoto S, Kojima H, Murakami S, Takahashi H. Diagnostic criteria for Patulous Eustachian Tube: A proposal by the Japan Otological Society. Auris Nasus Larynx. 2018 Feb;45(1):1-5. doi: 10.1016/j.anl.2017.09.017.
3. Schröder S, Lehmann M, Korbmacher D, Sauzet O, Sudhoff H, Ebmeyer J. Evaluation of tubomanometry as a routine diagnostic tool for chronic obstructive Eustachian tube dysfunction. Clin Otolaryngol. 2015 Dec;40(6):691-7. doi: 10.1111/coa.12451.
4. Chang KH, Jun BC, Jeon EJ, Park YS. Functional evaluation of paratubal muscles using electromyography in patients with chronic unilateral tubal dysfunction. Eur Arch Otorhinolaryngol. 2013 Mar;270(4):1217-21. doi: 10.1007/s00405-012-2091-7. Epub 2012 Jul 4. PMID: 22760845.

CHAPTER 10

알레르기가 이관질환에 미치는 영향

서명환(서울대)

학습목차

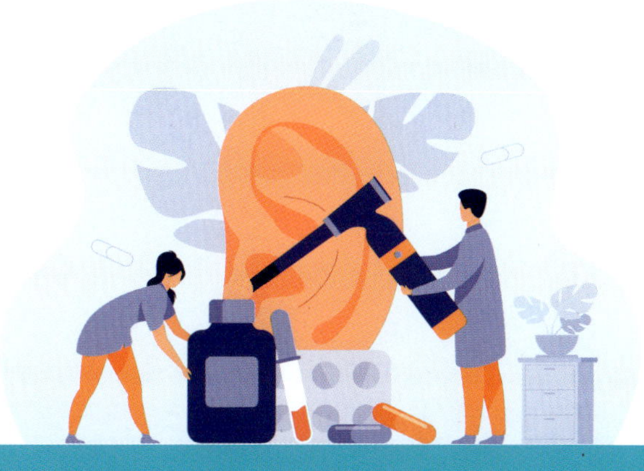

서론

이관은 비강과 중이를 연결하는 기관이기에, 코에 발생하는 질환이 이관 그리고 중이에도 영향을 준다. 특히 발생학적으로 폐, 기관지, 비강, 이관, 중이는 모두 동일한 외배엽에서 생성되기 때문에 비강에 발생하는 염증은 동일한 면역학 기전을 통해 이관과 중이에 염증을 유발할 수 있다. 발생학적 기원에 따라 기능적으로 연동이 이루어지는 현상을 하나의 기도 원리Unified Airway Concept라고 하며, 다양한 상기도 질환을 이해하는 중요한 원리이다. 즉 해부, 기능, 발생학적 연관성을 고려하면 알레르기 비염이 이관과 중이에 영향을 줄 것으로 추정된다. 그러나 정확한 인과관계를 증명하고 이를 통해 효과적인 치료 방법을 찾는 것은 별도의 난제이다. 본 글은 기존 문헌에서 연구된 내용을 정리하였으며, 특히 Juszczak 등이 최근 보고한 문헌을 많이 참조하였다. 지금까지 보고된 연구 결과들을 간략하게 정리하자면, 알레르기 비염과 이관기능은 분명 임상적, 역학적 측면에서 유의한 상관 관계가 있다. 그러나 어떤 기전에 의해 이관질환이 발생하는지에 대해서는 정확히 규명되지 않았다. 또한 효과적인 알레르기 비염 치료 방법을 사용하더라도 이관질환과 중이질환을 치료하는 데는 한계가 있다. 이에 현재로서는 상호 간 약한 인과관계가 있을 것으로 이해하고, 향후 지속적인 연구가 필요할 것이다.

본론

1. 알레르기 비염

알레르기 비염이란 환자가 항원에 노출되는 경우 비강 점막에서 발생하는 IgE 매개 염증반응으로 인하여, 코막힘, 비루, 재채기, 간지러움이 발생하는 질환이다. 알레르기 비염은 유병률이 높은 편이어서 외국 데이터에 의하면 성인의 10~25%, 6~7세 사이 소아의 11.3%, 13~14세 사이 소아의 24.4%가 이환되는 것으로 추정되고 있다. 이는 이관질환 또는 삼출성중이염의 유병률보다 매우 높은 수치이며, 모든 알레르기 비염 환자가 이관기능에 문제가 발생하는 것은 아님을 의미한다.

2. 기존 보고들의 특성

알레르기와 이관기능 사이 연관성을 규명한 연구는 많지가 않은데, 특히 문제는 연구들마다 이관질환의 정의를 서로 다르게 사용한다는 점이다. 아주 엄밀하게 이관

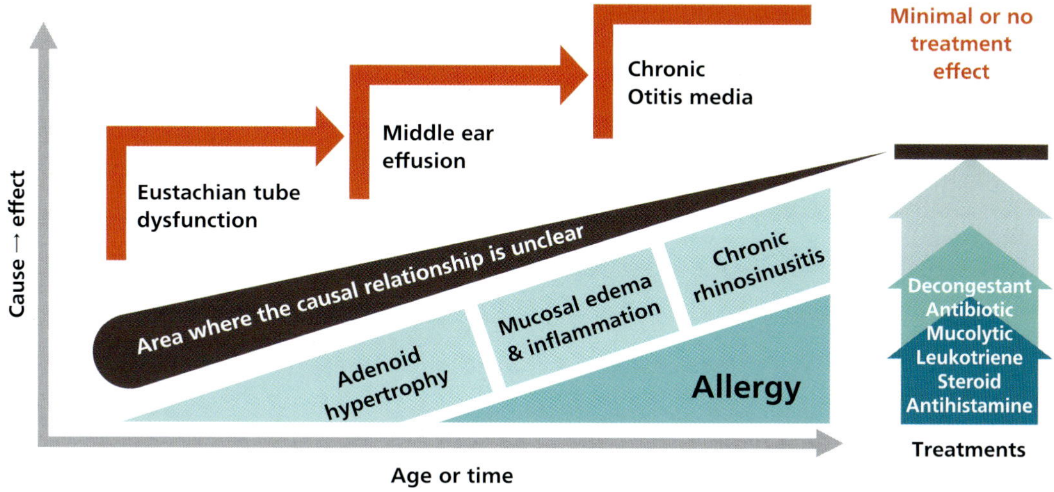

Figure 10-1 알레르기와 이관질환 사이의 인과관계. 가로축은 환자의 나이(시간)을 의미하고 세로축은 인과관계를 의미한다. 알레르기 비염은 점막 부종과 염증을 유발하고 더 나아가 만성 부비동염과 비용종을 유발할 수 있다. 이러한 비강 질환은 이관의 문제를 유발할 수 있고 이관기능 부전으로 인하여 삼출성중이염, 만성중이염이 차례로 발생할 수 있다. 그러나 회색 대각선과 같이 비강질환이 어떤 기전으로 이관질환 그리고 중이질환으로 이행되는지에 대해서는 아직까지 모르는 부분이 많다.

기능을 평가한 연구는 많지 않고, 중이의 상태를 평가하여 이관기능이 중이의 상태와 관련이 있을 것으로 간주하는 경우가 많다. Figure 10-1과 같이 이관기능 문제는 삼출성중이염을 유발할 수 있고, 이는 고막운동성계측Tympanometry을 통해 객관적으로 측정하는 것이 가능하다. 한편 이관의 기능은 아직까지 보편적으로 널리 사용되는 검사 방법이 존재하지 않는다. 이에 많은 연구들은 고막운동성계측과 알레르기 비염의 관계를 연구하거나, 삼출성중이염과 알레르기 비염 사이의 관계를 연구하였다. 또 하나의 중요한 변수는 어린이에서 발생하는 이관기능 부전과 성인에서 발생하는 이관기능 부전의 원인과 기전이 다르다는 점이다. 어린이의 경우 성인에 비해 이관이 짧고, 수평 위치이기 때문에 비강과 중이 사이 연결성이 더 높은 것으로 알려져 있다. 따라서 알레르기와 이관질환 사이 연관성은 어린이와 성인을 서로 구분하여 이해할 필요가 있다. 일반적으로는 성인에서는 둘 사이 인과 관계가 더 명확하고, 소아에서는 아데노이드 비대 등 다양한 인자가 추가로 존재하기 때문에 둘 사이 인과관계 증명이 더 어렵다.

3. 알레르기가 이관질환을 유발하는 기전

알레르기가 이관질환 그리고 중이염을 유발하는 기전에 대해 대략 몇 가지 가설이 존재한다. 첫째, 비강에 존재하는 염증, 점막부종, 충혈이 이관 속 점막에도 발생하여 비좁은 이관의 내경이 물리적으로 더 좁아질 수 있다. 둘째, 비강 앞에서 발생한 알레르기성 그리고 감염성 분비물이 점액섬모청소mucociliary clearance 또는 흡입을 통해 비강 뒤로 이동하여 이관 입구를 막거나 중이까지 올라갈 수 있다. 이는 이차적으로 이관 속 점막의 염증과 폐쇄를 유발할 수 있다. 셋째, 이관 속 점막에서 점액과 장액 분비물이 과다하게 분비되어 이관의 내경이 막힐 수 있다. 넷째, 알레르기는 중이와 이관이 감염에 더 취약해지도록 만들거나 회복을 더디게 할 수 있다.[2)]아직까지 정확한 기전을 알지 못하지만, 아마도 위 언급된 여러 기전이 모두 한꺼번에 영향을 줄 가능성이 가장 높다.

조직학적 연구에 따르면, 알레르기반응이 이관의 원위부와 근위부 모두에서 발견된다고 한다. 즉 비강쪽 점막과 중이쪽 점막에서 모두 IL-4, IL-5, 호산구를 발견할 수 있다. 더불어 IL-4 억제를 통해 이관기능부전을 방지할 수 있다는 보고도 있다. 이러한 현상은 하나의 기도 원리Unified Airway Concept에 부합하는 소견이다. 폐포에서부터 중이에 이르는 공기 통로는 같은 발생학적 기원을 가지고 있고, 하나의 단위로 작동한다. 이에 알레르기반응이 전체 기도 어디에선가 발생하기 시작하면 전체 기도에서 알레르기 반응이 유발될 수 있고, 중이도 이에 해당한다는 가설이

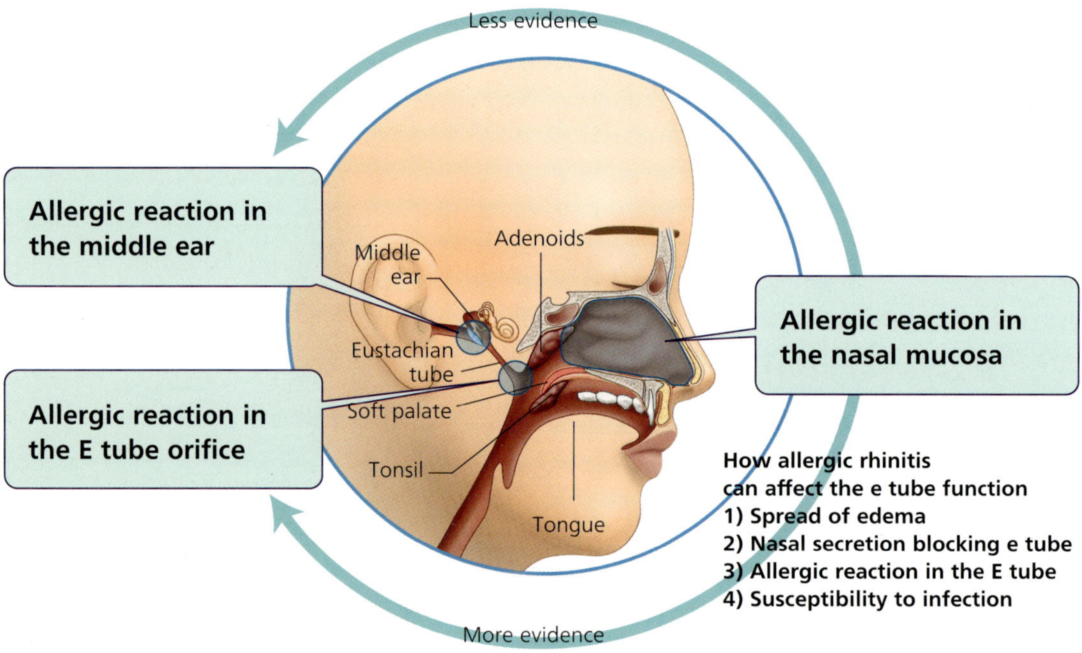

Figure 10-2 알레르기비염이 이관기능부전을 유발하는 기전

다. 그러나 중이에서 발견되는 염증반응이 실제 중이에서 in situ로 발생한 것인지, 아니면 비강의 염증반응이 이관을 통해 중이까지 이행한 것인지에 대해서는 아직 명확하게 알지 못한다.

4. 역학적 연관성

다양한 역학조사에서 이관질환은 알레르기비염과 관련이 있는 것으로 보고된다. 예를 들어 미국 국민건강영양조사 사업National Health and Nutrition Examination Survey (NHANES)의 2011~2012 사이 결과를 분석한 연구에 따르면, 고막운동성계측에서 이관질환이 의심된(B타입 또는 C타입) 피검자들은 알레르기비염이 함께 발견될 odds ratio가 1.71로 유의하게 높았다. 소아 환자만을 분석한 다른 결과에 따르면, 알레르기비염이 있는 11세 미만 어린이들은 고막운성성계측에서 이상 소견이 발견될 가능성이 15.5%로 나타났으며, 대조군에서는 0%였다.

삼출성중이염을 이관기능부전의 한 표현형이라고 간주하는 경우, 3~8세 사이 200여 명의 삼출성중이염 환아에서 알레르기비염의 가능성이 89%로 높고 피부단자검사도 57%에서 양성으로 나타났다는 보고가 있다. 국내보고에서도 삼출성 중이염이 있는 환아들(33.8%)은 그렇지 않은 환아들(16.0%)에 비하여 알레르기비염의 가능성이 유의하게 높다고 보고하였다. 반대의 방향으로 분석한 연구에 따르면, 피부단자검사에서 알레르기가 확인된 환아들(42.9%)은 그렇지 않은 환아들(6.3%)에 비하여 삼출성중이염의 가능성이 유의하게 높다고 한다. 두 질환이 동시에 존재하는 것이 인과관계를 반영하는 것은 아니지만, 이관질환, 중이염, 알레르기비염은 서로 밀접한 연관이 있는 질환임에는 분명하다.

5. 알레르기 유발을 통한 이관질환 유발

동물 실험에 따르면, 설치류에서 비강 내에 히스타민을 투여하면 급성 이관기능부전을 유발할 수 있다. 또 ovalbumin으로 감작된 설치류에서 고실에 항원을 투여하는 경우에도 이관기능부전과 삼출성중이염이 유발된다는 보고가 있다. 반대로 삼출성중이염이 있는 설치류에서 고실에 항히스타민 치료를 시행하면 삼출성중이염이 해소된다는 연구 결과도 있다.

유사한 실험을 실제 환자에게 시행한 결과들도 존재한다. 꽃가루 알레르기가 있는 환자에서 비강에 항원을 투여한 결과 일시적인 이관기능부전 발생하였다. 집먼지진드기에 감작된 환자들도 비강에 항원을 투여하면 55%에서 이관기능부전이 발생하였다. 조금 더 철저하게 계획된 이중맹검 교차연구에 따르면 알레르기비염이 있는 모든 환자에서 비강에 히스타민을 주입하는 경우 이관기능부전을 유발할 수 있었다. 이러한 연구들은 시간적 선후 관계가 명확하다는 측면에서 알레르기와 이관기능부전의 인과관계를 깊이 있게 생각할 수 있는 증거이다. 그러나 알레르기비염과 이관기능부전 사이 인관관계와 그 기전을 보다 정확히 이해하기 위해서는 잘 구조화된 연구가 더 필요하다.

6. 상관관계가 없다는 견해와 그 이유

이상에서 설명한 것과 반대로 알레르기비염과 이관기능은 상관관계가 높지 않다는 연구 결과들도 있다. 어린이 환자에서 알레르기비염이 고막운동성계측상 이상소견 또는 삼출성중이염의 빈도와 상관관계가 없었다는 연구결과가 국내외 모두에서 보고되기도 한다. 또 시기적으로 삼출성중이염은 겨울철에 보다 호발하지만, 알레르기비염은 수개월 뒤인 봄철에 가장 호발한다. 이는 앞서 설명한 연구들과 상반된 결과이다. 상반된 결과나 나타나는 이유 중 하나로 환자의 나이를 고려할 필요가 있다. 예를 들어 6세보다 어린 나이에서는 상관관계가 불분명하였지만, 6세보다 나이가 많은 경우에는 상관관계가 관찰된다는 보고가 다 수 있다. 성인에서 이루어진 연구에서는 늘 상관관계가 규명되는 것으로 보아서는 나이가 중요한 변수로 작용할 가능성이 있다. 이에 Figure 10-1에서는 회색 대각선이 인과관계가 불명확한 지점을 의미하는데, 어린이로 갈수록 회색선의 두께를 더 굵게 그리고 성인으로 갈수록 회색선의 두께를 더 얇게 표시하였다.

더불어 어린이에서는 아데노이드비대가 중요한 변수로 작용할 수 있다. 아데노이드는 소아에서 크기가 크고 성인이 되면 크기가 감소한다. 알레르기비염이 있는 어린이에서 비강내 스테로이드 스프레이(42.2%)를 사용하면 위약(14.5%)에 비하여 삼출성중이염이 호전될 가능성이 유의하게 높다는 보고가 있다. 아데노이드 크기까지 감소한 결과를 감안하면 알레르기 소인이 아데노이드 크기에도 영향을 미쳤을 가능성이 있다. 아데노이드 비대가 삼출성중이염과 연관이 있을 것으로 추정되기는 하나, 아데노이드가 큰 어린이 중 삼출성중이염, 알레르기비염이 모두 없는 경우도 많기 때문에 단순한 해석이 어렵다. 또 연구에 따라서는 아데노이드의 단순한 크기가 중요한 것이 아니라, 알레르기성 점막 부종이 이관입구부까지 이행하였는지 여부가 더 중요하다는 보고도 존재한다.

7. 이관질환에서 알레르기비염 치료제의 효과

알레르기비염과 이관기능 사이 밀접한 상관관계가 있을 수 있다는 다양한 증거에도 불구하고, 알레르기 치료제는 이관질환 치료에 있어 효과가 거의 미미하다. 16개의 연구에서 추출한 1880명의 환자를 메타분석한 결과, 항히스타민제와 충혈완화제는 모두 삼출성중이염 치료에 도움이 되지 않았다. 비강내 스테로이드 스프레이와 경구 스테로이드 약물 모두 고막운동계측 결과 그리고 삼출성중이염 증상 개선에 영향을 주지 않았다. 알레르기비염이 확인된 환자만을 엄격하게 선별하여 무작위대조군 임상시험을 진행한 연구에서도 치료 효과는 미미하였다. 루코트리엔 길항제를 시도한 연구에서도 객관적인 소견에서는 개선 효과가 없었다. 이러한 이유로 지금까지 발표된 가이드라인들은 대체로 중이염 치료를 위해 알레르기 약물 사용을 권장하지 않고 있다. 한편 알레르기 환자들에게 항원특이적 면역치료를 시행한 결과 85%에서 중이염이 해소되었다는 보고도 있다. 경구 약물은 알레르기반응의 한 경로만을 억제하지만 면역치료는 근본적으로 알레르기반응을 억제하므로, 이는 향후 알레르기와 이관질환사이 인과관계를 이해하는 새로운 단서가 될 수도 있을 것이다.

결론

다양한 연구결과를 보면 알레르기비염과 이관기능 사이에는 아직 우리가 충분히 이해지 못한 어떤 상관관계가 있을 것으로 추정된다. 그러나 아직까지 상관관계 그리고 더 나아가 인과관계를 정확히 설명하기에는 어려운 점들이 많다. 이에 2018년 보고된 International Consensus Statement on Allergy and Rhinology에서는 알레르기비염과 이관기능부전의 상관관계를 증명하는 기존 근거들의 신뢰도를 C등급(low quality)으로 분류하였다. 만약 알레르기비염이 이관기능 부전의 원인이 맞다면, 알레르기비염의 치료를 통해 이관기능이 호전되어야 하지만 그렇지 못한 것도 중요한 한계이다. 이에 아직까지는 향후 더 깊은 연구를 통해 둘 사이 관계를 이해하고 효과적인 치료 방법 개발로 이어지기를 기다려야 할 것으로 생각된다.

› Suggested reading

1. Juszczak HM, Loftus PA. Role of Allergy in Eustachian Tube Dysfunction. Curr Allergy Asthma Rep. 2020;20(10):54.
2. Ciprandi G, Torretta S, Marseglia GL, et al. Allergy and Otitis Media in Clinical Practice. Curr Allergy Asthma Rep. 2020;20(8):33.
3. Rosenfeld RM, Shin JJ, Schwartz SR, et al. Clinical Practice Guideline: Otitis Media with Effusion (Update). Otolaryngol Head Neck Surg. 2016;154(1 Suppl):S1-S41.

CHAPTER 11

Eustachian tube dysfunction과 GERD의 관계

이종대(순천향대)

학습목차

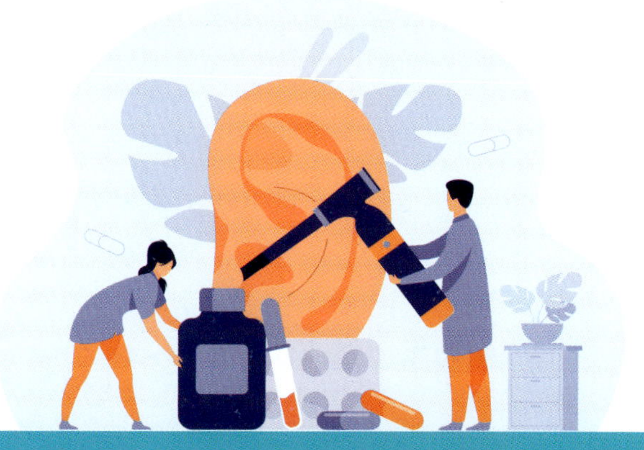

서론

위식도 역류질환gastroesophageal reflux disease, GERD은 위산을 포함한 위 내용물이 식도로 역류하여 불편한 증상을 유발하거나, 이로 인하여 합병증을 유발하는 질환이다. 이러한 위 내용물의 역류는 대부분 하부식도 괄약근lower esophageal spincter이 이완될 때, 또는 위가 과도하게 팽창되어 있는 경우 발생한다. 인후두 역류증laryngopharyngeal reflux disease, LPR은 위 내용물이 식도를 지나 상부식도 괄약근upper esophageal sphincter, UES보다 상부로 역류하여 인후두 부위와 성대를 자극하여 발생하는 증상군이며 넓게는 GERD의 범주에 속한다.

GERD는 가슴쓰림heartburn, 연하곤란, 오심 등의 소화기 증상과 인후 이물감, 기침, 쉰 목소리 등의 이비인후과 증상 외에 비전형적인 증상을 보이는 경우도 있다. 최근에는 GERD와 다양한 질환과의 연관성을 보고하고 있고 여기에서는 현재까지 연구된 GERD와 이관기능장애eustachian tube dysfuction, ETD와의 연관성에 대한 결과를 정리해 보고자 한다.

본론

1. 위식도 역류와 이관기능에 관한 기초연구

위식도 역류와 이관기능에 대한 기초 연구 결과는 매우 적고 Heavner 등은 쥐rat을 이용한 동물모델에서 위액을 가장한 펩신/염산pepsin/HCl과 대조군으로 식염수를 사용해서 고막을 통해서 중이강에 삽입하여 이관기능을 평가하였다(Figure 11-1). 펩신/염산 노출은 이관의 개구압력을 증가시키고 이관의 양압과 음압을 제거하기 위한 능력도 감소시켰고 반복 노출 시 이관장애가 증가하였다. 또한 펩신/염산의 비인두nasopharynx 노출에도 중이 압력 조절 장애와 점액섬모 배출 장애에 따른 이관기능부전을 초래하였다.

2. 위식도 역류와 이관기능에 관한 임상연구

유소아의 경우 이관기능은 이관을 구성하는 연골이나 이관의 개폐에 관여하는 근육의 발달이 미숙하고 주로 9세 이후, 늦어도 사춘기 이후에는 대부분 저절로 개선된다. 소아의 경우 위식도 역류는 생리적인 경우가 많아서 4개월 신생의 경우 약 64%가 역류를 경험하고 생후 1년이 되면 10%정도로 감소한다. 성인의 이관기능장애는

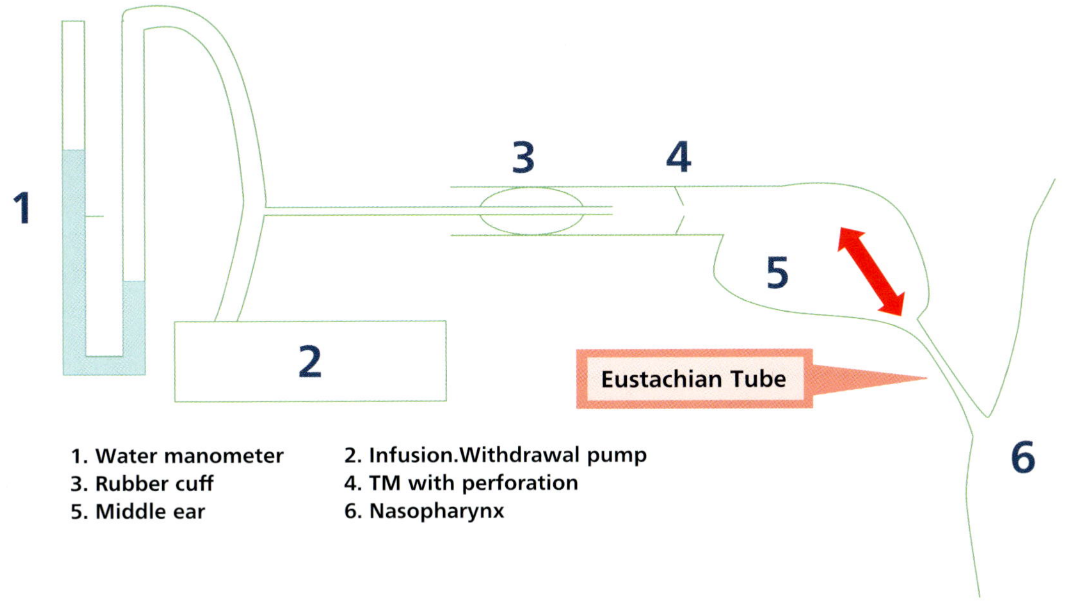

Figure 11-1 Pressure system used in animal model

미국 65세 이상 암이 없는 성인조사에서 약 5%의 유병률을 보였다. 또한 이관기능장애를 가진 환자들은 일반국민보다 2.4배 많이 GERD를 가진다고 보고하였다. 상대적으로 만성비염은 5배, 만성 부비동염과 알레르기 비염은 4.2배 더 많이 진단되었다.

생리적인 위식도 역류가 발생하는 소아와 달리 성인에서 GERD가 이관기능장애를 증가시키는 것에 대해서는 아직 논란의 여지가 있다. 이관기능장애를 가진 성인에서 비인두의 torus tubarius 근처에서 탐침을 이용한 pH 측정검사에서 대조군에 비해 더 높은 비인두 역류를 보여서 역류가 이관기능장애의 병인으로서 역할을 한다고 제시하였다. 또한 이관기능장애를 보기 위한 설문지인 ETDQ-7과 이관 압력계에 근거한 ETS-7을 이용한 연구에서 GERD 군이 대조군에 비해서 비정상을 보인 경우가 더 많았다.

위식도 역류가 이관기능장애를 초래하는 기전을 요약하면 Figure 11-2와 같다.

3. 위식도 역류와 중이염

소아의 이관은 성인과 비교하여 미숙하여 짧고 평평하여 이런 해부학적 차이가 소아에서의 중이염의 빈도를 높인다고 알려져 있으나 GERD와 LPR의 중이염과의 연관성도 다양하게 보고되고 있다. GERD를 가진 소아들은 높은 빈도의 재발성 급성

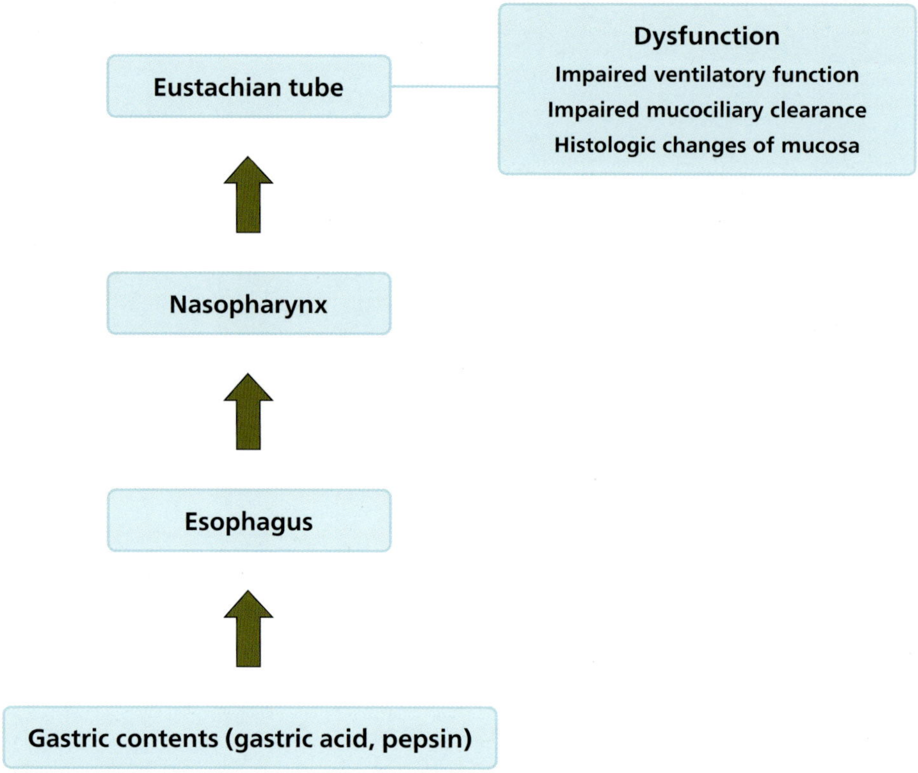

Figure 11-2 Proposed pathway of mechanism between gastroesophageal reflux and eustachian tube dysfunction

중이염과 만성 삼출성 중이염을 보이고 특히 1세 이내에 GERD로 진단된 소아는 중이염, 이관장애와 환기관 삽입술의 필요가 높아진다. 또한 GERD와 중이염을 가진 소아에서 항역류치료가 청력을 개선시키고 환기관 삽입술의 빈도를 감소시킬 수 있다.

체계적 고찰을 통해 1,624명의 소아와 144명의 성인을 포함한 중이염 환자들에서 pH연구를 통해 알아본 GERD와 LPR의 유병률은 각각 40.7%(범위, 18~64%)와 28.7.%(범위, 8~100%)이다.

성인의 만성중이염에서도 GERD가 고실성형술의 결과에 영향을 미치는 중요한 인자이고 수술을 계획하는 환자에서는 GERD를 술전에 평가해서 수술전에 약물치료를 수개월 동안 하는 것을 제시하기도 했다.

결론

위식도 역류가 이관기능장애를 일으키고 이차적으로 중이염을 일으키는 것은 많은 연구에서 밝혀지고 있다. 하지만 원인관계를 명확하게 규명하기 위한 좀 더 많은 기초연구와 임상연구가 필요하다.

› Suggested reading

1. Heavner SB, Hardy SM, White DR, McQueen CT, Prazma J, Pillsbury HC 3rd. Function of the eustachian tube after weekly exposure to pepsin/hydrochloric acid. Otolaryngol Head Neck Surg. 2001;125(3):123-9.
2. Fischer JL, Riley CA, Hsieh MC, Marino MJ, Wu XC, McCoul ED. Prevalence of Eustachian Tube Dysfunction in the US Elderly Population. Otolaryngol Head Neck Surg. 2020;163(6):1169-77.
3. Brunworth JD, Mahboubi H, Garg R, Johnson B, Brandon B, Djalilian HR. Nasopharyngeal acid reflux and Eustachian tube dysfunction in adults. Ann Otol Rhinol Laryngol. 2014;123(6):415-9.
4. Lee JA, Schaffer CE, Mehta CH, Close MF, Nguyen SA, Meyer TA. Impact of early gastroesophageal reflux disease on childhood otologic outcomes. Int J Pediatr Otorhinolaryngol. 2020;134:110069.
5. Lechien JR, Hans S, Simon F, Horoi M, Calvo-Henriquez C, Chiesa-Estomba CM, et al. Association Between Laryngopharyngeal Reflux and Media Otitis: A Systematic Review. Otol Neurotol. 2021;42(7):e801-e814.

CHAPTER 12

구개열과 관련된 이관기능 이상

박민현(서울대)

학습목차

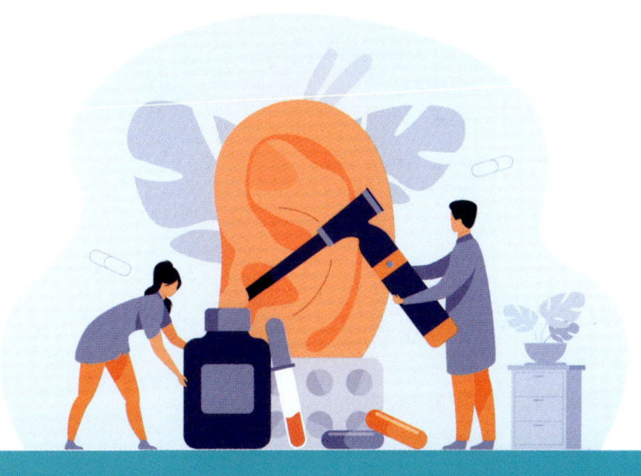

서론

구개열을 가지고 있는 아이들에서 이관 기능이상은 흔하게 발견되는 소견이다. 구개열이 있는 경우 만 1세에는 약 90%의 환아에서 중이염이 발견되고 만 2세 전후로는 97%까지 증가하는 것으로 알려져 있다. 이관 기능이상으로 인해 구개열이 있는 아이들은 영유아기부터 삼출성 중이염이 흔하게 발병하며 아동기와 청소년기에도 지속적으로 중이염을 앓는 경우가 많다. 또한 성인이 되어서도 만성 중이염으로 진행하기도 한다. 이렇게 구개열이 있을 때 중이염이 발생하는 것은 매우 깊은 연관이 있는데 이는 구개열에 의해 이관의 구조가 변하였기 때문이다.

본론

1. 구개열에 의한 이관의 변화

구개열 환자에서 중이 질환이 발생하는 가장 큰 원인은 이관을 개방하는 이관주위 근육의 이상으로 인해 발생한다. 이외에도 이관 기능 이상을 일으키는 원인으로는 이관 주변 림프조직의 증식, 이관의 탄성의 변화, 비인강쪽 이관 입구부의 변형, 이관 조직의 이상 등이 있을 수 있다.

이관이 열리는 데 가장 중요한 근육은 구개 긴장근tensor veli palatini muscle이다. 구개 긴장근은 이관의 외측 연골과 막부분에 붙어 있어서 수축하면 이관의 연골부를 열어주는 기능을 가지고 있다. 또 다른 근육은 구개 거상근levator veli palatini이다. 근전도 검사electromyography 및 내시경을 이용한 검사에서 구개 긴장근이 수축과 이관이 가장 넓게 개방하는 시점이 관련이 있으며 구개 거상근은 구개 긴장근 보다 먼저 수축하며 이관 개방에 도움을 준다. 구개 거상근의 역할은 이관내 공간을 넓게 열어주는 것 보다는 주로 이관 전방부의 비강 입구의 개방에 관여하는 것으로 알려져 있다. 이관을 구성하는 연골은 평소에는 닫혀 있다가 구개 긴장근이 수축하면 연골의 모양이 변하면서 이관이 열리게 되고 하품을 하거나 음식을 삼키는 등의 운동 시에 이런 작동이 일어난다.

Matsune 등은 일련의 사체 해부 연구를 통해서 구개열 환자에서 이관의 선천성 변형이 있으며 이런 변화는 삼출성 중이염의 발생과 관련성이 있음을 보고하였다. 구개열이 있는 경우는 구개 긴장근이 경구개와 연구개 중앙선의 제 위치에 붙어 있지 않으며 변형이 되어 있거나 구개 긴장근 자체가 저형성hypoplasia되어 제 기능을 하지 못한다. 정상에서 구개 긴장근은 이관 연골의 외측 부분lateral lamina의 끝부분 연골막에 부착된다. 구개열 환자는 구개 긴장근이 이관 연골에 부착되는 범위가 정상인에 비해 좁은 범위에서만 붙어 있었으며(Figure 12-1) 구개 긴장근의 근섬유의 양과 굵기도 정상인에 비해 작다는 것을 보고하였다. 또한 이관 연골의 외측부분의 발달이 정상인에 비해 잘 되지 않아 더 작았으며 이로 인해 이관 내부의 공간이 정상에 비해 더 작고 평평해 지는 모양을 보였다. 이관 연골의 탄성을 유지하는 elastin의 양을 비교했을 때, 정상 성인에서 가장 많았고 정상 소아, 구개열 소아의 순으로 작아지는 것을 보고하였는데, 이는 결국 이관 연골의 이상으로 이관의 탄성이 떨어지고 이로 인해 이관의 개방과 닫힘이 제대로 이루어지지 않는 것을 시사하는 것이다. 이 외에도 비인강 입구부분의 이관 연골부가 저형성되어 크기가 작거나, 정상적이지 않은 자리에 위치하여 근육이 수축하여도 열리지 않는 경우도 보고

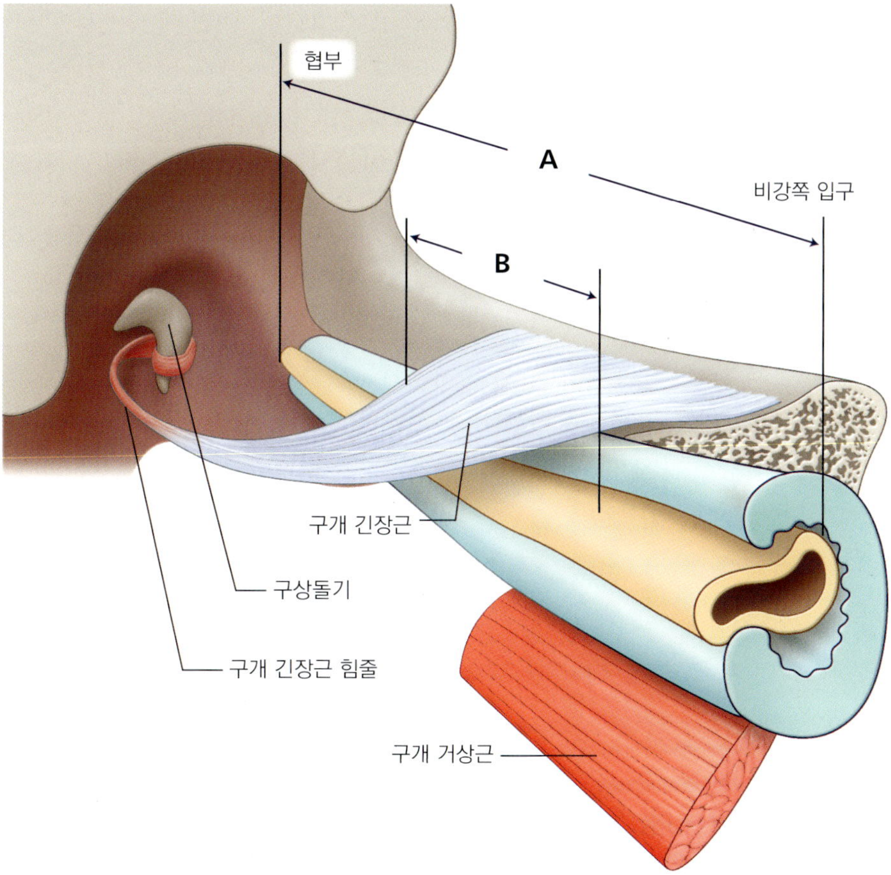

Figure 12-1 이관과 구개 긴장근. A: 이관연골의 길이, B: 구개 긴장근이 이관연골의 외측에 부착되는 부위의 길이

되었다. 내시경을 이용하여 비인강쪽의 이관을 검사하여 보면 이관의 비인강쪽 입구부의 연골이 작아져 있으며 입구도 좁고 연하 시에도 움직임이 저하되어 있어서 이관의 개방이 원활하지 않은 것을 알 수 있다.

이관의 변화를 CT를 이용하여 측정한 결과를 보면 성인이 된 구개열 환자에서 전체 이관의 길이는 24.7 mm로 정상 성인의 27.7 mm에 비해 의미 있게 짧았다. 구개 평면에 비해 이관의 각도는 구개열 환자에서 30.4°로 정상 성인의 36.7°에 비해 낮은 각도를 보였다. MRI를 이용하여 구개 긴장근의 부피를 측정하였을 때, 구개열 환자에서는 536.22 mm^2였으며 이는 정상 대조군의 895.19 mm^2에 비해 의미 있게 작았다. 길이 또한 18.04 mm로 정상인의 21.18 mm에 비해 의미 있게 작아져 있었다. 이는 선천적 이상이 있음을 보여주는 것이기도 하지만 근육의 사용도 잘 이루어지지 않는다는 것을 보여주는 지표이기도 하다.

구조의 변화에 의해 기능이 변하여 이관기능이상이 생기고 이로 인해 삼출성 중이염 등의 중이 증상이 나타난다. 이관의 기능을 측정하는 방법은 일반적으로 이경이나 이내시경을 이용한 고막검사, 임피던스 청력검사impedance audiometry, 순음청력검사, 비인강 내시경 검사 등으로 측정한다. 이 외에도 음향이관측정법 sonotubometry, 9단계 팽창/수축법nine-step test inflation/deflation, 지속 임피던스 측정법, 강제 반응 검사forced response test, 자가 설문 보고, 발살바, 토인비 등의 방법 등을 사용한다. 이런 검사들 중에 일부는 고막이 정상인 경우에만 가능한 경우도 있고 협조가 되지 않는 영유아에서는 시행하지 못하는 것들도 있다.

구개열 환자들에서 음향이관측정법Sonotubometry을 이용하여 이관의 기능을 측정해 보면 정상인에 비해서 이관이 열리는 횟수, 열릴 때 소리가 커지는 정도, 개방 간의 시간 등이 정상군에 비해 의미 있게 나빠지는 것을 볼 수 있으며, 이런 이상은 아데노이드 비대가 있거나 구개열의 Veau 분류 등급이 올라갈수록 의미 있게 나빠진다. 강제 반응 검사법으로 이관 기능을 측정하면 대부분의 구개열 환자에서 압력을 가하거나 감소시켰을 때 이관의 변화를 관찰할 수 없으며 이는 이관의 열리고 닫히는 기능의 이상을 나타낸다. 임피던스 청력검사에서도 삼출성 중이염에 의해 B 파형이 나타나고 연하작용이나 발살바를 시행할 때에도 압력 변화를 측정하기 어렵다.

2. 구개열에 의한 이관기능 이상으로 생기는 질환

만성 이관기능 이상이 있을 때 발병할 수 있는 질환으로는 만성 중이염, 삼출성 중이염, 전음성 난청, 고막천공, 진주종 등이 있다. 이런 질환들은 대부분 청력이상을 일으킨다. 구개열이 있는 아이들은 선천적인 문제이므로 영유아기부터 청력 이상이 동반될 수 있으며 이 상황이 지속되면 언어 발달 지연, 조음장애 등을 일으킬 수 있다.

Funamura 등은 143명의 구개열 환아를 10년간 추적 관찰하여 이과적 이상의 변화를 관찰하였다. 환아들은 평균 12.3개월에 구개 봉합술을 시행받았으며 이 중 41.6%의 환아는 2차 수술까지 시행 받았다. 중이 환기관 삽입술은 평균 2.7회를 시행받았으며 처음 받은 나이는 평균 5.5개월이고 두 번째 시행 받은 나이는 평균 13.1개월이었다. 주된 청력 소실은 평균 10 dB의 전음성 난청이었다. 고막 천공이 16.1%에서 있었는데 의미 있는 예측인자는 2차 구개 봉합술을 시행 받는 것이었다. 전음성 난청에 대한 의미 있는 예측인자는 고막 천공이었다.

한쪽에만 구개열이 있는 경우 양쪽 귀에서 이상이 발생하는 정도를 보면 전음성 난청은 구개열이 있는 쪽에서 더 많이 생기고 고막의 천공, 함몰, 진주종 등도 더 많이 발생하였다. 하지만 삼출성 중이염의 빈도는 양측 모두에서 비슷하였으며 이에 따라 환기관 삽입술의 회수도 비슷하였다.

Parkes 등은 구개열이 있고 고막 긴장부에 함몰이 있는 환아들을 관찰하였다. 평균 나이는 9세였고 평균 6.4년을 관찰하였을 때 76%는 현상을 유지하거나 호전된 반면 나머지 24%는 악화되었다. 함몰이 있는 경우는 8.5년간 추적 관찰하였더니 5%에서 진주종으로 진행하는 것이 관찰되었다. 진주종은 이관기능 이상으로 발생할 수 있는 것으로 알려져 있으나 보고된 유병률은 0~15.5% 로 매우 다양하다.

3. 구개열이 동반된 이관 기능 이상에 대한 치료

› 보존적 치료

이전부터 여러 연구들이 구개열 환자의 삼출성 중이염에 대해서 주의 깊은 경과 관찰을 권유하고 있으며 주로 보호자들이 수술적 치료를 원하지 않을 경우에 적용하는 것을 권하고 있다. 50%의 환자에서 삼출성 중이염이 자연 호전되었다는 보고도 있으며 7~16세가 되면 점차 중이염이 호전된다는 보고도 있다. 구개 재건술을 시행하고 나면 환기관 삽입을 하지 않아도 81%의 환자들은 9년 정도가 지나면 중이염은 소실되는 것을 관찰한 보고도 있다. 또한 일반적으로 이관 기능 부전에 의한 삼출성 중이염은 만 4세가 지나면서 호전되는 양상을 보인다는 보고도 있다. 이렇게 보존적인 방법을 사용하는 경우는 일반적인 삼출성 중이염과 같이 약물치료를 병행한다. 청력 소실이 있어서 문제가 되는 경우는 보청기를 사용하기도 한다. 하지만 최근에 수술 기법과 진단 기법이 향상된 이후로 이러한 보고는 많지 않으며 특히 언어 발달의 문제점이 제시된 이후로는 주의 깊은 경과 관찰만으로 치료하는 경우는 보호자의 선택이 아니고는 거의 보고되고 있지 않다. 따라서 보존적 치료는 환자의 상태가 적극적 치료에 적합하지 않거나, 보호자가 치료를 원하지 않는 등의 제한적 경우에만 시행하게 된다.

수술적 치료법

구개열에 동반된 삼출성 중이염을 치료하기 위해 먼저 중이환기관 삽입술을 시행한다. 수술의 시행시기는 보통 전신마취를 하는 수술 때 같이 시행하며 일반적으로 1세 전후에 구개 재건술을 시행하므로 그때 같이 시행한다. 구개열과 구개순이 같이 있는 경우는 구개순에 대한 수술을 좀 더 빠른 시기인 생후 2~3개월에 시행하고 구개열에 대한 수술은 12개월경에 시행하기도 하는 데 이런 경우 구개순의 수술과 같이 중이 환기관 삽입술을 시행하기도 한다. 하지만 이렇게 아주 어린 나이에 시행하는 경우는 이루가 생길 가능성이 나중에 하는 것에 비해 높은 단점이 있다. 청력 개선에 대한 효과나 합병증 등은 비슷한 것으로 알려져 있다. 중이 환기관 삽입술은 이후에도 이관 기능이 호전될 때까지 반복하게 되는 경우가 많고 대부분 10대까지 유지하게 된다. 고막 천공이 발생하게 되면 고막성형술이 필요한데 수술의 시기에 대해서는 확실한 의견이 모아져 있지는 않지만 이관 기능의 호전이 된 이후에 하는 것이 필요하며 최소 12세는 지나는 것이 좋다고 알려져 있다.

구개열 재건에 관한 수술법

von Langenbeck 구개 재건술은 구개열의 내측 경계에 절개를 넣고 구개의 외측 경계쪽인 어금니의 바로 내측에 절개선을 넣어서 경구개 점막골막 피판을 만든다. 양측에 절개를 하였기 때문에 내측으로 피판이 당겨지고 양측 피판을 중앙에서 봉합해서 수술을 마치는 술기이다. 이 술기는 경구개에까지 있는 구개열을 재건하는 데 사용할 수 있다. 이 술기는 뒤편의 점막까지 봉합하기 어려울 수 있다. 이를 보완하기 위해 경구개 후면에서 구개 긴장근의 근육을 절제하고 구상돌기까지 박리한 후에 당겨서 봉합해주는 방법intravelar veloplasty을 사용한다. 이렇게 하면 구개 후방부의 빈 공간을 근육으로 줄여줄 수 있다. 다만 구개 거상근의 이상 배열은 그대로 남게 된다.

V-Y pushback 구개 재건술은 2개 피판 수술법, 또는 Veau-Wardill-Kilner 수술법으로도 알려져 있다. 경구개의 점막골막 피판을 뒤쪽을 남기고 앞쪽에서 들어서

만들며 좌우에서 각각 만들어서 2개의 피판을 만든다. 뒤쪽 결손부위로 당겨서 후진시킨 후에 중앙선에서 양측 피판 봉합을 시행한다. 이렇게 하면 앞측 외측에 점막의 결손 부위가 생겨서 경구개 뼈가 노출되고 이 부위는 2차치유가 되면서 아물게 된다. 구개 거상근도 양쪽에서 당겨져서 중앙부위에서 봉합이 되므로 근육의 배열이 정상과 유사한 형태를 가지게 된다.

Furlow가 1978년에 소개한 방법은 구개열의 구강측과 비강측에 각각 다른 방향의 z-plasty를 시행하는 것으로 double opposing z-plasty로 알려져 있다. 장점은 양측에서 막아주며 연구개 중앙에서 떨어져 있는 구개 거상근과 긴장근을 중앙에 맞춰 주기 때문에 근육이 정상방향으로 재배열되는 점이다. 이전 방법에 비해 경구개의 점막피판을 들지 않아도 되어서 경구개 뼈가 구강내로 노출되지 않는 것도 장점으로 볼 수 있다. 따라서 수술 후에 상악의 성장에도 영향이 가장 적은 것으로 알려져 있다. 하지만 구개열의 폭이 넓을 경우에는 수술 후에 천공이 생기는 경우들이 알려져 있어서 넓은 폭을 가진 구개열의 재건에는 사용이 제한적이다.

4. 구개열에 대한 수술적 치료 후에 생기는 이관의 기능 변화

구개열에 대한 수술적 재건은 연구개를 다시 만들어 주고 이를 위해 구개 긴장근 등의 주변 조직을 끌어와서 고정하게 된다. 이를 통해 다시 이관의 기능의 호전을 기대할 수 있는데 이 수술적 치료의 결과에 대해서는 많은 연구자들이 다양하게 보고하고 있다.

Smith 등은 81명의 구개열 환아에서 구개재건술 후에 이관기능의 회복을 장기간 관찰하였는데 수술 후 환아들의 70%에서 이관기능이 회복되었다고 판단하였으며 나머지는 개선은 되었지만 기능이상이 지속되었다. 이관 기능이 회복되는 데는 평균 6년이 걸린다고 하였다. Funamura 등은 146명의 구개열 환자를 대상으로 tympanometry 결과를 이용하여 추적 관찰하였다. 환자들은 생후 12개월 전후에 구개열에 대한 수술을 시행 받았으며 이후 중이 환기관 삽입술을 시행 받으며 삼출성 중이염을 치료해 왔다. Tympanometry 상에서 양쪽 귀가 모두 A형으로 파형이 나오는 시기는 평균 12.1세였으며 이는 구개열이 없고 구순열만 있는 같은 조건의 환자들의 평균 7.4세에 비해서 약 4.7세 늦은 것이라고 보고하였다. 또한 이들의 연구에서는 3세 이전에 중이환기관 삽입술을 시행받은 경우가 그렇지 않은 경우에 비해 A형 tympanogram을 보이는 시기가 의미 있게 빨랐다고 하였다. Handzic-Cuk 등도 같은 연구를 시행하였는데 A형 tympanogram을 보이는 평균 나이를 11세로 보고하였다. Lou 등도 126명의 구개열 환아를 대상으로 수술 시기와 청력 결과애 대해 분석하였는데, 3세 이전에 수술을 받은 경우가 더 나이가 많아서 시행 받은 환아들에 비해서 나은 청력 수준을 보였다고 하였다. Alper 등은 구개열 환자를 수술 전후로 비교하여 forced response test (FRT)를 시행하여 이관 기능을 비교하였을 때 검사 결과에서 수술 전에 비해 수술 후에 의미 있는 차이를 관찰하지 못하였지만 이관의 확장 정도가 수술 후에 의미 있게 증가하는 것은 관찰할 수 있었다고 보고하였다.

수술 방법에 따라 이관 기능의 개선 정도가 차이가 나는지에 대해서는 지속적인 의문이 제기되어 왔다. 이를 해결하기 위해 많은 연구들이 청력개선에 더 유리한 수술 방법을 찾고자 수술 방법 간에 비교연구를 시행하였다.

Antonelli 등은 전향적으로 370명의 일측 구개열 환자를 대상으로 von Langenbeck with intravelar veloplasty 방법과 Furlow double opposing z-plasty 방법을 비교하였다. 환자들은 생후 9개월에서 18개월 사이에 수술을 받았고 5~6세 사이에 청력검사와 이경검사를 시행하였다. 이 연구에서는 순음청력검사 결과, 임피던스 청력검사 결과, 수술을 시행 받은 나이, 수술 방법 등에서 모두 의미있는 차이를 발견하지 못하였다. Wilson 등도 단순 봉합 구개재건술과 z-plasty 간에 삼출성 중이염 재발 여부를 103명의 환자를 대상으로 1년 후에 비교하였는데 의미 있는 차이는 발견하지 못하였다. Guneren 등은 V-Y pushback 구개 재건술과 double opposing z-plasty간에 청력의 차이를 13명의 환자에서 27.3개월간 추적 관찰했을 때 차이를 볼 수 없었다고 하였다.

반면에 구개 재건 방법 중에서 z-plasty를 사용하는 것이 단순 봉합에 비해 이관 기능의 개선에 보다 효과적이라는 보고들도 있다.

Smith 등은 후향적 연구에서 101명의 구개열 환자를 대상으로 V-Y pushback 수술법과 double opposing z-plasty 가 단순 z-plasty 방법보다 수술 후에 중이 환기관 삽입술의 빈도가 의미 있게 감소하였다고 보고하였다. Carroll 등은 69명의 138귀에 대한 후향적 연구에서 double opposing z-plasty, V-to-Y pushback, von Langenbeck 방법을 포함하여 여러 수술법의 수술 후 청력 결과를 비교하였다. 그 결과 수술 후 3년째에는 의미있는 차이를 보이지 않았지만 수술 후 6년이 지난 시점에서는 double opposing z-plasty를 받은 군이 다른 수술 술기를 시행받은 군에 비해 의미 있게 청력이 호전되었다고 보고하였다.

Flores 등은 von Langenbeck 등의 수술 중에 구개 긴장근을 당겨 오기 위해서 구개 긴장근의 힘줄tendon을 절제하는 것은 이관 기능을 오히려 악화시키는 경향이 있으며 수술 시 힘줄을 고정tensor tenopexy하는 것이 거상근의 효과를 낼 수 있어서 이관 기능의 개선에 도움이 되며 고막 절개술의 빈도를 낮출 수 있다고 하였다. 이들이 제시한 구개 긴장근 고정The tensor tenopexy 방법은 다음과 같다. 이 수술법은 (1) 구개 긴장근을 찾고, (2) 비정상적으로 붙어있는 경구개 뒤쪽에서 떼어내고, (3) 구개 긴장근의 힘줄을 외측에 구상돌기hamulus에 붙어 있는 상태에서 내측으로 당기면서 서로 봉합한다. 구상돌기의 내측에서 힘줄을 자르고 양측 구개 거상근을 봉합해준다.

반면에 Tiwari 등은 힘줄을 절제하는 것과 고정하는 것이 1년을 추적관찰 하였을 때 차이를 발견하지 못하였다고 보고하였다. 구개 긴장근의 힘줄 고정이 중이염에 더 유리한 수술법인지에 대해서는 아직 좀 더 많은 연구가 필요하다 하겠다.

이런 결과들을 보면 수술 후 이관의 기능이 개선되는 데는 많은 시간이 필요한 것을 알 수 있으며 다양한 결과가 있지만 구개 거상근을 연구개 중앙에서 봉합하는 구개 거상근 재건을 시행하는 술식들이 일정 시간이 지나면 이관기능의 개선에 조금 더 도움을 주는 것으로 생각할 수 있다. 또한 구개 재건술이 1세 전후로 이루어지며, 정상 소아에서도 이관 기능이 정상 성인과 같게 되는 시점이 만 7세 전후인 것을 고려해 볼 때, 구개열 환아의 이관 기능을 평가할 때는 수술의 시점과 수술 후의 시간뿐 아니라 환아의 성장도 같이 고려해야 할 점으로 생각된다.

결론

구개열이 있을 때 이관 기능은 감소하게 되고 이로 인해 이관 기능의 부전이 생기며 따라서 이로 인해 중이 질환이 생기게 된다. 이는 출생 직후부터 발생하는 것으로 구조적 개선이 이루어지지 않으면 지속되는 질환이며 진주종 등으로 악화될 수 있고 청력 소실이 동반된다. 이를 치료하는 것은 구개 재건술을 시행하고 삼출성 중이염에 대한 중이 환기관 삽입술을 반복적으로 시행하고 지속적인 추적 관찰을 하면서 중이 병변이 진행되지 않도록 해야 한다. 구개열에 대한 수술적 치료 후에 많은 경우에는 이관 기능이 회복되지만 장기간의 시간이 필요하며 일부에서는 회복되지 않기도 하다. 따라서 병의 자연 경과를 알고 향후 질환의 악화에 대비하며 적절한 치료를 하는 것이 필요하다.

› Suggested reading

1. Imbery TE, Sobin LB, Commesso E, Koester L, Tatum SA, Huang D, et al. Long-Term Otologic and Audiometric Outcomes in Patients with Cleft Palate. Otolaryngol Head Neck Surg. 2017;157(4):676-82.

2. Funamura JL, Said M, Lin SJ, McKinney S, Tollefson TT. Eustachian tube dysfunction in children with cleft palate: A tympanometric time-to-event analysis. Laryngoscope. 2020;130(4):1044-50.
3. Heidsieck DS, Smarius BJ, Oomen KP, Breugem CC. The role of the tensor veli palatini muscle in the development of cleft palate-associated middle ear problems. Clin Oral Investig. 2016;20(7):1389-401.
4. Funamura JL, Lee JW, McKinney S, Bayoumi AG, Senders CW, Tollefson TT. Children with Cleft Palate: Predictors of Otologic Issues in the First 10 Years. Otolaryngol Head Neck Surg. 2019;160(5):902-10.
5. Carroll DJ, Padgitt NR, Liu M, Lander TA, Tibesar RJ, Sidman JD. The effect of cleft palate repair technique on hearing outcomes in children. Int J Pediatr Otorhinolaryngol. 2013;77(9):1518-22.

CHAPTER 13

폐쇄성 이관기능장애의 증상과 임상적 진단

박무균(서울대)

학습목차

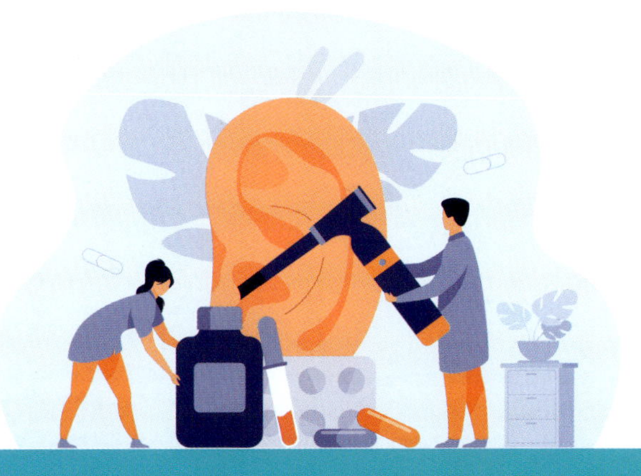

서론

폐쇄성 이관기능장애는 이관의 기능을 수행할 수 있도록 이관이 충분히 확장되지 않는 것을 의미한다. 이관기능장애의 유병률은 이전 연구에 의하면 성인 인구의 약 1%, 소아는 일시적인 이관기능장애를 포함하면 약 40%에 달하는 것으로 알려져 있으며, 그 중에서 폐쇄성 이관기능장애가 가장 많다고 한다. 미국의 최근 연구에 의하면 폐쇄성 이관기능장애의 유병률은 청소년 인구에서 약 4.4%이며, 성인에서는 4.6%라고 한다.

폐쇄성 이관기능장애는 원인에 따라 기능적 폐쇄functional obstruction, 해부학적 폐쇄anatomical obstruction, 동적 기능장애dynamic dysfunction (muscular failure) 등으로 나눌 수 있다. 기능적 폐쇄는 내강lumen의 물리적 막힘이 없는 상태에서 이관이 확장되지 않는 것을 말한다. 만성 기능적 폐쇄의 가장 흔한 원인은 부종과 분비물이 동반된 점막의 염증이다. 또는 이관이 부분적으로 열려 있더라도 중이의 음압을 지속적으로 적절하게 환기시킬 수 있을 정도로 충분히 열리지 않을 때 발생할 수 있다. 해부학적 폐쇄는 점막의 부종을 동반하는 심한 염증이나 아데노이드비대, 선천성 또는 후천성 이관협착, 비인두종양에 의해 발생할 수 있다. 구개열 수술, 비위관 또는 비기관삽관 등에 의한 이관 손상으로 인해 후천성 이관협착이 발생할 수 있다. 그리고 선천성 진주종, 유피낭종, 구개열 등과 다운증후군Down syndrome, 크루종증후군Crouzon syndrome, 아페르증후군Apert syndrome, 트리처콜린스증후군Treacher-Collins syndrome, 터너증후군Turner syndrome 등의 두개안면기형에서 선천성 이관협착이 발생할 수 있다. 동적 폐쇄는 중증근무력증myasthenia gravis과 같은 이관의 근조직에 영향을 미치는 퇴행성 및 대사성 질환에 의해 발생할 수 있다.

폐쇄성 이관기능장애는 반복적인 삼출성 중이염, 고막 천공, 유착성 중이염, 진주종성 중이염 등을 유발하는 중요한 요인이다. 또한 고실성형술 실패의 중요한 원인으로 이관기능의 측정은 중이 질환의 치료 및 예후 판정에 필수적인 검사라고 할 수 있다. 특히, 소아에서는 폐쇄성 이관기능장애 의한 청력저하는 언어발달지연을 유발하는 원인되기도 한다. 또한 스쿠버다이빙이나 비행기 여행 등과 같은 중이의 내외의 압력불균형이 급격하게 발생하는 상황에서는 이충만감 또는 이통, 기압성 손상을 유발할 수 있어 직업적 선택에 제한이 있을 수 있다. 또한 해부학적 폐쇄성 이관기능장애의 한 원인인 비인두종양의 경우 드물지만 악성의 가능성이 있어 주의를 요하는 감별진단이다.

이에 본 장에서는 폐쇄성 이관기능장애의 증상과 임상적 진단법을 소개하고자 한다.

본론

1. 폐쇄성 이관기능장애의 증상

폐쇄성 이관기능장애는 이충만감뿐만 아니라 청력저하, 이통, 이명, 어지럼증, 두통 등의 증상을 나타내며, 상기도감염 이후 악화되는 경우가 많고, 반복적인 중이염의 과거력이 있는 경우도 종종 있다. 발살바법Valsalva test을 통해 중이로 환기가 통하지 않을 수 있고 고막 유착, 천공, 이루의 병력이나 알레르기 비염 시에 증상이 악화되는 병력을 보일 수 있다. 폐쇄성 이관기능장애의 경우 비행기를 타거나 높은 곳에 올라갈 때 심한 이통을 느끼는 병력이 있고, 반복적인 환기관삽입술의 병력을 가진 경우가 있다. 알레르기비염과 위식도역류와의 관련성이 알려져 있으며, 어린이의 경우 아데노이드 비대가 동반된 경우가 흔하다. 성인의 경우, 고막천공, 만성중이염과 진주종성 중이염의 발생원인이 되고 수술 후 재발의 원인이 될 수 있어 수술 전 이관기능에 대한 문진과 발살바 검사를 시행하는 것이 권고된다. 고막 천공이 발생시 오히려 이충만감이 호전되고 두통 등 비특이적이고 불명확한 증상을 호소하는 경우가 있어 정확한 진단이 되지 못하거나 진단시기가 늦어지는 경우가 있다. 폐쇄성 이관기능장애가 심하지 않는 경우 이충만감이 없이 상고실attic의 유착만 보일 수 있다.

2. 폐쇄성 이관기능장애의 임상적 진단

이관기능장애의 진단을 위해서는 먼저 기본적인 병력청취 및 이경, 비강 및 비인강 검사, 골도를 포함한 순음 및 어음 청력검사, 임피던스청력검사, 이관기능검사를 시행한다. 측두골 전산화단층촬영temporal bone CT, 어지럼증 검사 등은 필수검사는 아니며 감별 진단을 위해 추가로 시행할 수 있다. 이관기능을 평가하는 검사 방법은 여러 가지가 있으며, 전통적인 방법으로 발살바법, Toynbee법, Frenzel법, Politzer법, 카테터 삽입법이 있고, 생리적인 방법으로는 부아음압평형검사 inflation-deflation test, 이를 이용한 Bluestone의 9단계 검사법, 음파이관측정법 sonotubometry, gentian violet, methylene blue, lipiodol 등을 이용한 점액섬모 기능검사clearance test가 있다. 그러나 이런 검사들의 결과가 정상이라 하여 이관기능이 정상이라고 단정

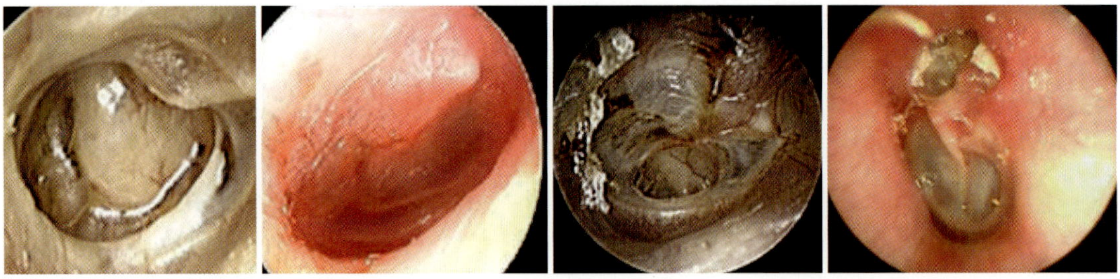

Figure 13-1 이관기능 장애에서 나타날 수 있는 다양한 이경 내시경 소견들.

할 수는 없다. 실제로 임상의들은 양측 유양동의 발달 상태를 측두골 CT로 비교하거나, 수술 중 중이쪽 이관 입구에 카테터를 넣어 보기도 하며, 환자의 고막 및 중이 점막 상태로 이관기능을 평가하기도 하나, 아직까지 이관의 기능을 정확하게 평가할 수 있는 최적표준gold standard은 없는 실정이다.

신체진찰은 고막 및 비강, 비인강의 이관 입구의 상태를 확인한다. 이경검사에서는 고막의 함몰, 삼출물, 중이무기증, 진주종, 고막 천공, 고실경화반tympanosclerotic plaque 등을 관찰할 수 있다(Figure 13-1).

비강검사에서는 비인두의 이관 입구에 염증 소견이 있거나, 드물게 종양이나 흉터, 아데노이드 비대, 이관융기torus tubarius의 비대 등으로 인해 이관이 좁아져 있거나 막혀 있을 수 있다.

이관기능장애를 dynamic slow motion video endoscopy의 내시경 소견으로 바탕으로 정상 0에서부터 1~3등급까지 나누는 것을 제시한 연구가 보고되었다(Table 13-1).

이관의 개통 여부는 발살바법, Politzer법, Toynbee법 등을 시행하여 확인해 볼 수 있다. Valsalva test는 임상에서 가장 흔히 시행되는 신체 검사법 중에 하나이다. 발살바법에서 통기가 되지 않는 경우, 폐쇄성 이관기능장애를 의심할 수는 있으나

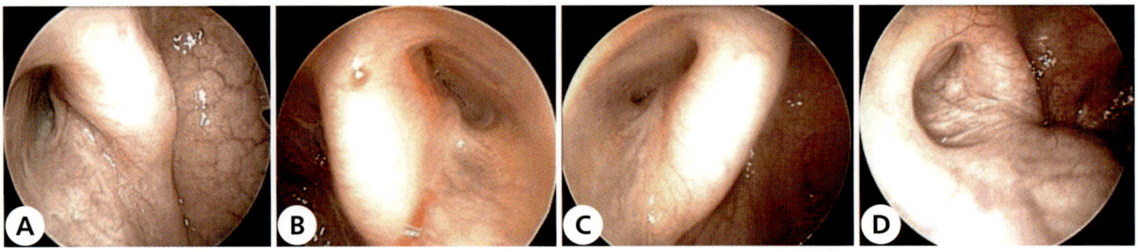

Figure 13-2 Dynamic slow motion video endoscopy을 통해 관찰한 이관소견 A) 등급 0, B) 등급 1, C) 등급 2, D) 등급 3 (Han et al, Clin Exp Otorhinolaryngol. 2017)

Table 13-1 이관 개방을 평가하기 위한 검사법

검사명	방법 (측정 횟수)	측정된 진단 결과 (단위)	그외 변수 (단위)	이관기능
고막 관찰	Valsalva (3) Toynbee (3)	고막 움직임 (예/아니오)	고막 움직임의 강도와 속도(약/강, 빠름/느림)	수동적 개방 Valsalva 수동적 및 능동적 개방Toyn-bee
환자 보고 평가	Valsalva (3) Toynbee (3)	환자 감각(예/아니오)	–	수동적 개방 Valsalva 수동적 및 능동적 개방Toyn-bee
고막운동성 계측	휴식 상태의 환자(1)	중이 압력(daPa) 고실 어드미턴스(ml)	–	능동적 개방(중이 압력도 마찬가지로 점막의 가스 교환에 의해 영향을 받음)
이관임피던스 검사	외이도에 +300 daPa 양압을 가한 후 침 삼키기(1) 외이도에 +400 daPa 양압을 가한 후 침 삼키기(1) +500 daPa 양압을 가한 후 침 삼키기(1)	고실 최고 임피던스 변화(ml)		수동적 및 능동적 개방
9단계 검사법	외이도에 +400 daPa 양압을 가한 후 침 삼키기(3) 외이도에 −400 daPa 음압을 가한 후 침 삼키기(3)	400 daPa의 양압과 음압을 가한 후 중이 압력 변화(daPa) 평형화 후 중이 압력 변화(daPa)	–	능동적 개방
이관-고실 공기역학 그래프	Valsalva (3) Toynbee (3)	외이도 최고 양압과 음압의 변화(daPa)	비인강 압력(daPa)	수동적 개방 Valsalva 수동적 및 능동적 개방Toyn-bee
연속임피던스 검사	Valsalva (3) Toynbee (3)	외이도 최고 음압레벨(dB) 외이도 기록 시간(ms)	비인강 압력(daPa)	수동적 개방 Valsalva 수동적 및 능동적 개방Toyn-bee
음향이관 측정법	침 삼키기(5)	외이도 최고 압력 변화(daPa) R값	–	능동적 개방

민감도나 특이도가 매우 높지는 않고 해부학적인 연결만을 의미하고 이관이 개방될 수 있다는 것을 의미한다. 이관의 개방을 평가하기 위한 다양한 검사법이 있어 진단에 도움을 받을 수 있다.

청력검사는 폐쇄성 이관기능 장애의 감별 진단을 위해 필수적인 검사로 이관 장애를 가진 경우 청력검사상 대부분 정상이나 저주파수 일부에서 기도골도차가 5~10 dB 정도 되는 전음성 난청이 관찰될 수 있다. 하지만 이관기능장애에 의한 청력의 저하는 이관기능장애의 중증도를 반영하지는 못한다. 또한, 삼출성 중이염이나 유착성 중이염이 있을 때 경도 혹은 중등도 전음성 난청이 동반될 수도 있다. 고막운동성검사tympanometry은 중이의 압력의 정상 여부를 판단할 수 있는 신뢰성이 높은 검사이다. 고막운동성검사는 외이도 압력변화에 따른 고막의 탄성compliance 변화를 비교하여 중이압력을 간접적으로 측정할 수 있다.

점액섬모 기능검사clearance test는 고실을 개방하여 Methylene blue 등의 염색

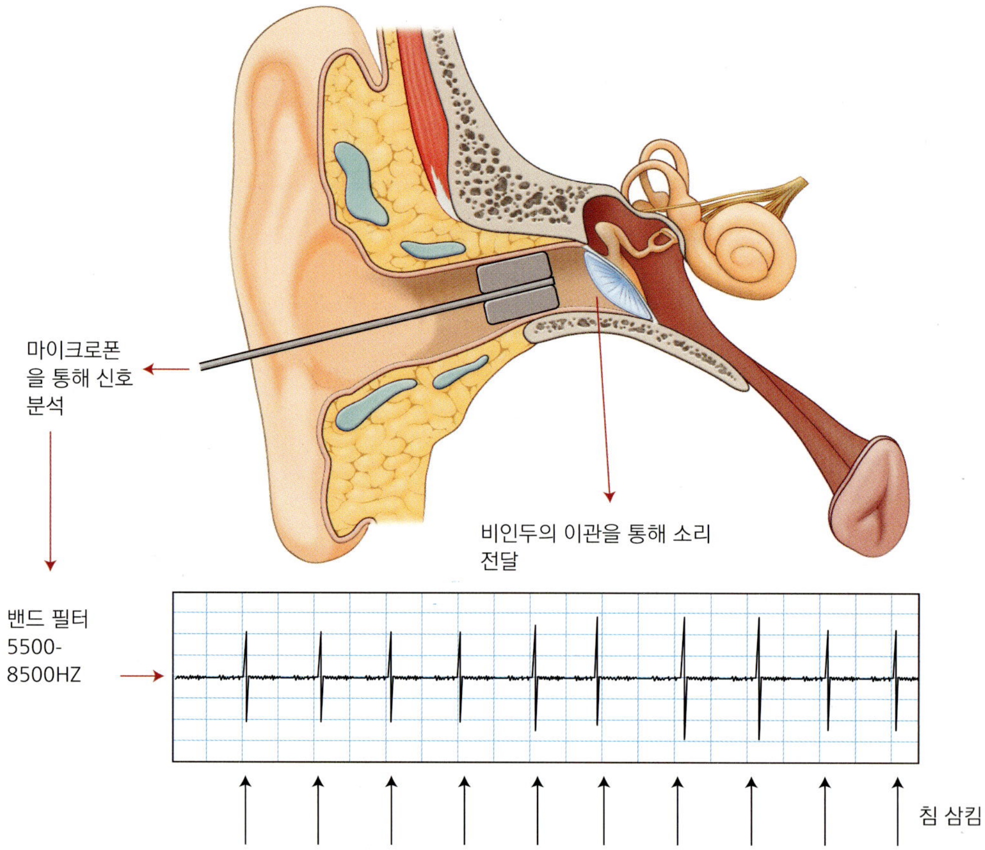

Figure 13-3 음파이관측정법의 원래

을 통해 이관의 patency와 clearing 기능을 평가하는 방법이 실험적으로 시행될 수 있다.

음파이관측정법Sonotubometry은 비공을 통해 소리 자극을 준 뒤 외이도에서 전달된 음압 수준을 측정하고, 연하swallowing에 의해 음압이 증가하는지 여부를 평가한다. 현재 국내에서는 임상적 진단법으로 널리 활용되지는 못하고 있으나 민감도와 특이도가 높은 검사법으로 알려져 있어 향후 객관적인 임상적 진단법으로 국내에서도 활용이 증가할 것으로 기대된다.

이관기능 설문지[7-Item ETD Questionnaire (ETDQ-7)]는 7가지 증상에 대한 설문을 피험자가 직접 평가하는 검사로 주관적 증상 개선을 정량화하여 평가할 수 있어 연구뿐 아니라 임상적으로도 유용한 검사법이다.

7-item Eustachian Tube Dysfunction Questionnaire (ETDQ-7)

지난 한 달 동안 다음의 항목에 대해서 어느 정도의 문제가 있었습니까?							
	문제없음			보통			심한 문제
귀에 압력을 느끼십니까?	1	2	3	4	5	6	7
귀의 통증이 있습니까?	1	2	3	4	5	6	7
귀가 먹먹하거나 물이 찬 느낌이 있습니까?	1	2	3	4	5	6	7
감기나 축농증이 있을 때 귀에 문제가 있었나요?	1	2	3	4	5	6	7
귀에서 '탁탁'하는 소리나 터지는 소리가 들렸나요?	1	2	3	4	5	6	7
귀에서 울리는(윙~윙~)소리가 들렸나요?	1	2	3	4	5	6	7
소리가 작게 들리는 느낌이 있습니까?	1	2	3	4	5	6	7

근전도검사Electromyography, EMG는 동적 기능장애 dynamic dysfunction (muscular failure) 의한 폐쇄성 이관기능장애의 진단에 도움을 줄 수 있으며 이관의 개방에 중요한 구개범장근tensor veli palatini muscle과 구개범거근levator veli palatini muscle의 감소된 기능을 근육의 근전도 검사를 실시하여 평가하며 특별한 마취없이도 외래에서 시행이 가능하다.

카테터 삽입법catheterization을 통한 이관 개방의 확인은 비인두를 통해 이관으로 삽입하거나 혹은 수술중 고실을 통해 이관으로 삽입되어 시행될 수 있다.

컴퓨터 단층 촬영computed tomography를 포함한 영상학적 검사는 해부학적 폐쇄anatomical obstruction에 의한 폐쇄성이관기능 장애의 진단에 도움이 되나 문진과 신체검진상 추가적인 병변이 의심되는 경우에 한해 시행하는 것이 권고된다.

측두골 컴퓨터 단층 촬영은 이충만감을 유발할 수 있는 중이질환, 상반고리관

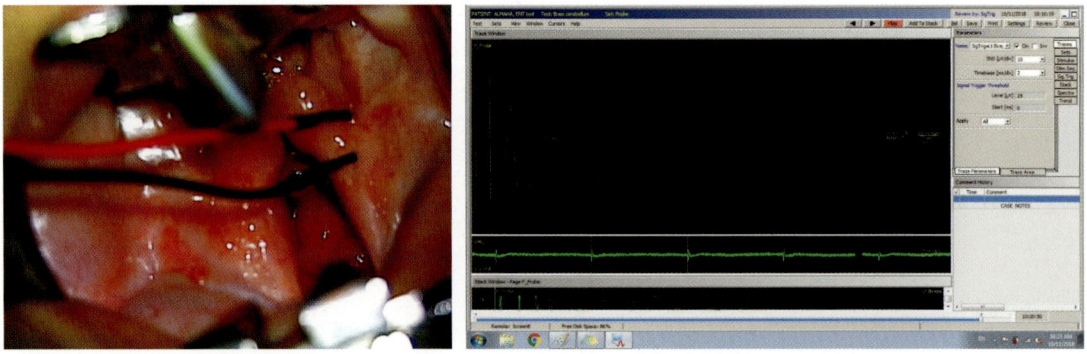

Figure 13-4 구개열 환자에서 EMG를 통해 구개범장근의 기능을 측정

피열 증후군superior semicircular canal dehiscence 등의 병변을 감별 진단하는데 도움이 되며 이관 장애에 대한 수술적 치료 시 이관 부근의 협착, 내경동맥 피열 등을 확인하기 위하여 시행할 수 있다. Cone beam CT 등을 이용하여 앉은 자세에서 CT를 찍거나 발살바법을 시행하면서 측두골 컴퓨터 단층촬영을 시행하여 이관개방의 동적 영상을 얻으면 폐쇄성 이관기능장애를 진단하는 데 도움이 될 수 있다.

폐쇄성 이관기능 장애에서 영상학적 소견상 관찰되는 소견으로는 CT 소견상 이관의 연골부가 닫힌 소견이나 내강이 좁은 소견이 관찰될 수 있다. 특히 중간 골부의 중간 부위가 좁을 수 있다. Tsai 등은 3D 이미지 분석을 통해 이관과 경구개가 이루는 각도가 작다는 것을 보고 하였다.

MRI는 연조직 및 연골을 보는 데 유용하며 Tensor veli palatini와 levator veli palatini 근육을 관찰할 수 있다. 이관의 연골은 나이가 들수록 명확히 보이지는 않으며 isodense하게 관찰된다. Ostmann fat pad는 T1 weighted MRI에서 잘 관찰이 된다. 일반적으로 이관의 해부학적 진단을 위해 Plain X-ray와 초음파는 사용되지 않는다. Lukens 등은 이관 기능장애 환자에서 발살바법을 통해 MRI로 이관의 개방을 관찰할 수 있다고 보고하였다.

임상적 검사법으로 흔히 이용되지는 않지만 조영제와 동위원소를 이용하여 중이강과 이관의 해부학적 연결과 청소율을 측정하는 영상기법들이 소개되어 있다.

3. 폐쇄성 이관기능장애의 감별 진단

임상적으로 이충만감을 호소하는 경우, 폐쇄성 이관기능장애와 개방성 이관기능장애를 감별하는 것이 가장 중요하다. 폐쇄성 이관기능장애를 개방성 이관기능장애로 오인하거나 반대로 오인하는 경우 오히려 증상을 악화시킬 수 있다. 이충만감을 호

Table 13-2 폐쇄성 이관의 영상학적 소견

논문	영상기법	검사 소견
Kanzaki 1985	CT (semi-axial plane)	환기관 삽입과 삼출물 배액 후 즉시 이관의 골성 부분이 개방 이관의 연골부분이 항상 폐쇄
Conticello 1989	CT (Axial)	만성중이염에서 내경이 크기가 감소
Yoshida 2007	CT (MRP: 다평면재구성)	이관의 골성 부분(중간 부위)이 작고 점막의 두께가 두꺼움 이관의 길이 차이는 없음. 협부를 찾기 어려움.
Liang 2009	CT (MRP: 다평면재구성)	삼출성중이염에서 고실 입구에 연조직이 보임. CT 소견과 고막운동성계측과 상관관계가 높음
Tsai 2010	CT (3D reconstruction)	세부사항에서 3D 재구성이 효과적임. 환측 귀에서 이관 각이 매우 작음.
Lukens 2012	MRI (T2 turbo spin echo and T1 gradient echo sequences)	Valsalva법을 하는 동안 이관의 입구가 보임. 연조직 구조가 쉽게 관찰됨.

소하는 경우 먼저 자성강청autophony 여부를 통해 자성강청을 동반한 이충만감은 개방성 이관장애를 먼저 의심해야 한다. 발살바법은 외래에서 유용한 검사법이며 적절한 설명을 통해 시행하며 발살바법을 정확히 시행하는 경우에는 환기가 되지 않는 경우 폐쇄성 이관기능장애를 시사한다. 하지만, 어린이와 성인의 경우에도 일부에서는 발살바법을 정확히 시행하지 못하는 경우가 있어 해석에 주의를 요한다. 이러한 경우에는 Toynbee법, Frenzel법, Politzer법, 카테터통기법 등 이관의 기능적 검사법을 추가해 볼 수 있다(9장 이관의 기능적 검사 참고). 고막의 이상소견과 임피던스 검사상 C type을 보이는 경우 폐쇄성 이관기능장애를 진단할 수 있다. 고막의 유착 소견이나 중이삼출액이 발살법에 의해 호전되는 경우 폐쇄성 이관가능장애를 시사한다. 이밖에 폐쇄성 이관기능장애의 증상인 이충만감, 청력저하, 이명, 또는 이통을 호소하는 환자에서 다음과 같은 질환을 감별해야 한다.

- 측두하악관절장애Temporomandibular joint disorder
- 메니에르병, 내림프수종Ménière disease, Endolymphatic hydrops
- 돌발성 난청Sudden sensorineural hearing loss
- 급성 저음역 감각신경성 난청Acute low-tone sensorineural hearing loss
- 상반고리관 피열 증후군Superior semicircular canal dehiscence syndrome
- 특발성 미로 누공Idiopathic perilymphatic fistula
- 편두통Migraine

Table 13-3 조영제와 동위원소를 이용한 이관기능검사

영상기법	저자 연도	주입경로 동위원소	검사한 이관기능 환자의 행동	핵심 소견
Spot and cine x-ray	Parisier 1970	고실 Sodium diatrozoate	열림/청소율 침삼킴, Valsalva, Toynbee	이관 내경을 관찰. 골성, 연골성, 또는 접합부위의 협착
Spot and cine x-ray	Bluestone 1971	고실Iophendylate	열림/청소율 환기관삽입, 휴식 시	치료하거나 치료하지 않은 구개열에서 조영제가 제거되지 않거나 이관의 고실 입구에서 들어가지 않음. 환기관삽입 후 2주 후에 조영제 삽입이 호전됨.
Spot and cine x-ray	Bluestone 1971	비인강 Sodium diatrozoate	역류 방지 삼킴	정상 귀에서는 이관으로 들어간 조영제가 배출됨. 치료하지 않은 구개열에서는 조영제가 들어가지 않거나 치료한 구개열 및 삼출성중이염에서는 조영제가 덜 들어감.
Spot x-ray	Gaafar 1988	고실내 Lipiodol	열림/청소율 휴식과 삼킴 시	막힌 부위를 확인할 수 있거나 이관이 완전이 막힘.
섬광조영	Paludetti 1992	고실내 77mT-Clabelled albumin	열림/청소율 휴식 시	만성중이염에서 이관에서 동위원소의 이동이 느림.
섬광조영	Brenner 1997	비인강과 고실내 133Xe gas	환기 Valsalva	이관기능장애에서 중간 섭취값이 낮거나 청소율의 반감기가 연장됨.
섬광조영	Karasen 1999	비인강 133Xe gas	환기 Valsalva	이관기능장애에서 동위원소 섭취가 감소함.
섬광조영	Celen 1999	고실내 99malbumin	열림/청소율 휴식 시	삼출성중이염에서 동위원소의 이동이 16%이고 대조군에서는 100%임. 이관과 비인강에 도달하는 시간이 연장됨.

- 비인두 염증성 질환 혹은 종양Infection or tumor in the nasopharynx

난청이 동반된 경우 급성 저주파수 난청을 감별진단하며, 어지럼증이 동반된 경우 메니에르나 상반고리관 피열 증후군을 고려해야 한다. 편두통의 20%에서 이충만감을 호소할 수 있어 두통의 여부를 확인해야 한다.

결론

이관기능장애는 흔하게 접하는 질환으로 중이 및 내이 질환의 악화에 기여하고 다

른 중이 및 내이 질환과의 감별을 요하므로 정확한 병력청취와 진단이 필수적이다. 하지만 그동안 난청 및 중이 질환에 비해 간과되어 왔다. 이충만감이 있는 경우, 환자의 병력과 고막 검진을 통해 고막의 유착이 관찰되고 발살바법을 통해 중이로 환기가 되지 않고 임피펀스 검사상 중이강내 압력이 negative pressure에 위치하는 경우 폐쇄성 이관기능 장애를 진단할 수 있다. 현재 신체검사, 내시경검사, 청력검사, 임피던스검사 이외에 널리 쓰이면서 정확도가 높은 검사법은 없으나 이관 기능에 대한 병리학적인 이해가 증가하고 새로운 진단법의 소개되고 있어 향후 좀 더 이관의 기능을 정량적, 객관적으로 평가할 수 있는 진단 기술의 발전이 있을 것으로 보인다.

› Suggested reading

1. Han WG, Yoo J, Rah YC, Chang J, Im GJ, Song JJ, Chae SW, Jung HH, Choi J. Analysis of Eustachian Tube Dysfunction by Dynamic Slow Motion Video Endoscopy and Eustachian Tube Dysfunction Questionnaire in Chronic Otitis Media. Clin Exp Otorhinolaryngol. 2017 Dec;10(4):315-320.
2. Herrera M, Eisenberg G, Plaza G. Clinical assessment of Eustachian tube dysfunction through the Eustachian tube dysfunction questionnaire (ETDQ-7) and tubomanometry. Acta Otorrinolaringol Esp 2019;70:265-71.
3. Schilder AG, Bhutta MF, Butler CC et al. Eustachian tube dysfunction: consensus statement on definition, types, clinical presentation and diagnosis. Clin Otolaryngol 2015;40:407-11.
4. Smith ME, Scoffings DJ, Tysome JR. Imaging of the Eustachian tube and its function: a systematic review. Neuroradiology 2016;58:543-56.
5. Smith ME, Takwoingi Y, Deeks J, Alper C, Bance ML, Bhutta MF, Donnelly N, Poe D, Tysome JR. Eustachian tube dysfunction: A diagnostic accuracy study and proposed diagnostic pathway. PLoS One. 2018 Nov 8;13

CHAPTER 14

폐쇄성 이관 질환의 치료

박홍주(울산대)

학습목차

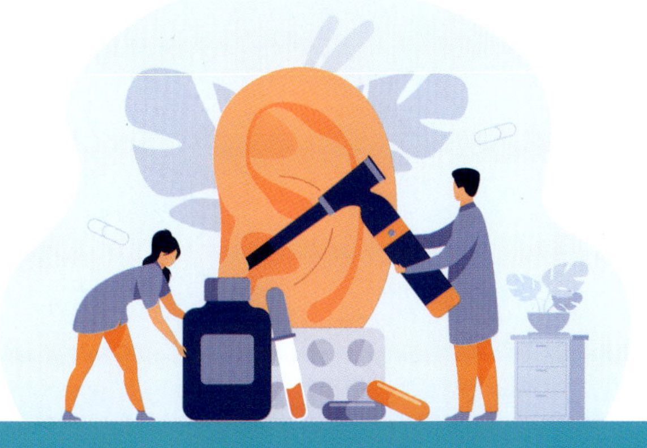

서론

이관은 유스타키오관Eustachian tube 또는 귀인두관이라고도 불리며, 주된 기능은 중이의 환기이다. 이를 통해 귀 안의 공간인 중이의 압력과 고막 바깥인 외이의 압력을 같게 조정해주는데, 이 기능이 저하되면 중이의 환기가 이루어지지 않아 반복되는 감염이 발생하기 쉽고, 이는 삼출성 중이염, 만성 중이염, 진주종성 중이염 등 여러 귀 질환의 선행 요인이 되는 것으로 알려져 있다. 또한 중이염 수술 후 재발의 주 원인 역시 이관기능장애Eustachian tube dysfunction로 알려져 있다. 그 동안 이를 해결할 수 있는 근본적인 치료가 없어 Valsalva 운동이나 고막 절개 및 환기관 삽입 등 대증적 치료 또는 이관기능장애로 인해 발생한 결과에 따른 치료에만 의존해왔다. 여러 방법으로 이관에 직접 접근하는 방법들이 시도되어왔고, 최근에는 이관 풍선 확장술Eustachian Tube Balloon Dilatation이 그 주류를 이루고 있다. 본 장에서는 이관 풍선 확장술을 중심으로 폐쇄성 이관 질환의 치료에 대하여 알아보고자 한다.

본론

1. 이관기능장애

이관은 평소에는 대개 닫혀 있다가 침을 삼키거나 하품 또는 무언가를 씹는 동작을 하면 이관을 둘러싸고 있는 근육들이 수축하면서 열리게 되며 열리는 시간은 보통 0.5초 정도이다. 이관이 열리면서 중이의 환기와 압력 조절이 이루어지고, 이를 통해 이관은 귀를 보호하고 기능을 유지하는 역할을 한다. 이관의 기능은 크게 세 가지로 중이의 압력 조절, 중이의 점액 섬모 활동을 통한 분비물 정화, 그리고 소리와 비인강의 분비물 등으로부터 중이를 보호하는 역할이다. 이러한 이관의 기능이 원활하지 않을 경우 귀가 먹먹한 이충만감을 느끼게 되고, 귀의 압력, 막힌 느낌, 통증, 귀가 튀는 듯한 느낌 등 다양한 불편감을 일으킬 수도 있다. 이관이 협착되거나 기능이 떨어진 이관기능장애가 지속되면 중이 내 음압이 형성되어 고막의 함몰retraction 또는 허탈atelectasis을 유발하고 삼출성 중이염이나 진주종성 중이염 등 여러 귀 질환을 일으킬 수 있다.

2014년 6월 Amsterdam에서 열린 이관기능장애에 대한 workshop의 consensus report에 따르면 이관기능장애는 이러한 이관의 기능이 부적절할 때 발생하는 여러

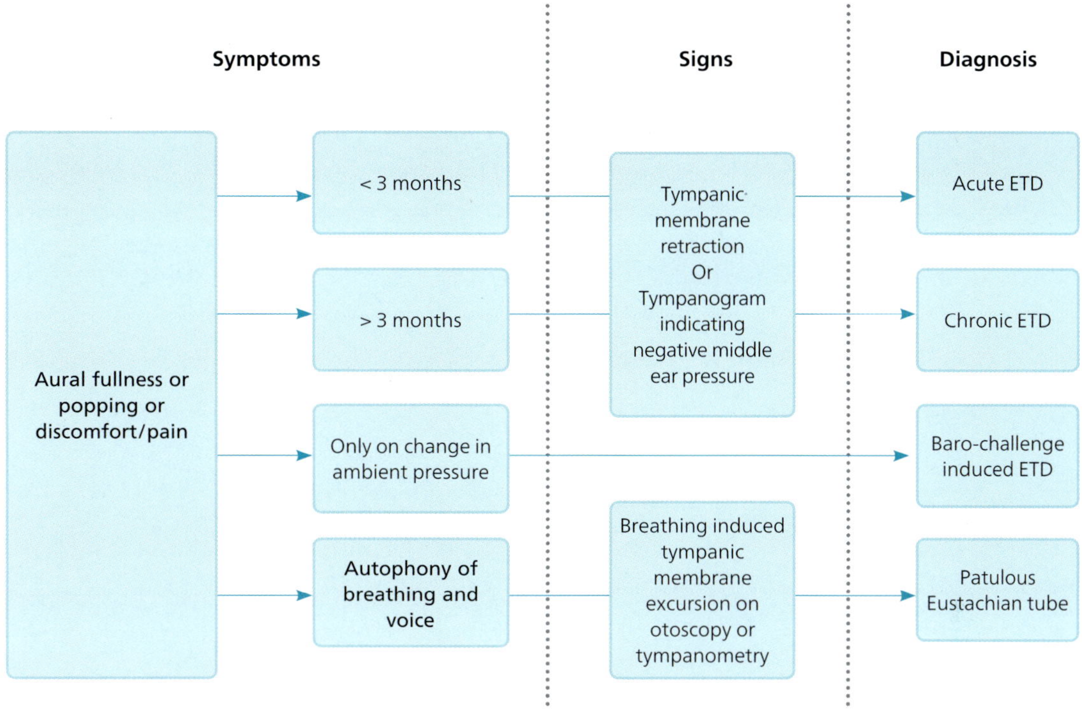

Figure 14-1 이관기능장애의 증상과 징후 및 분류(Eustachian tube dysfunction: consensus statement on definition, types, clinical presentation and diagnosis. Clinical otolaryngology. 2015 Oct;40(5):407-411.)

증상과 징후를 보이는 증후군으로 정의된다. 이러한 증상이 3개월 미만인 경우 급성 이관기능장애, 3개월 이상인 경우 만성 이관기능장애로 분류한다(Figure 14-1).

이관기능장애는 크게 세 가지로 분류할 수 있고, 첫째, 폐쇄성 이관기능장애obstructive Eustachian tube dysfunction, 둘째, 기압성 이관기능장애baro-challenge-induced Eustachian tube dysfunction, 셋째 개방성 이관기능장애patulous Eustachian tube dysfunction이다. 이 중 보통 이관기능장애라고 불리는 폐쇄성 이관기능장애가 가장 흔하며 이는 다시 기능적 폐쇄functional obstruction, 동적 장애dynamic dysfunction or muscular failure, 그리고 해부학적 폐쇄anatomical obstruction로 세분할 수 있다. 이관기능장애는 국제질병사인분류(ICD-10) 및 2020년 7월 개정된 한국표준질병사인분류(KCD-8) 상 급성 및 만성 귀인두관염acute and chronic Eustachian salphingitis, 귀인두관의 obstruction, compression, stricture 개념을 포함하는 귀인두관의 협착stenosis, 개방성 귀인두관patulous Eustachian tube을 포함한다. 자세한 내용은 5장 이관 질환의 분류 부분에서 다루고 있다.

이관기능장애의 증상을 수치화하고 비교하기 위해 여러 설문이 사용되고 있는데, 그 중 대표적인 일곱 가지 증상에 대한 질문으로 이루어진 7-Item Eustachian tube dysfunction questionnaire (ETDQ-7)이 널리 이용된다. 이러한 설문은 이관기능장애로 인한 증상의 정도를 평가하고 시술 전후의 호전 여부를 수치화 할 수 있는 데에 이용될 수 있다. 귀에 압력을 느끼는지, 귀에 통증이 있는지, 귀가 막혔다고 느껴지거나 물속에 있다는 느낌을 받는지, 감기나 부비동염 시에 귀 증상이 동반되는지, 귀에서 거품 소리나 보글거리는 소리가 들리는지, 귀가 울리는지, 청력에 이상을 느끼는지 등의 증상이 포함된다. 자세한 내용은 7장 이관 질환에서 사용하는 설문지 부분에서 다루고 있다.

2. 폐쇄성 이관 질환의 치료적 접근

폐쇄성 이관기능장애obstructive Eustachian tube dysfunction에 대한 치료는 비수술적 치료와 수술적 치료로 나눌 수 있다. 비수술적 치료는 일시적인 경증의 이관기능장애에 대하여 적극적인 경과관찰을 할 수 있으며, 코와 입을 막고 볼이 불룩해지도록 압력을 높여 고막이 부풀어 오르는 운동을 하는 Valsalva법이 있다. 비염에 대한 치료로 비강내 식염수 세척과 충혈 완화제 및 항히스타민제, 경구 스테로이드 및 비강내 스테로이드 분무제 등을 적용할 수 있다. 위식도 역류 및 인후두 역류에 대한 치료도 시도해볼 수 있다.

수술적 치료로는 중이 내 압력을 맞추는 환기관 삽입술이 가장 많이 이용되어 왔다. 비인두의 해부학적 폐쇄를 조절하기 위해 아데노이드 절제술을 시도할 수 있으며, 이관의 비인두쪽 입구에 확대된 점막과 연골을 제거 또는 축소하는 이관 성형술Eustachian tuboplasty도 시도된 바 있으며 레이저laser나 회전식 절삭기microdebrider를 이용할 수 있다.

유럽과 미국에서 2009년에 임상적으로 사용이 시작된 이관 풍선 확장술은 코를 통해 접근하여 이관을 풍선 catheter로 확장하는 시술로 폐쇄성 이관기능장애의 직접적인 치료로 주목을 받고 있다. 유럽과 미국에서는 많은 임상 연구가 시행되어 성공적인 보고가 있으며 국내에서도 허가되기 전 여러 기관에서 임상 연구를 통해 70% 이상의 성공적인 치료 효과를 보였다. 국내에서는 연구용으로만 시행되어오던 이관 풍선 확장술이 신의료기술평가(보건복지부 고시 제2019-243호, 2019년 11.1.)를 통해 안정성 및 유효성을 인정받아 국내에서도 선택할 수 있는 치료법으로 자리잡았다. 이어 선별급여 지정 및 실시 등에 관한 기준 개정(보건복지부 고시 제2020-

255호, 2020.11.10)에 따라 2021년부터는 요양급여 적용이 시작되어 점점 이관기능장애 치료의 주류를 이룰 것으로 예상된다.

3. 이관 풍선 확장술의 방법

이관 풍선 확장술은 만 18세 이상의 만성 폐쇄성 이관 질환 환자를 대상으로 풍선을 이관 내로 삽입한 후 팽창시킴으로써 환자의 이관을 확장하여 기능을 개선하고 증상을 완화시키는 치료법이다(Figure 14-2). 국소마취 또는 전신마취 하에 실시하고 있으며, 정확한 목표 병변을 확인하기 위하여 투시검사 혹은 내비게이션navigation을 활용할 수 있다. 비강으로 접근하여 내시경을 통해 비인강의 이관 입구부에 풍선 catheter를 위치시킨 후 풍선을 이관 내로 삽입하여 시행한다. 풍선을 팽창시키고 10~12기압으로 약 2분 정도 유지하며, 수축시킨 후 이관에서 빼내어 시술을 마친다.

4. 이관 풍선 확장술의 적응증

이관 풍선 확장술은 만성적인 폐쇄성 이관 질환에 사용할 수 있다. 만성 이관기능장애로 반복적인 삼출성 중이염으로 반복적인 중이 환기관 삽입술이 필요한 경우, 이관기능장애로 인한 유착성 중이염과 만성 중이염 등에 적용할 수 있으며 적응증과 금기증을 정리하면 Table 14-1과 같다. 현재는 만 18세 이상에서 적응증이 되나, 점차 소아에서도 효과와 안정성이 검증되고 있어 추후 적응증의 확대가 기대된다.

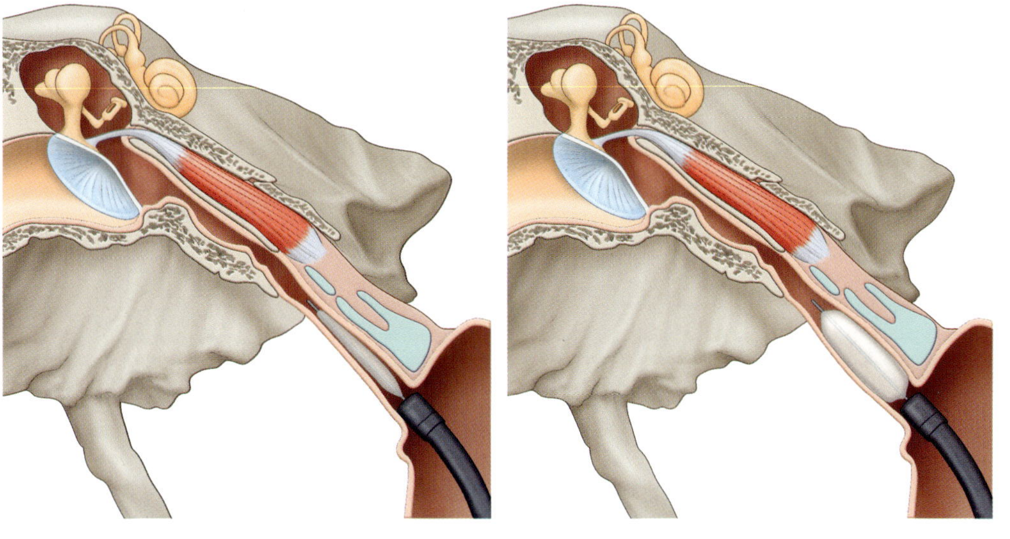

Figure 14-2 이관 풍선 확장술

Table 14-1 이관 풍선 확장술의 적응증과 금기증

적응증	절대적 금기증	상대적 금기증
• 약물치료를 포함한 보존적 치료에 실패한 폐쇄성 이관기능장애 • 직업적 노출 등 반복되는 기압성 이관기능장애 • 반복적인 삼출성 중이염에서 중이내 환기관 삽입술의 대체 • 이관기능장애로 인한 유착성 중이염과 만성 중이염	• 이관개방증 • 방사선 치료의 병력 • 두부외상으로 인한 해부학적 변이 • 구순열과 구개열 • 다운증후군 • 기존 수술로 인한 이관 내 scar tissue의 존재	• 두개악안면기형 • 유착성 중이염(Sade Ⅲ, Ⅳ) • 낭성 섬유증cystic fibrosis 및 섬모운동장애dyskinesia • 이관 풍선 확장술 이외의 이관 수술력 • 심한 비중격 만곡증 또는 비용종

5. 이관 풍선 확장술의 합병증

이관 풍선 확장술은 비강을 통해 접근하므로 비점막을 통한 출혈이 발생할 수 있으나 대개 경미하며, 비염 증상을 호소할 수 있다. 이관 점막의 열상으로 혈고실이 발생한 보고가 있으나 드물고 고막절개술로 호전되었다. 풍선 확장 시 일시적인 귀 통증이나 충만감이 발생할 수 있고, 일시적인 급성 중이염, 이명, 귀 주변 기종 등 경미한 합병증의 보고가 있다. 이론적으로 경동맥관 주변에 압력을 주기 때문에 경동맥관 손상 등 중대한 합병증이 우려될 수 있으나 현재까지 심각한 합병증은 보이지 않고 있다.

6. 이관 풍선 확장술의 기구

유럽에서는 Bielefeld system이 널리 사용되며 풍선의 길이가 20 mm이며, 직경이 3.28 mm이다. 미국에서는 Acclarent system이 많이 사용되며 풍선의 길이는 16 mm, 직경은 5~7 mm이다.

국내에서 현재 사용할 수 있는 이관 풍선 확장술 용 기구는 ㈜메가메디칼(Megamedical)의 Navilloon-e™와 ㈜제노스(GENOSS)사의 Earloon™이 있다(Figure 14-3). Navilloon-e™의 풍선 길이는 20 mm, 팽창 외경은 6 mm이며 최대 팽창압은 12 ATM이다. Earloon™은 풍선의 길이가 20 mm, 팽창 외경은 4~6 mm이고, 최대 팽창압은 12 ATM이다.

접근 시 비강 점막의 손상을 줄이고 이관의 비인강 입구 앞까지 정확히 위치시키기 위한 금속의 가이드와 손잡이가 있으며 그 안으로 풍선을 삽입한다. 풍선을 일정한 압력으로 팽창시키기 위한 보조기구로 풍선 확장기inflator를 이용하여 압력을 설정할 수 있다.

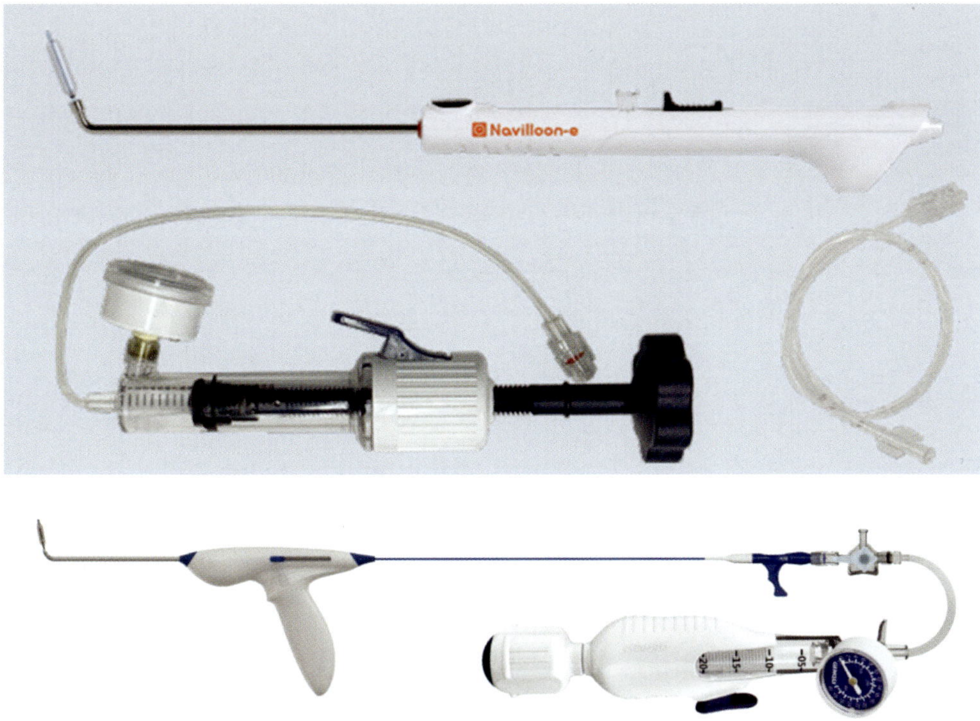

Figure 14-3 국내에서 사용 중인 이관 풍선 확장술 기구 Navilloon-e™ (위) Earloon™ (아래)

7. 이관 풍선 확장술의 효과

여러 연구에서 이관 풍선 확장술의 효과는 긍정적인 것으로 보인다. 12개월 이상 추적관찰한 경우에도 시술 후 Valsalva가 가능한 경우는 80~98%, 설문을 통한 주관적 증상의 호전은 73~98%, 이경검사를 통한 고막 상태의 호전은 90% 정도에서 확인되었다. 보고된 연구의 각 적응증이 상이할 수 있어 자세한 결과를 소개하면 다음과 같다.

2010년 독일에서 Laryngoscope에 보고한 연구에서는 만성 이관기능장애로 인한 증상이 있거나 이로 인해 자주 재발하는 삼출성 중이염으로 수술적 치료를 받은 병력이 있는 성인 8명(13귀)을 대상으로 이관 풍선 확장술을 시행하였다. 이 연구에서는 이관의 연골부와 골성 협부를 직경 3 mm의 풍선 catheter로 10기압 하에서 2분간 dilation 시켰다. 시술 전후 측두골 전산화단층촬영temporal bone CT을 확인한 결과 내경동맥관carotid canal 등 주변 주요 구조물의 손상은 없었고, 수술 전과 비교하여 수술 후 1주, 2주, 8주째 환자의 증상 설문 점수는 시간에 따라 통계적으로 유의하게 호전되어 이관의 기능을 향상시키는 안전하고 적절한 치료방법임을 보고하였다.

2011년 미국 Boston에서 시행된 연구에서는 5년 이상 환기관 삽입이 되어있던 기간 외에는 삼출성 중이염이 지속적으로 있었고 Valsalva가 되지 않던 성인 11명을 대상으로 하였고 이관의 연골부를 직경 7 mm의 balloon catheter로 12기압 하에서 1분간 dilation 시켰다. 수술 전 11명 모두 불가능했던 Valsalva는 수술 후 11명 모두에서 가능하게 되었고, 고막의 유착은 모두 호전되었으며 특별한 합병증은 발생하지 않아 이관 풍선 확장술은 주요 합병증 없이 이관기능장애를 치료할 수 있는 방법이라고 보고하고 있다.

2012년 미국 New York에서 보고한 연구에서는 일측성 혹은 양측성 이관기능장애로 고막운동성계측도 상 A type이 아니며 내시경 상 고막 소견이 정상이 아닌 성인, 즉 삼출성 중이염 환자 중 2개월간 약물치료 후 실패한 22명(35귀)을 대상으로 이관 풍선 확장술을 시행하였다. 이관의 연골부를 5~7 mm catheter로 10기압 하에서 2분간 dilation 시킨 후 7-item Eustachian Tube Dysfunction Questionnaire (ETDQ-7)로 증상 변화를 확인하고 고막 탄성도 검사와 고막 소견을 확인하여 호전 여부를 관찰하였다. 22명의 35귀에서 고막 탄성도 검사와 고막 소견이 호전되었고, ETDQ-7 상 시술 후 3주, 6주, 12주, 6개월 모두 시술 전에 비해 증상 호전되었음을 확인하였다.

2012년 미국 Boston에서 성인이 된 후에 발생한 이관기능장애의 증상, 즉 이충만감, 압력 및 통증을 만성적으로 호소하는 70명(양측 30명, 일측 40명, 총 100귀)를 대상으로 이관 풍선 확장술을 시행한 결과를 보고하였다. 41례는 국소마취로, 59례는 전신마취로 시행되었고, 이관의 연골부를 직경 5 mm, 길이 16 mm의 풍선 catheter로 6~8기압 하에서 10~30초간 dilation 시켰다. 총 100례 중 71%에서 이충만감과 압력 등 증상의 호전을 보였고, 34개월까지 추적관찰이 가능했던 8례 중 7례(87%)에서 호전은 지속되었다. 시술 전 고막 탄성도 검사가 비정상이었던 28례 중 25례(90%)가 정상화되었다. 따라서 이관 풍선 확장술은 70% 이상의 성공률을 보이고 지속적인 효과를 보일 수 있는 간단하고 안전한 방법임을 확인하였다.

2013년 만성적인 이관기능장애로 인한 귀 증상을 호소하는 성인 중 2년 이상 약물치료에 호전을 보이지 않은 120명(209귀)을 대상으로 이관 풍선 확장술을 시행한 결과가 독일에서 발표되었고, 이 연구에서는 이관의 연골부를 3 mm 풍선 catheter로 9.9기압 하에서 2분간 dilation 시켰다. 시술 전에 비해 시술 1년 후 이관기능에 증상 설문을 통해 증상의 호전을 확인하였다.

최근에 발표된 가장 대규모 연구는 2015년에 발표된 것으로 이관기능장애로 인한 증상을 보이며 이로 인해 만성 지속성 삼출성 중이염이 진단된 622명의 환자 1076귀에서 이관 풍선 확장술을 시행한 연구이다. 이관의 연골부를 직경 3.28 mm의 풍선 catheter로 10기압 하에서 2분간 dilation시켰고, 시술 후 5년까지 매년 증상 설문Eustachian tube score, ETS과 고막 탄성도 소견을 조사하였다. 증상 설문은 시술 후 1년째 73%에서 호전되었고, 5년째 82%에서 의미 있는 호전이 유지되었으며 환자의 주관적 만족도는 80%로 높은 성공률을 보였다.

최근의 여러 meta-analysis와 systemic review에서도 풍선 확장술의 임상적인 사용을 긍정적으로 평가하고 있고, 중재시술은 중이염 수술 중에도 동시에 시행이 용이하여 최근에는 수술에 보조적으로 사용하는 방법도 적극적으로 고려되고 있으며 향후 이관 협착 치료에 핵심적인 역할을 수행할 것으로 기대되고 있다.

8. 투시술을 이용한 이관 풍선 확장술

신의료기술 등재와 급여화에 이르기까지 다양한 임상 연구를 통해 이관 풍선 확장술의 효과와 안전성을 입증하였다. 이관 내 풍선의 변화를 관찰하기 위해 투시술을 활용한 연구가 있었고, 이를 통해 이관 풍선 확장술에 대해 직관적인 이해를 높일 수 있었다. 서울아산병원에서는 2016년 10월부터 2017년 8월까지 32례(31명)의 환자에서 이관 풍선 확장술을 시행하였다. 만성 중이염 환자 중 이관기능장애로 Valsalva가 되지 않고 환기관 삽입술을 비롯한 여러 치료를 받았지만 재발한 환자들을 대상으로 하였다. 18세 이하, 측두골 전산화 단층촬영temporal bone CT 상 bony carotid canal의 dehiscence가 확인된 환자, 그리고 비인두암이 진단된 환자는 제외하였다. 기존 연구에서는 주로 이관기능장애로 인한 증상을 호소하거나 삼출성 중이염 환자들을 대상으로 하였으나, 본 연구에서는 만성 중이염 환자들을 대상으로 하였다. 시술 받은 환자는 남자 13명, 여자 18명에 양측 시술 1명을 포함하여 총 32례였고, 연령은 25세에서 72세까지 평균 47세였으며 우측과 좌측 각각 15례, 양측 1례가 시행되었다.

시술 시 환자는 정확한 풍선의 위치를 확인하고자 Hirtz position으로 fluoroscopy-guide 하에 submentovertical view로 진행되었다(Figure 14-4). 환자는 Fluoroscopy table에 누워 어깨와 등을 높여 목을 약 60° 신전하고, X-ray tube를 발쪽으로 30° 돌려 submentovertical view를 만든다. 아직 국내에 상용화된 시술이 아니므로 이러한 fluoroscopy-guide 하에 guide wire와 풍선의 위치를 실시간으로 확인하며 시술하여 안전성과 정확성을 높였다. 시술에는 guiding sheath와 guide-wire, 그리고 GENOSS^{TM} 사의 6 mm wide, 20 mm long balloon catheter를 이용하였고

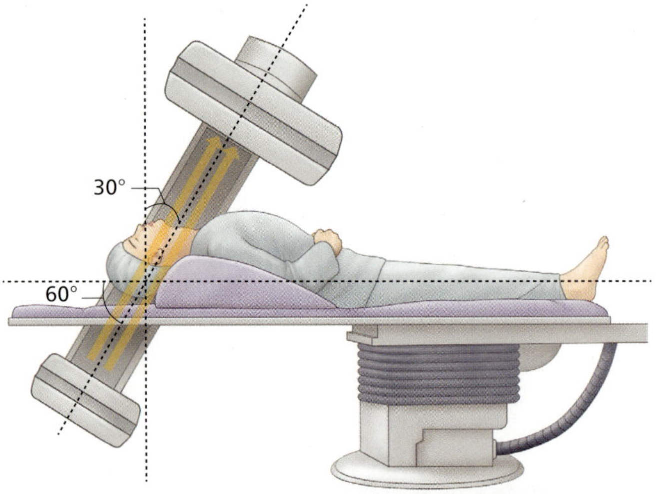

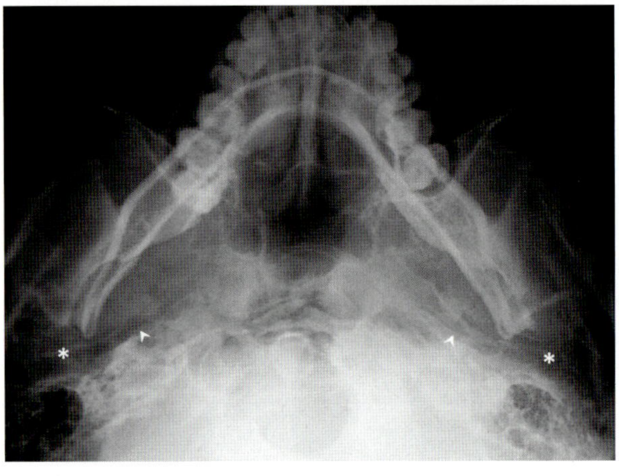

Figure 14-4 이관 풍선 확장술을 위한 Hirtz position: Submentovertical view를 만들면 시술 시 bony E-tube (arrow head)와 중이강(asterisk)을 확인할 수 있다.

(Figure 14-5), 비강 내 lidocaine과 epinephrine gauze를 packing하여 국소마취만 시행한 뒤 코를 통해 endoscopy-guide 하에 시행하였다(Figure 14-6).

시술은 기술적으로 32례 모두에서 성공적으로 진행되었고, 시술의 평균 시간은 6.9분(6~11분)이었다. 경미한 통증은 모든 환자에서 동반되었고 1례에서 심한 통증을 호소하였으며, 5례에서는 미량의 비출혈이 있었으나 이외에 특별한 주요 합병증은 없었다. 평균 추적관찰 기간은 6.3개월이었고, 시술 전 모든 환자에서 Valsalva가 불가능하였으나 3개월까지 78.1%의 환자에서 Valsalva가 가능해졌다(Figure 14-7).

이관 풍선 확장술이 실패한 환자의 추가적인 경우를 위해 stent 등 이차적인 시술의 필요성을 고려하여 Cadaver study를 통해 이관의 tubography를 시행하고 이관 풍선 확장술 후 stent까지 넣는 시술이 가능한지 확인하였다. 아직 임상적으로 적

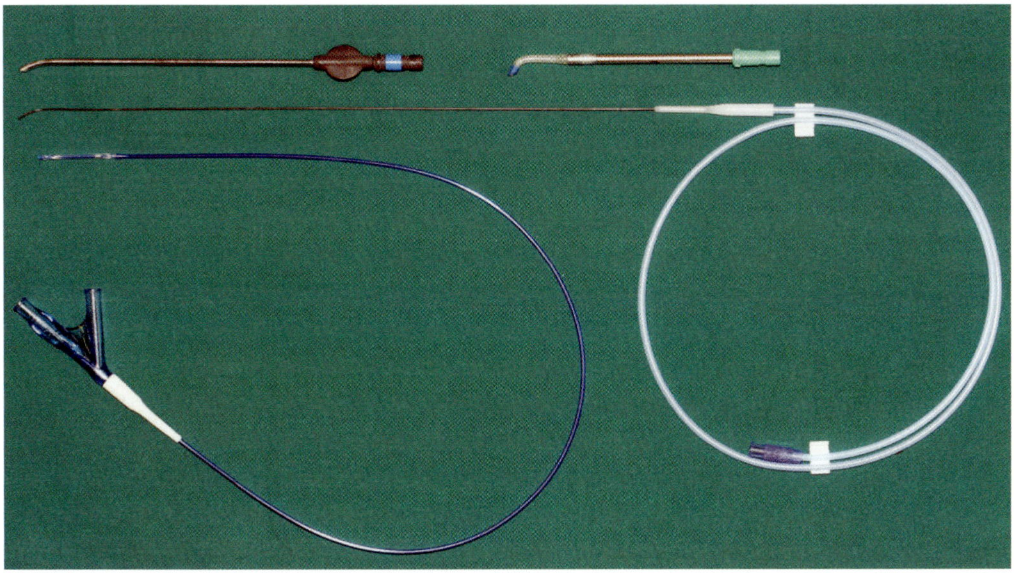

Figure 14-5 투시술을 이용한 이관 풍선 확장술의 도구: Metallic guiding sheath(좌측 위)와 curved guiding sheath(우측 위), guide wire(가운데), 그리고 balloon catheter(아래)

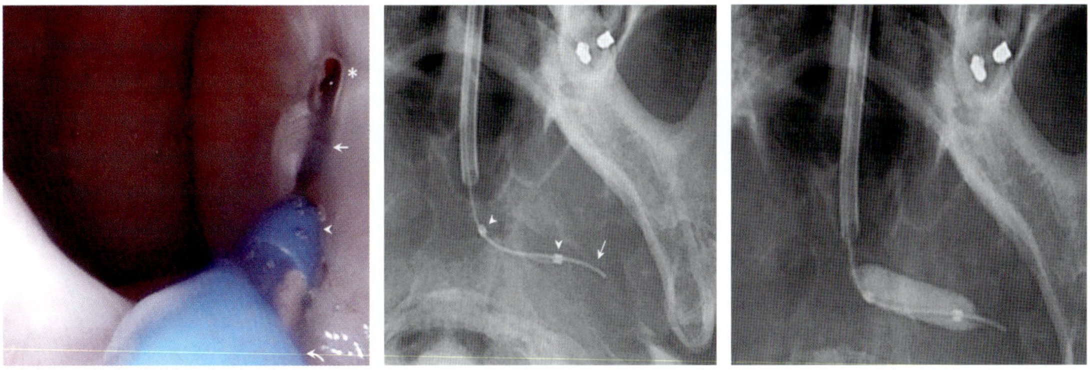

Figure 14-6 투시술을 이용한 이관 풍선 확장술의 증례: Endoscopy-guide(왼쪽 그림) 하에 이관의 입구 asterisk를 확인하고 guide wire (arrow)를 통해 이관으로 balloon catheter (arrow head)를 삽입하였다. Fluoroscopy로 guide wire와 balloon catheter의 삽입(가운데 그림) 및 풍선 확장(오른쪽 그림)을 확인할 수 있다.

용할 수는 없으나 6구의 fresh human cadaver의 양쪽 이관을 이용하여 총 12례에서 성공적 시술이 가능하였다(Figure 14-8).

유럽에서 많이 사용되는 Bielefeld system의 경우 풍선의 길이가 20 mm이며, 직경이 3.28 mm로 미국에서 많이 사용되는 Acclarent system(길이 16 mm, 직경 5 or 7 mm)에 비하여 상대적으로 길고 짧다. 이처럼 서로 다른 최대 직경을 가지고

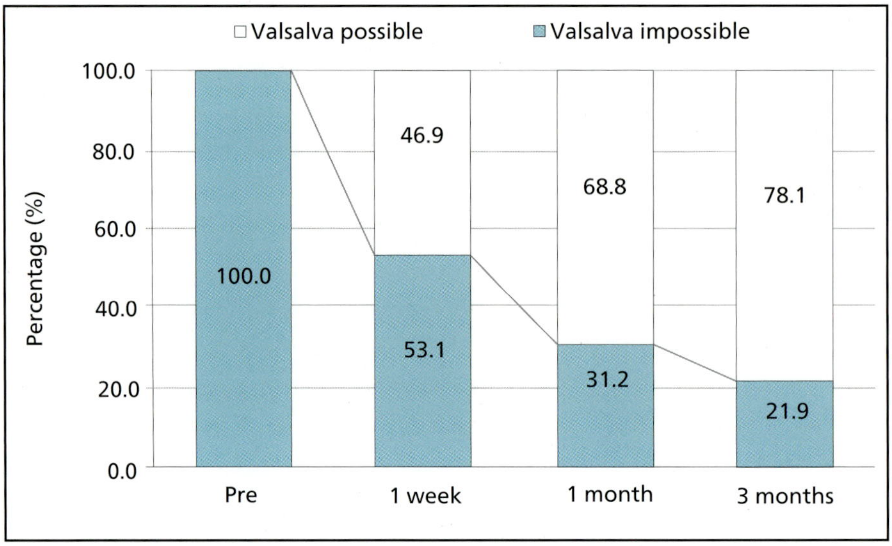

Figure 14-7 시술 전, 1주, 1개월, 3개월째 Valsalva 가능 여부

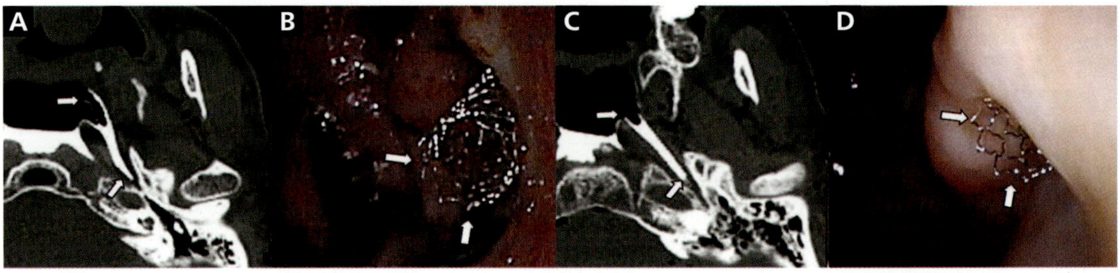

Figure 14-8 Cadaver를 이용한 이관 stent 삽입 연구: Human cadaver에 삽입된 metallic stent의 proximal end가 비강으로 돌출된 경우(A, B)와 비인강에 자리잡은 경우(C, D)의 전산화 단층촬영 및 내시경 사진(Transnasal Placement of a Balloon-Expandable Metallic Stent: Human Cadaver Study of the Eustachian Tube. Journal of Vascular and Interventional Radiology. 2018 Aug;29(8):1187-1193)

있으나 그 효과는 모두 70~80% 정도로 비슷하다. 따라서 이관 풍선 확장술 시 지나친 압력으로 과도한 팽창을 유발할 필요는 없을 것으로 예상되나, 압력에 따른 풍선의 크기를 예측하기는 어렵다. 하지만 이관 풍선 확장술 시 투시술을 이용하면 압력에 따른 풍선의 직경 변화를 직접 관찰할 수 있다. 이를 통해 풍선을 3기압, 5기압, 8기압, 10기압, 그리고 수동으로 팽창시켰을 때, 5기압 정도에서 풍선을 3 mm 이상 팽창시킬 수 있고, 이는 임상적으로 충분히 효과를 나타낼 수 있는 정도임을 알 수 있다(Figure 14-9). 또한 시술자가 압력 측정 없이 수동으로 팽창시키면 약 3기압에서 5기압 사이의 압력이 주어짐을 확인하여 향후 이관 풍선 확장술을 시행할 때 참

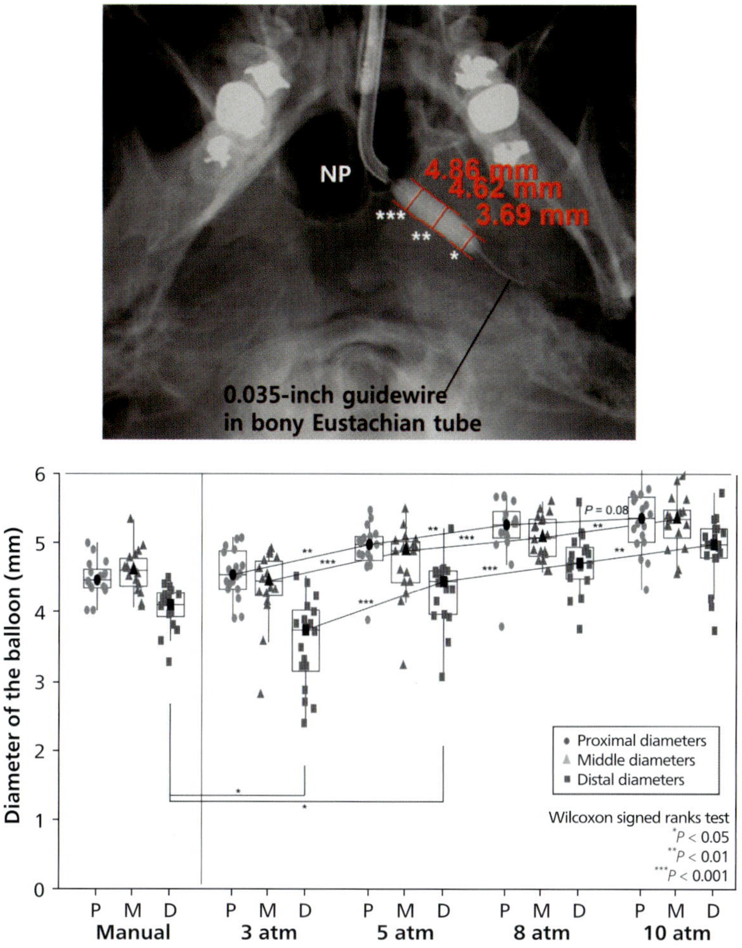

Figure 14-9 이관 풍선 확장술 시 압력에 따른 풍선의 직경: 투시술을 이용한 이관 풍선 확장술에서는 이관 내에서 실제 풍선의 위치와 확장을 눈으로 확인할 수 있다. 이관 내의 distal (*), middle (**), proximal (***) 직경을 측정하여 압력에 따른 실제 풍선의 직경을 측정한 결과 가해준 압력이 커질수록 풍선의 직경이 넓어지며 5기압 이상이면 distal end도 3 mm 이상에 도달할 수 있으며 확장기 없이 손으로 가한 압력은 3기압에서 5기압 사이 정도 압력에서의 풍선 직경을 나타낸다. (Fluoroscopic Balloon Diameter Measurement at Different Pressures during Eustachian Balloon Dilation. Clinical otolaryngology. 2018 Dec;43(6):1573–1577.)

고가 될 수 있겠다. 현재까지 시판되고 있는 두 시스템의 효과가 비슷한 것으로 추정되지만 각 기기의 차이가 있는 것을 고려하면, 가장 효과적인 풍선의 길이와 직경은 알려져 있지 않으며 이에 대한 대규모의 대조군-실험군 연구가 필요하다. 일반적으로 시술을 위해 투시술이 반드시 필요한 것은 아니나, 투시술을 통한 연구는 시술 중 이관 내에서 풍선이 어떻게 커지는지 보여줄 수 있어 이관 풍선 확장술에 대한 이해를 넓히고 향후 stent 등 적용의 폭을 넓히는 데에 활용될 수 있다.

9. 향후 예상되는 중이염 환자의 이관기능에 따른 수술 치료법의 선택

현재까지의 이관 풍선 확장술의 방법과 효과에 대하여 확인하였다. 이관기능장애는 만성 중이염의 수술 후 재발을 일으키는 중요한 원인이므로, 향후에는 이관기능에 따라 치료지침이 달라져야 할 것으로 생각된다(Figure 14-10). 이관기능장애를 임상적으로 Valsalva를 통해서 확인할 수 있고, 가능 여부에 따라 환자군을 나누어볼 수 있다. Valsalva가 가능하여 이관기능이 양호하다고 볼 수 있는 경우 Valsalva 운동을 하면서 이관기능을 유지 및 향상시키며 정기적으로 추적관찰 할 수 있다. 수술 후 청력검사 상 기도골도차air-bone gap, AB gap가 20 dB 이상이며 1개월의 Valsalva 운동 후에도 호전이 없을 경우에는 이소골 성형술 재수술을 고려해볼 수 있다.

하지만 이관기능장애가 있다고 볼 수 있는 Valsalva 불가 환자군에서는 그 지침이 달라질 수 있다. AB gap이 20 dB 미만인 경우 Valsalva 운동을 하며 경과관찰을 하거나 필요 시에 환기관을 삽입하는 방법을 고려해볼 수 있다. 이관기능장애가 있으면서 AB gap이 20 dB 이상인 경우에는 적극적으로 Valsalva 운동을 하면서 환기관 삽입술을 시도해볼 수 있고 이로 인해 호전이 있는 경우 이관 풍선 확장술을, 호전이 없는 경우 이소골 성형술 재수술과 함께 이관 풍선 확장술을 같이 시도하는 것이 도움이 될 것으로 생각된다.

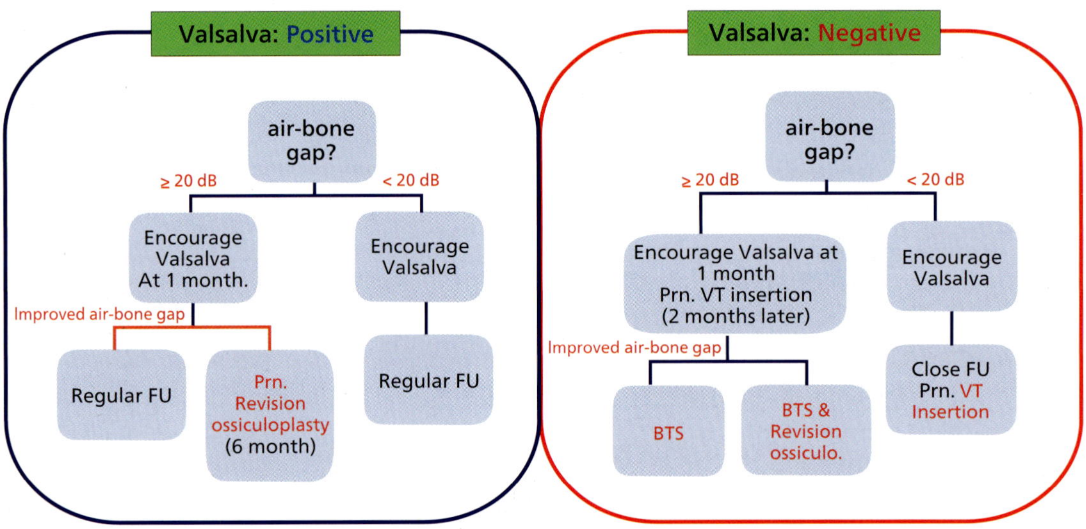

Figure 14-10 향후 중이염 수술 후 이관기능에 따른 치료지침의 예시(BET: balloon E-tuboplasty)

10. 증례

오래 전부터 오른쪽 이충만감으로 7회가량 중이내 환기관 삽입술 시행받은 과거력 있는 54세 여자환자가 타병원에서 우측 유양돌기 절제술 및 고실성형술을 시행받고 6개월 째 우측 이충만감을 주소로 내원하였다. 타병원 수술 전 전산화단층촬영 결과는 다음과 같이 비교적 함기화가 잘 된 유양돌기에 연조직 음영이 관찰되는 소견이었다. 초진 시 시행한 이내시경 검사 상 중이내 삼출액과 고막 함몰 소견이 확인되었다. 초진 당시 순음청력검사 상 중이염 수술 6개월째 청력이 오른쪽 골도 12 dB 기도 37 dB로 기도-골도 청력차가 25 dB가량 있는 전음성 난청 소견을 보였다.

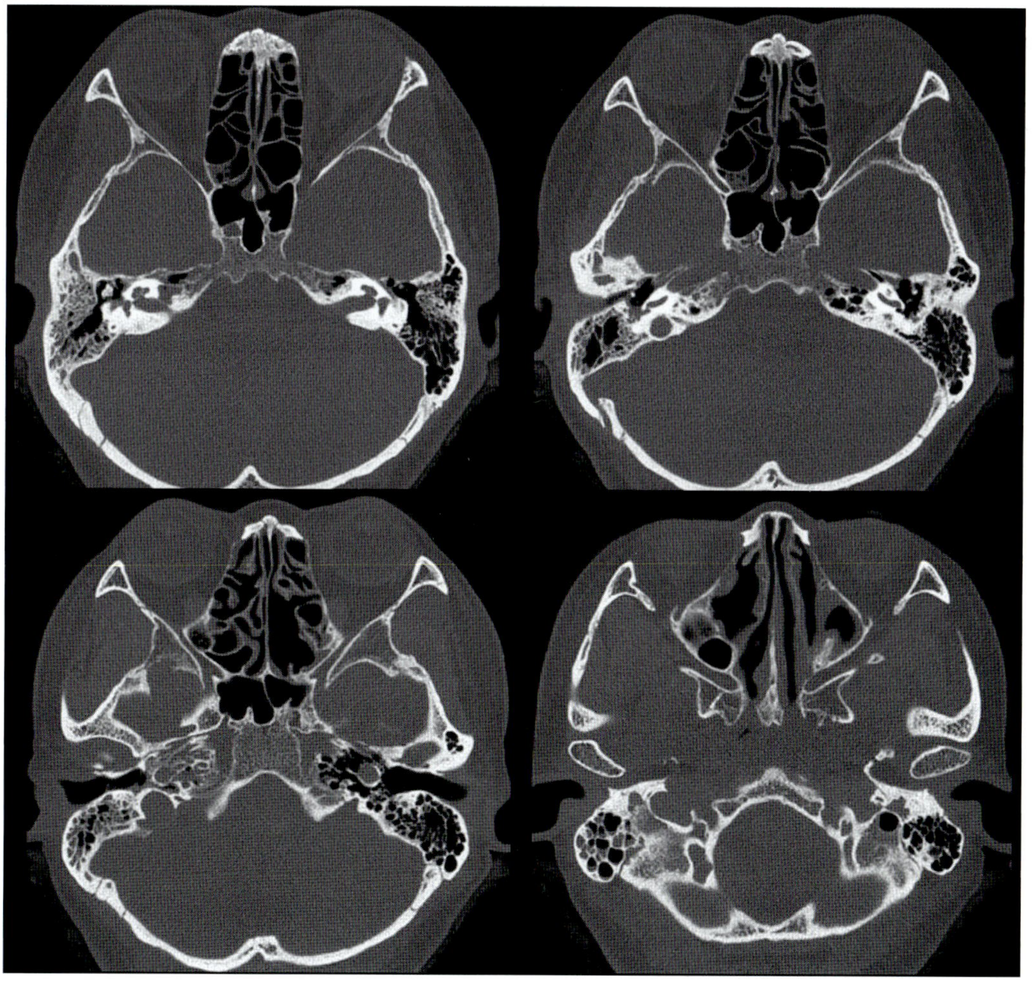

Figure 14-11 증례 환자의 타병원 수술 전 전산화단층촬영 검사

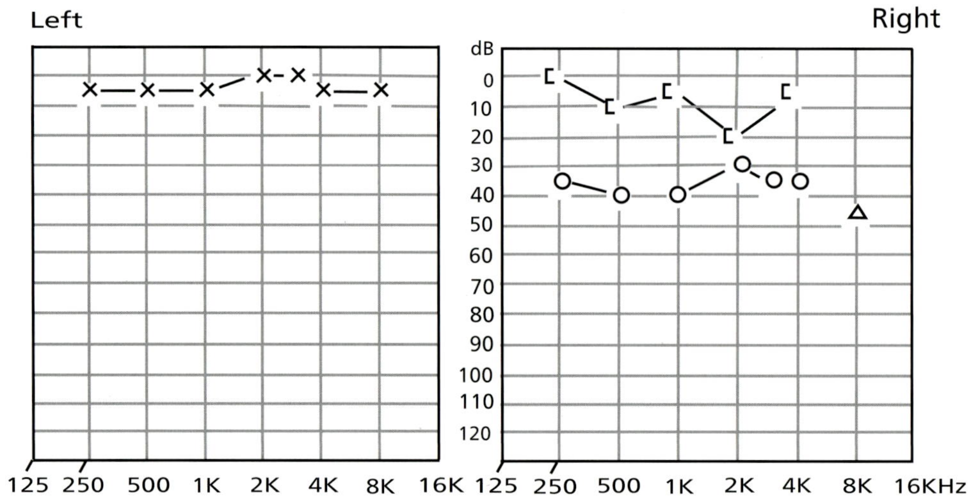

	Left Ear				Right Ear			
SRT	6				38			
Discrimination.	100%	at	46	dB	96 %	at	78	dB

Figure 14-12 증례 환자의 본원 초진 시 청력검사

Valsava maneuver를 하며 경과관찰한 지 6개월째에도 Valsava 불가능하며 오른쪽 중이내 삼출액에 변화가 없어 Figure 14-10에서 제시한 중이염 수술 후 치료지침의 예시에 따라 환기관 삽입술을 시행하였고, 기도-골도 청력차는 호전되어 3개월 후까지 유지되었다. 3개월 가량 더 지나 환기관 삽입술 약 6개월 시점에 환기관은 빠져나왔고, 고막에 작은 천공을 남겼으나 여전히 Valsava는 불가능하였다. ETDQ-7 설문 결과는 41점으로 이관기능장애에 따른 높은 불편감을 호소하고 있어 역시 Figure 14-10에서 제시한 중이염 수술 후 치료지침의 예시에 따라 오른쪽 이관 풍선 확장술을 계획하였다.

이관 풍선 확장술은 국소마취로 투시술 하에 시행되었고, GENOSS 사의 직경 6 mm 길이 20 mm의 balloon을 이용하였다. 도수로 최대 압력을 2분, 1분 두 차례 총 3분 가하였으며 총 걸린 시간은 6분이었고, 경미한 통증과 콧물 이외에 특별한 불편감 없이 이관 풍선 확장술을 마쳤다.

이관 풍선 확장술 3개월 후 기도-골도 차는 없이 유지되었으며 고막은 3개월 후, 18개월 후까지 후방부에 약간의 함몰 소견 외에 천공 없이 유지되었다. 3개월째 ETDQ-7 설문은 11점으로 환자의 증상 호전은 3개월까지도 지속되었으며 마지막 내원인 18개월째에도 Valsalva는 지속되었다.

본 증례는 만성 중이염 수술 후 이관 기능에 따른 치료지침의 예시(Figure 14-

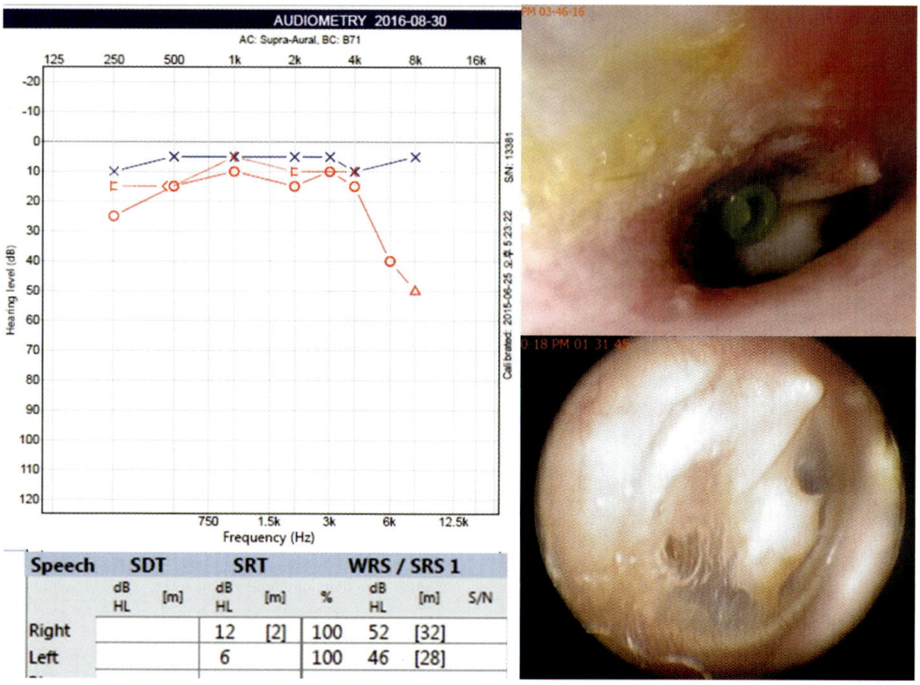

Speech	SDT		SRT		WRS / SRS 1			
	dB HL	[m]	dB HL	[m]	%	dB HL	[m]	S/N
Right			12	[2]	100	52	[32]	
Left			6		100	46	[28]	

Figure 14-13 본원 초진 6개월 뒤 환기관 삽입술 시행 후 청력검사(왼쪽)와 고막 소견 (오른쪽 위) 및 환기관 삽입 6개월 뒤 탈출되어 후방부 작은 천공이 남은 고막 소견 (오른쪽 아래)

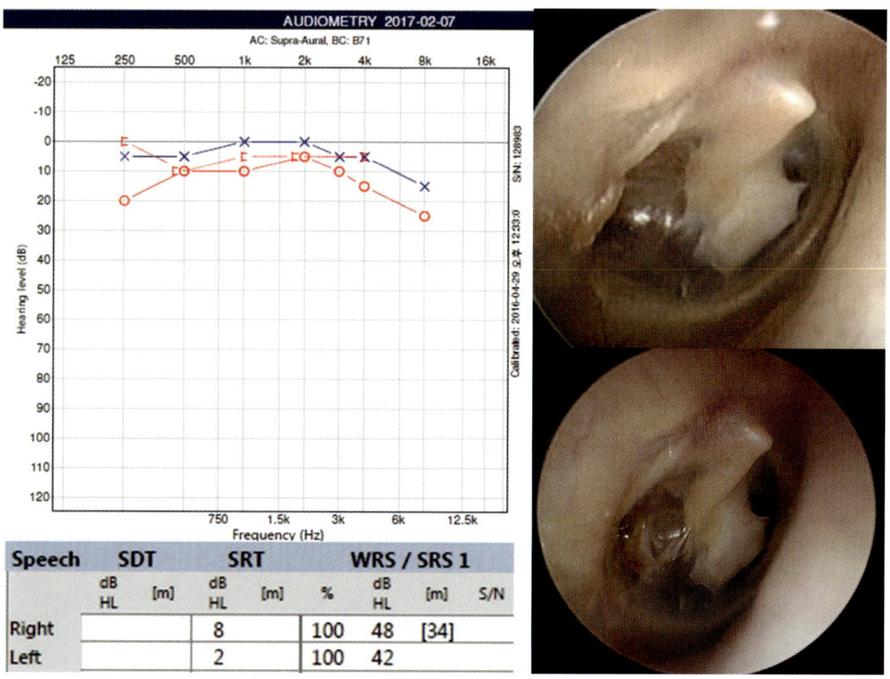

Speech	SDT		SRT		WRS / SRS 1			
	dB HL	[m]	dB HL	[m]	%	dB HL	[m]	S/N
Right			8		100	48	[34]	
Left			2		100	42		

Figure 14-14 이관 풍선 확장술 3개월 뒤 청력검사(왼쪽) 및 고막 소견(오른쪽 위)과 18개월 뒤 고막 소견 (오른쪽 아래)

10)와 같이 20 dB 이상의 기도–골도 청력차가 있을 때 우선 Valsalva를 교육한 뒤 호전이 없을 경우 환기관 삽입술을 시행하고, 이후 청력이 호전되어 이소골 성형술 없이 이관 풍선 확장술을 시행한 증례이다.

결론

이관기능장애는 만성 중이염을 비롯한 여러 귀 질환의 선행요인으로 알려져 있으나, 그 정확한 평가가 어렵고 병태생리가 정확히 알려져 있지 않아 개선하는 방법 역시 제한적이었다. 하지만 최근 각광받고 있는 이관 풍선 확장술은 그 방법이 간단하고 안전하면서 효과적인 것으로 밝혀지고 있어 점점 상용화되고 있으며 적응증을 넓혀가고 있다. 따라서 이관 풍선 확장술은 이관기능장애에 대한 주요 치료 방법으로 자리잡을 가능성이 높아 앞으로 발전이 기대된다.

현재 이관 풍선 확장술은 1년 이상 증상 호전이 유지되는 것으로 알려져 있으나, 성공적인 장기적 예후를 일정하게 유지하기 위한 표준화된 전략이 필요하다. 그리고 아직 적응증과 금기증이 표준화되지 않고 자의적으로 해석될 여지가 있어 학회 또는 연구회를 통한 협의가 지속적으로 필요한 단계이다. 또한 이관 풍선 확장술은 이관의 연골부 협착에 주로 작용하는 방법이므로 해부학적인 병변에 따라 이관의 골부, 비인강 병변 등에 대한 맞춤형 접근과 함께 효과 유지를 위한 stent 등 추가적인 방법에 대한 지속적인 발전이 필요하다. 나아가 향후 만성 중이염 수술 시 보조적인 방법으로, 혹은 수술 후 경과에 따른 치료지침 속에 포함되어 널리 이용될 것으로 전망되므로, 지속적이고 다양한 연구와 시도가 필요할 것이다.

› Suggested reading

1. 보건복지부, 신의료기술평가위원회, 한국보건의료연구원. 신의료기술평가보고서(HTA-2019-44) 이관 풍선 확장술. 신의료기술평가사업본부(http://nhta.neca.re.kr). 2019.11.
2. 대한이비인후과학회, 이비인후과학(이과), 군자출판사, 2018.11.
3. Tucci DL, McCoul ED, Rosenfeld RM, Tunkel DE, Batra PS, Chandrasekhar SS, Cordes SR, Eshraghi AA, Kaylie D, Lal D, Lee J, Setzen M, Sindwani R, Syms CA 3rd, Bishop C, Poe DS, Corrigan M, Lambie E. Clinical Consensus Statement: Balloon Dilation of the Eustachian Tube. Otolaryngology-Head and Neck Surgery. 2019 Jul;161(1):6-17.
4. Huisman JML, Verdam FJ, Stegeman I, de Ru JA. Treatment of Eustachian tube dysfunction with balloon dilation: A systematic review. Laryngoscope. 2018 Jan;128(1):237-247.
5. Schilder AG, Bhutta MF, Butler CC, Holy C, Levine LH, Kvaerner KJ, Norman G, Pennings RJ, Poe D, Silvola JT, Sudhoff H, Lund VJ. Eustachian tube dysfunction: consensus statement on definition, types, clinical presentation and diagnosis. Clinical otolaryngology. 2015;40(5):407-411.

CHAPTER 15

개방성 이관 질환의 증상과 임상적 진단법

김봉직(충남대)

학습목차

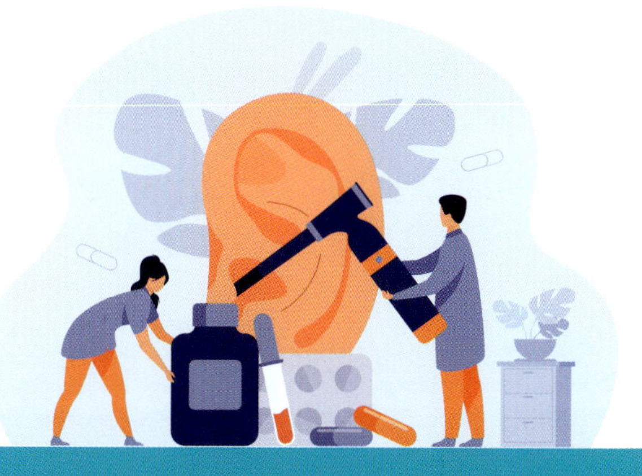

서론

이비인후과 이과 외래를 찾는 환자들 중 상당수 환자들이 이충만감을 호소한다. 이 중 많은 수의 환자들이 이관 기능의 장애와 연관되어 증상을 나타내고, 이러한 이충만감은 이관이 좁아지는 폐쇄성 이관 질환이나 비정상적인 이관 열림 상태가 지속되는 개방성 이관 질환 모두에서 보일 수 있는 증상이다. 여기에 본인의 목소리나 호흡음 등이 크게 울려 들리는 증상이 동반되면 개방성 이관 질환을 좀 더 의심할 수 있고 체중 변화 등의 추가적인 병력 청취와 이경 및 내시경을 이용한 외래에서의 간단한 신체검진, 또는 검사실 이관기능검사들을 통해 개방성 이관 질환의 진단에 이를 수 있고, 그에 맞춘 치료를 할 수 있다.

본론

1. 개방성 이관 질환의 증상

증상 및 역학

개방성 이관 질환patulous eustachian tube에서는 자성강청autophony, 이충만감aural fullness, 호흡잡음breathing sounds이 들리는 등의 증상을 보인다. 구체적으로는 자신의 목소리와 호흡음이 크게 울려 들리고, 귀가 막힌 듯한 증상이 있는 것으로 마치 큰 통 속에서 이야기하는 것처럼 느껴진다. 예민한 경우 본인의 고막 움직임을 느끼는 경우도 있다. 한 논문에 따르면, 개방성 이관 질환을 진단받은 환자 중 자성강청이 93.6%로 가장 빈번하게 보고되었고, 다음으로 이충만감, 호흡잡음이 각각 87.2%, 78.2%로 뒤를 이었다. 이 세 가지 증상을 모두 가진 경우는 67.9%에 달하였다. 이 중 가장 환자들을 불편하게 하는 증상은 자성강청이며, 호흡잡음은 개방성 이관 질환에 가장 특이적인 증상으로 상반고리관결손증후군 등 비슷한 증상을 가진 다른 질환과의 감별점이 될 수 있다. 흥미롭게도 hyporhinolalia을 보이는 경우도 개방성 이관 질환 환자의 약 17%에서 발견되었는데 이는 개방성 이관 질환에서 관찰되는 비인강을 통해 중이로 전달되는 소리를 줄이기 위해 환자들이 무의식 중에 본인들의 발성과정을 변형시킴으로써 발생한다고 생각된다.

이관의 연골부는 평상시에는 닫힌 상태로 있다가 연하swallows, 하품yawns 등의 동작에 따라 일시적으로 열리고 다시 닫히게 되는데 만약 어떠한 원인에 의해 열려 있는 상태가 지속되면 비인강과 중이강 사이에 공기와 소리의 움직임이 자유로 워져 위와 같은 증상을 보인다.

이관이 열려 있는 경우에도 지속시간이 길지 않은 경우 무증상이거나 큰 불편감을 주지 않고, 또는 개인 성향에 따라 큰 불편감을 느끼지 못하는 경우도 있다. 하지만 만약 이러한 증상이 하루 종일 또는 수 시간 반복적으로 생기는 경우 삶의 질을 저해하는 요인이 되기도 하며, 심각하게는 이러한 이유로 우울증이 발생하고 자살 경향이 높아지는 경우도 있어 정신과적 치료를 필요로 하기도 한다.

역사적으로 볼 때 이러한 개방성 이관 질환의 증상은 1858년에 Jago에 의해 처음 보고되었고, 임상질환으로서는 1864년에 Schwartze에 의해 처음 보고된 바 있다. 국내에서의 개방성 이관 질환 연구에 따르면 인구 10만 명당 연간 발생율은 8.8명이었고, 10만명당 유병률은 2010년의 7.2명에서 2016년의 10.3명으로 증가하는 추세였다. 특히 남자보다 여자에서 약 2배 정도 유병률이 높았고, 연령별로는 20대에서 유병률이 가장 높았다.

› 증상의 악화와 완화 요인

기본적으로 개방성 이관 질환의 증상은 자세 변화나 비강, 비인강의 점막 상태 변화에 따라 심해지거나 완화되어 소실될 수도 있다. 구체적으로는 오랫동안 대화를 하는 경우, 운동을 하는 경우, 비강 또는 경구 충혈완화제 사용하는 경우 증상이 악화되고, 머리를 숙이거나, 눕는 경우 증상이 호전되는 경향이 있다. 또한 콧구멍을 막고 코로 들이쉬어 중이강에 음압을 형성하는 경우, 동측의 내경정맥을 압박하는 경우, 상기도 감염이나 알러지가 있는 경우에도 증상이 일시적으로 호전될수 있다.

› 발병원인

직접적으로는 이관 연골부의 조직 소실과 이에 따른 이관의 비인강구 전측벽 결손으로 인한 밸브기능 이상을 원인으로 본다. 이러한 원인을 제공하는 상태로는 다이어트나 만성질환으로 인한 체중감소, 임신 중 여성에서 혈중estrogen 증가, 비슷한 상황인 경구 피임제 사용, 전립선 암에서 고려되는 에스트로젠 치료 등을 들 수 있다. 그 외에도 아데노이드 절제술, 방사선 치료, 뇌졸중, 다발성 경화증을 포함한 신경근계질환neuromuscular disease들, 악관절 질환 등 비인두나 관련 근육의 위축이나 흉터를 야기할 수 있는 상태에서 개방성 이관 질환이 발생할 수 있다. 이명을 주증상으로 내원하여 간혹 개방성 이관 질환의 진단에 어려움을 줄 수도 있는 구개간대성근경련palatal myoclonus과 연관성이 보고된 바도 있다. 그러나 개방성 이관 질환의 약 1/3에서는 특이적인 원인이 규명되지 않는다고 보고된 바 있다.

2. 개방성 이관 질환의 임상적 진단법

› 다양한 진단법 소개

아직까지 이관의 기능을 정확히 객관적으로 평가하는 데는 어려움이 있으나 아래 각 방법을 통해 임상적으로 개방성 이관 질환 여부를 가늠할 수 있으며 이관 질환에 대한 관심이 증대됨에 따라 새로운 진단방법들이 개발되고 있다.

• 병력청취

위에서 소개한 자성강청, 호흡 잡음, 이충만감 등의 증상을 보이며, 악화와 완화 요인이 될 수 있는 자세 변화, 비질환 병력, 약물 사용력을 자세히 질문함으로써 개방성 이관 질환의 진단에 도움이 되는 병력 청취를 할 수 있다.

환자들은 때때로 귀가 막힌 것 같다는 증상만을 호소하여 개방성 이관 질환과 폐쇄성 이관 질환의 감별을 어렵게 하기도 한다. 이때 좀 더 자세히 병력 청취를 하여 큰 통 속이나 터널 안에서 이야기하는 것 같은지, 또는 본인의 목소리나 호흡음이 크게 들리는지 추가적으로 정보를 얻어야 진단 오류를 줄일 수 있다.

• 이경검사

고막의 형태를 관찰하며 특히 호흡에 따라 변화하는 고막의 움직임을 관찰하는 것이 중요하다. 앉아있는 자세에서 이내시경이나 현미경을 이용해 검사할 수도 있으며 검사할 때 환자에게 입은 다물게 하고, 반대편 콧구멍을 막고, 코를 통해 깊게 호흡을 하도록 교육한다. 만약 고막의 함몰이 있어 고막 움직임을 관찰하기 어려운 경

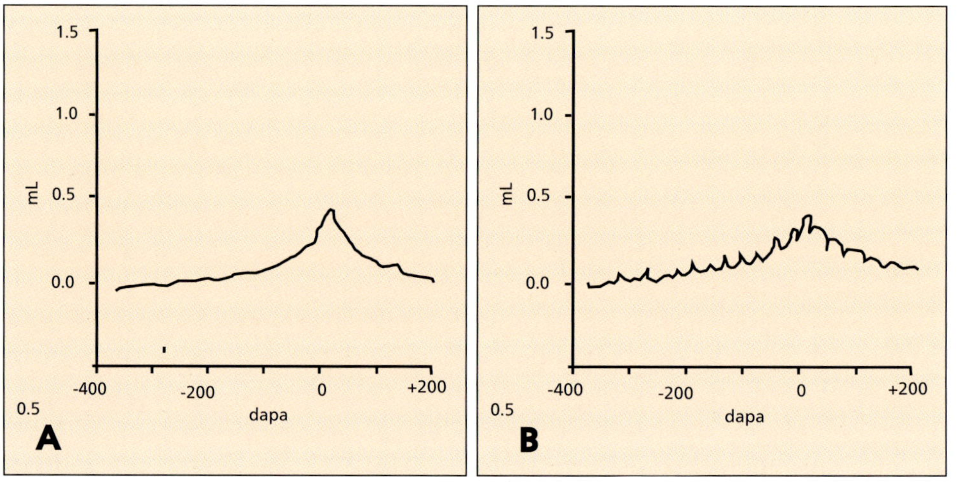

Figure 15-1 (A) 호흡 참으면서 검사, (B) 호흡하면서 검사

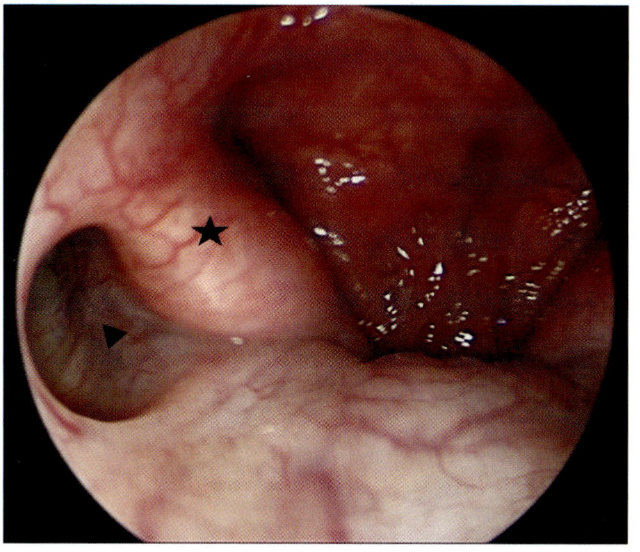

Figure 15-2 우측 콧구멍을 통해 삽입한 강직형 내시경으로 관찰한 열려 있는 이관 개구부 모습
★: Posterior Cushion/Torus Tubarius, ▲: eustachin tube orifice

우에는 발살바법Valsalva maneuver이나 이관 카테터를 통한 가압으로 고막 함몰을 해소한 뒤에 검사하는 것이 진단에 용이하다. 병력 청취에서 개방성 이관 질환의 특징적 증상을 보이고, 이경 검사에서 호흡과 동기화된 고막의 움직임을 관찰할 수 있으면 개방성 이관 질환은 임상적으로 진단이 가능하다.

- **고막운동성계측Tympanometry**

천공이 없는 정상 고막일 경우 호흡을 멈추고 검사를 하면 A type의 정상 소견을 보이나 호흡을 하면서 검사를 진행할 시에는 호흡과 일치하는 고막 운동성의 톱니모양sawtooth 변화가 보일 수 있다.

- **비인강 내시경검사endoscopy**

이관 입구부 전측벽의 오목한 결손concave defect을 관찰할 수 있음(Figure 15-2).

- **이관-고실-공기역학 그래피Tubo-tympano-aerodynamic graphy (TTAG)**

이 검사는 비인강으로부터 이관을 통하여 외이도로 전달되는 압력을 측정한다. 후술할 일본이과학회의 개방성 이관 질환 진단 기준에 따르면 definite PET (Patulous Eustachian tube)의 76.9%에서 이 검사가 양성 소견을 보였다. TTAG의 manometry 모드로 측정 시 동측의 비강이나 비인강에서 측정된 압력 변화와 동기화된 압력 변화가 외이도에서 감지되면 양성 소견이라 판정한다(Figure 15-3). 검사 시에 호흡을 시키며 검사를 하면 이러한 변화를 측정할 수 있다.

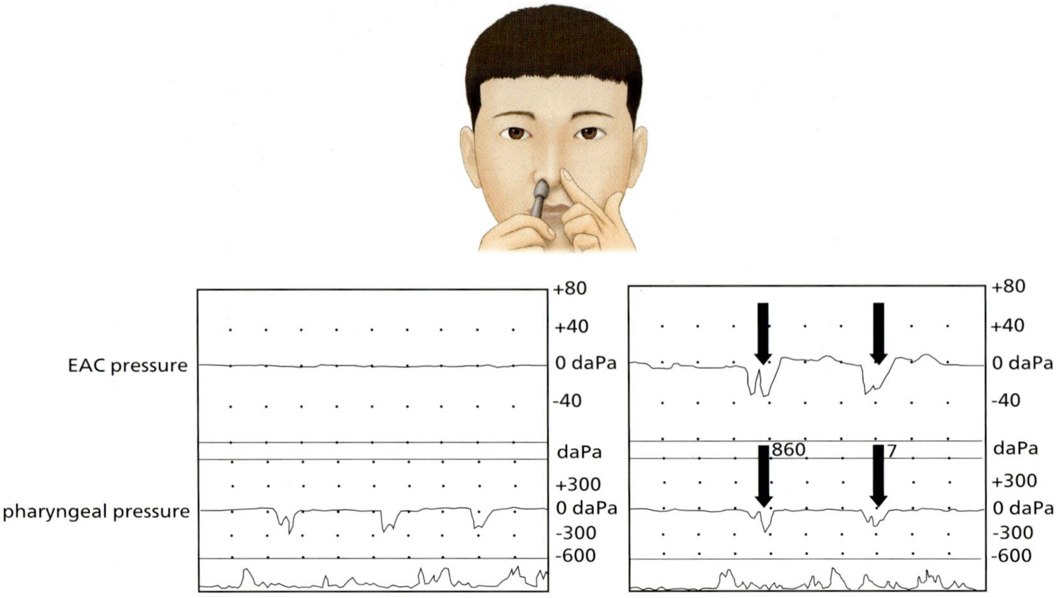

Figure 15-3 정상인과 개방성 이관 질환 환자에서 보이는 대표적인 TTAG 소견. 좌측 비강을 막고 우측으로 검사 시행할 때 동기화된 외이도와 비인강의 압력변화(아래로 향하는 검은색 화살표)를 관찰할 수 있음. (좌측) 정상, (우측) 개방성 이관질환 환자

- **음향이관측정법Sonotubometry**

열려 있는 이관을 통한 비강, 비인두로부터의 압력은 호흡과 동기화된 고막의 움직임을 관찰함으로써 파악할 수 있고 개방성 이관 질환의 진단에 도움이 된다. 마찬가지로 음압으로 표시되는 소리의 전달도 이관 기능의 측정 및 개방성 이관 질환의 진단에 이용될 수 있다. 음향이관측정법에서는 비인강에서부터 이관과 중이강을 통해 외이도까지의 소리 전달을 측정한다. 검사실 세팅에 따라 달라질 수 있지만 일반적으로 제시음으로는 연하에 따라 발생하는 소리를 피하기 위해 고주파음인 7 kHz (6~8 kHz, 크기는 약 100~112 dB) octave band noise를 사용한다. 이를 특수하게 제작된 팁이 있는 스피커폰을 비공에 빈틈없이 넣어 소리의 누출을 피하고 비인두를 향해 제시한다. 이 소리는(음압, Sound Pressure Level) 이관 및 중이강을 통해 전달되어 동측 외이도에 삽입된 마이크로폰을 이용해 측정한다.

실제 검사에서는 물을 삼키면서(연하) 외이도에서 소리를 측정했을 때 5 dB 이상의 음압 증가가 있을 때 정상 이관기능으로 판정한다. 한편 일본 그룹에서는 상업적으로 판매되는 기계(JK05AD; Rion, Tokyo, Japan)를 이용해 음향이관측정법을 시행하는데 이 검사에서는 아래 2가지 검사 결과를 개방성 이관에서 보일 수 있는 결과로 판정한다(Figure 15-4).

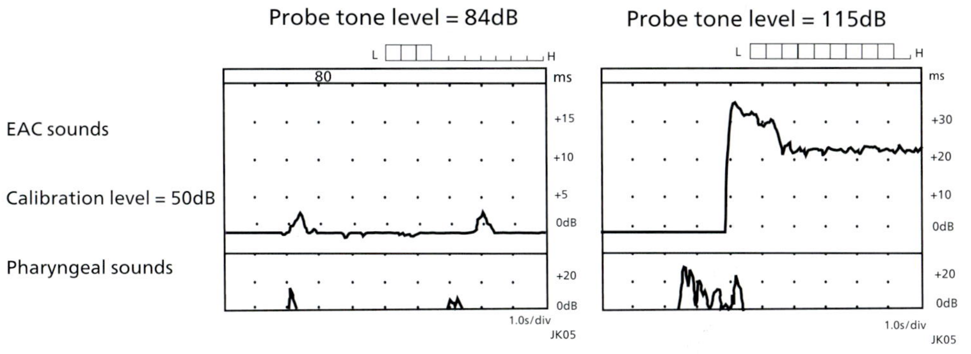

Figure 15-4 개방성 이관 질환에서 보일 수 있는 대표적인 음향이관측정법소견. 왼쪽 그래프는 연하 시 비강 제시음압이 100 dB 미만으로 떨어지는 경우이고, 오른쪽 그래프는 연하 이후에 이관이 열린 상태로 지속되는 'open plateau' 형태를 보인다.

(1) 연하 시의 비강 제시 음압이 100 dB 미만이거나
(2) 연하 이후에 이관이 열린 상태로 지속되는 'open plateau pattern'을 보이는 경우.

한 연구결과에 따르면 개방성 이관 질환 환자definite PET의 55.1%에서 이 검사 결과 양성 소견이 보였다.

이 검사를 좀 더 변형하여 개방성 이관 질환의 진단에 특이적으로 이용하기 위해 자세 변화 postural change를 시키면서 음향이관측정법을 시행하는 경우도 있다. 관련 논문을 발표한 저자의 이름을 따라 Ohta's method로 불리며 Sonotubometry with postural change (Ohta's method) 검사할 때 먼저 앞으로 허리와 고개를 숙이고(forward-bending) 약 20초 후에 검사하며, 이를 뒤이어 시행한 sitting position에서의 검사 결과와 비교한다(Figure 15-5). 일반적으로 정상인에서는 이러한 자세 변

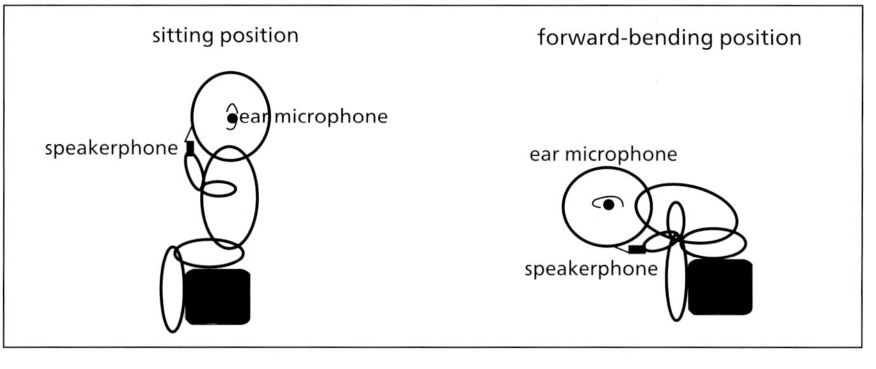

Figure 15-5 Ohta's method: Forward-bending position을 취한 20초 후에 측정을 시작하고 이어서 sitting position에서 측정한다.

화에 따른 sound transmission의 차이가 5~10 dB 이내이지만, 개방성 이관 질환을 가진 환자에서는 이 범위를(10 dB)를 벗어난 더 큰 차이를 보인다. 일반적으로 일반적인 sitting position에서 음향이관측정법을 시행하고 이후 Ohta's method로 자세 변화에 따른 변화를 관찰한다.

- **영상검사**

이관의 내강은 앉아 있거나 서 있을 때 넓어지는 경향이 있으므로 기존에 사용하던 누워서 시행하는 CT는 이관의 구조와 기능을 평가하는 데 적절하지 않다. 따라서 앉은 자세에서 시행하는 CT (sitting)가 이관구조의 평가에는 더 적합하다. 또한 검사도중 발살바법을 이용해(발살바 단층촬영Valsalva CT) 이관의 열린 정도를 극대화하여 살펴보는 것도 이관 기능의 평가에 도움이 된다. 이러한 Valsalva CT로 이관의 병변 위치나 개방성 이관 질환을 포함한 이관기능부전의 종류를 구분해낼 수도 있다.

한 연구에 따르면 개방성 이관질환으로 진단된 환자를 대상으로 CT를 시행했을 때 약 68.6%에서 이관이 전장에 걸쳐 열려있는 형태의 검사 결과가 보고되었다. 또한 개방성 이관을 보여주는 sitting CT 소견은 음향이관측정법으로 측정한 결과와 통계적으로 유의미한 상관관계를 보였다. 이 외에 CT의 axial plane에서 전체 연골부이관의 길이에 대해 실제 공기가 차서 보이는 보이는 이관 부분의 비율, Visualized length to total length ratio of cartilaginous ET (VTRET)을 계산하여 이 값이 개방성 이관의 경우에는 정상대조군과 폐쇄성이관질환에 비해 Valsalva CT와 일반 CT 모두에서 더 큰 값을 가진다고 보고된 바가 있다.

한편, MRI는 연골부 이관을 주변 조직인 lateral pterygoid m., pterygoid ve-

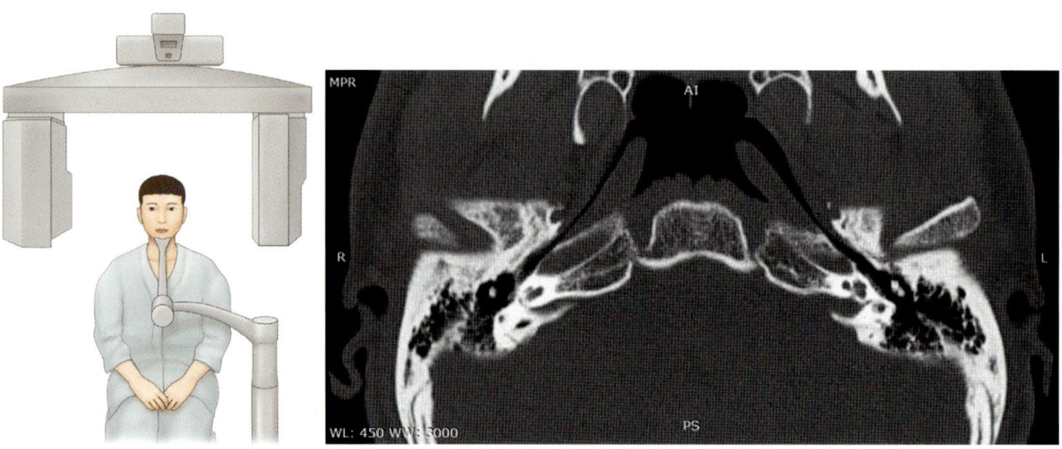

Figure 15-6 Sitting CT 촬영 모습과(좌) Valsalva CT로 촬영한 대표적인 개방성 이관 질환의 CT 소견(우)

nous plexus, tenor veli palatini m, levator veli palatini m., Ostmann fatty tissue와 구분해서 평가하는 데 장점을 가진다.

- **설문지 Patulous Eustachian tube handicap inventory-10 (PHI-10)**

이 설문지는 대표적인 이명에 관한 설문지인 Tinnitus Handicap Inventory (THI)를 변형한 것으로 개방성 이관 질환의 증상 정도를 평가하는 데 중요한 도구이며, 또한 치료 결과를 평가하는 데 있어서도 중요하다. 하지만 설문지를 통해 개방성 이관 질환의 진단을 내릴 수는 없다. 그러나 THI는 검증된 한국어 번역본이 있는 반면 아직 이관에 관한 설문지는 검증된 한국어 번역본이 없는 상황이다.

본 설문지는 환자분이 겪고 있는 개방성 이관의 증상(이충만감, 본인이 말하는 소리 등이 자기 귀로 들리는 증상 등)으로 인하여 얼마나 힘든지를 구체적으로 체크하는 것입니다.
모든 항목에 대해서 '그렇다', '가끔 그렇다', '아니다' 중에서 하나를 선택하여 표시해 주십시오.

	항목	점수		
		4점	2점	0점
1F	증상 때문에 집중하기가 어렵습니까?	그렇다	가끔 그렇다	아니다
2F	증상의 크기로 인해 다른 사람이 말하는 것을 듣기가 어렵습니까?	그렇다	가끔 그렇다	아니다
3E	증상으로 인해 화가 날 때가 있습니까?	그렇다	가끔 그렇다	아니다
4C	증상에서 벗어날 수 없다고 생각하십니까?	그렇다	가끔 그렇다	아니다
5F	증상으로 인해 사회적 활동에 방해를 받습니까? (예, 외식, 영화감상)	그렇다	가끔 그렇다	아니다
6E	증상 때문에 좌절감을 느끼는 경우가 있습니까?	그렇다	가끔 그렇다	아니다
7F	증상으로 인해 업무나 가사일을 하는 데 방해를 받습니까?	그렇다	가끔 그렇다	아니다
8E	증상이 가족이나 친구 관계에 스트레스를 준다고 느끼십니까?	그렇다	가끔 그렇다	아니다
9F	증상에서 벗어나 다른 일들에 집중하기가 어렵습니까?	그렇다	가끔 그렇다	아니다
10E	증상으로 인해 불안감을 느끼십니까?	그렇다	가끔 그렇다	아니다
TOTAL SCORE: ( ) 점		0 - 8 : no handicap 10 - 16 : mild handicap 18 - 24 : moderate handicap 26 - 40 : severe handicap		

Table 15-1 The Japan Otological Society Diagnostic Criteria for PET.[a]

1. There are subjective symptoms
One or more of the following symptoms included: voice autophony, aural fullness, and breathing autophony
2. Tubal obstruction procedures (A or B) clearly improves symptoms
A. Posture change to the supine/lordotic position
B. Pharyngeal orifice obstruction procedure (swab, gel, etc)
3. There is at least one of the following objective findings of patent E-tube:
A. Respiratory fluctuation of the tympanic membrane
B. Variations of external auditory canal pressure synchronized with nasopharyngeal pressure
C. The sonotubometry shows (1) the probe tone sound pressure level less than 100 dB or (2) an open plateau pattern.

[2]Deflnite PET: 1 + 2 + 3. Possible PET: 1 + (2 or 3)
Adapted from Ikeda et al. 2020. Ear, Nose & Throat journal

› 개방성 이관 질환의 진단 기준

아직까지 이관 기능을 정확히 평가하여 개방성 이관 질환을 진단할 수 있는 하나의 gold standard 검사는 없기 때문에 일부 그룹에서는 위에서 소개한 증상과 이관 기능 검사결과들을 토대로 scoring system을 이용한 진단기준을 제시하였다. 아래는 일본이과학회 Japan Otological Society (JOS)에서 제시한 개방성 이관 질환의 진단 기준이다.

위의 표에서 1, 2, 3 세 개의 조건을 모두 만족시키면 "Definite PET"로 진단을 내리고, 1번 조건을 포함한 2개의 조건만 만족할 때는 (1 + 2 또는 1 + 3) "Possible PET"라는 진단을 내린다. 구체적으로 표의 2번 조건에서는 이관을 폐쇄시켜 일시적으로 증상을 완화시키거나 소실시킬 수 있는 술기를 시행하는데 이는 자세변화로 정맥이나 정맥총의 울혈을 일으킴으로써 시행할 수 있다. 다만 심한 개방성 이관 질환에서는 이러한 변화로도 증상 호전을 보이지 않기 때문에 결과 해석에 주의를 요한다. 이러한 진단기준은 이비인후과 의사들 간의 질환에 대한 체계적인 의사소통에 도움을 줄 수 있다.

› 개방성 이관 질환의 감별진단

상반고리관 결손증후군Superior Semicircular Canal Dehiscence syndrome이 개방성 이관 질환과 감별해야 할 대표적인 질환이다. 즉 상반고리관 결손증후군에서는 자성강청이 대부분 동반되어 개방성 이관 질환과 감별이 필요할 때가 많다. 그렇지만 상반고리관 결손증후군은 안진이 관찰되거나 어지럼증이 동반되는 경우가 많아 증상에서 감별이 가능하며 자성강청은 있지만 호흡 잡음은 대부분 들리지 않고 누워 있어도 증상의 호전이 없다는 점도 개방성 이관 질환과의 감별점이다. 또한 자세한 병력청취로 발걸음 소리나 팔꿈치로 책상을 칠 때 소리 등 골전도 잡음이 상반고리관 결손증후군에서 빈번함을 알 수 있으며, 전음성 난청이 동반되는 경우도 많음을 알 수 있다. 상반고리관 결손증후군이 의심될 때는 고해상도 측두골 CT (Poschel's, Stenvers' view)와 VEMP 검사로 좀 더 정확한 진단을 내릴 수 있다.

결론

개방성 이관 질환의 특징적인 병력과 증상 발현을 고려하고, 다양한 이관 기능검사들을 적절하게 시행한 후에 결과를 종합해 진단을 내릴 수 있고, 이는 진단에 근거한 치료를 시행할 수 있는 토대가 된다.

› Suggested reading

1. Ikeda et al. Diagnosis of the Patulous Eustachian Tube. Ear Nose Throat J. 2020 May 13;145561320925938
2. Soo-Keun Kong. Diagnosis and Management of the Patulous Eustachian Tube. J Clinical Otolaryngol. 2009;20:149-156
3. Dennis S. Poe Diagnosis and Management of the Patulous Eustachian Tube. Otology & Neurotology 2007;28:668-677
4. Sung-Won Choi et al. Prevalence and incidence of clinically significant patulous Eustachian tube: A population-based study using the Korean National Health Insurance Claims Database. Am J Otolaryngol. 2018;39:603–608
5. Kobayashi et al. Diagnostic criteria for Patulous Eustachian Tube: A proposal by the Japan Otological Society. Auris Nasus Larynx 2018;45:1–5

CHAPTER 16

이관개방증의 치료

공수근(부산대)

학습목차

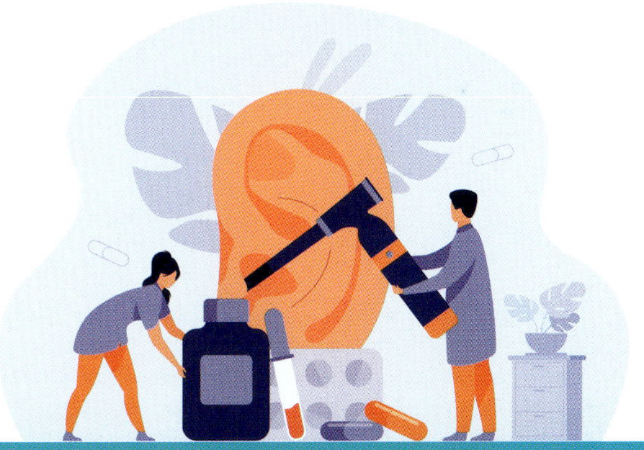

서론

이관개방증 환자들의 증상은 일과성부터 일상생활에 지장이 큰 경우까지 다양하다. 임신 기간 중 발생한 일과성 증상은 출산 후 자연적으로 없어지는 경우도 있으며, 과도한 다이어트로 갑자기 체중이 감소한 경우는 체중이 회복되면서 증상이 사라질 수 있다. 이런 일과성 증상이 아닌 경우에는 환자의 사회적 활동에 현저한 장해를 초래하게 되는데 이런 경우는 적극적으로 치료를 시도해야 할 것이다. 여기에서는 현재까지 보고된 내과적, 외과적 치료방법에 대해 요약해서 정리하고자 한다.

본론

1. 내과적 치료

우선 환자에게 증상의 원인에 대한 충분한 설명으로 안심시켜야 할 것이다. 비강 국소스테로이드제제, 코점막수축제 등의 약물치료를 하고 있다면 중지시켜야 한다. 약물치료로는 이관의 코인두 입구 점막의 부종을 일으키는 에스트로겐 제제인 Premarin 비액(25 mg Premarin + 30 mL 생리식염수 혼합액)을 하루에 3번 코에 점적할 수 있다. SSKI (saturated solution of potassium iodide)를 하루에 3번 물에 타서 마시는 방법을 통해 코인두 점액의 점도를 높이는 치료를 해 볼 수 있다. 또한, 아트로핀의 항콜린성분 코 분무를 통해 좋은 효과를 보고한 경우도 있고, 국내에서도 항콜린 코 분무제인 이프라트로퓸 브로마이드ipratropium bromide로 효과 있었다는 보고도 있어 고려해 볼 수 있으며, 이는 이관 주변의 아세틸콜린 양성인 신경에 있는 무스카린 수용체에 대한 아트로핀의 분비액 기능 억제 효과에 의한 것으로 생각되고 있다. 최근에는 비강 식염수 점적으로 증상 발생 기간이 오래되지 않은 경우 80%까지 증상의 호전을 보고하고 있어 초기 치료로 적용해 볼 수 있다.

2. 외과적 치료

이관개방증의 수술적 치료로 표준화되어 있는 방법이 없어, 다양한 방법으로 이관개방증의 증상을 완화시키기 위한 수술적 방법이 이루어 졌다. 이 방법을 요약하면 크게 고막을 통한 수술방법과 비강을 통한 수술방법으로 나눌 수 있다.

› 고막을 통한 수술 방법

• 고막 절개와 환기관 삽입

Chen 등에 의하면 60례에서 고막절개와 환기관 삽입술을 시행하였는데, 증상이 사라지거나 현저히 완화되는 경우는 32례(53%)였으며, 32례 중 10례에서 환기관이 빠지고 난 후 다시 증상 재발을 보고하였다. 현재까지 이관개방증 환자에서 환기관 삽입술은 약 50%에서 효과가 있다고 보고되고 있으며, 이는 중이 압력, 고막의 움직임 변화에 대한 증상 완화에 국한되며 자가강청에 대한 효과는 거의 없다.

• 고막 강성 증가mass loading of tympanic membrane

고막의 강성stiffness을 증가시켜 이관개방증으로 인한 고막의 움직임을 저하해 증상을 완화 시키는 술식으로 여러 가지 방법이 소개되었다. 2010년 Bartlett 등은 블루택blue tag을 고막에 붙여 고막의 강도를 증가시켜 증상의 호전을 처음 보고한 이후 Paper patch, 연골고막성형술cartilage tympanoplasty 등의 술식을 적용해 술 후 자가강청, 자가 호흡음의 감소 등의 이관개방증의 주관적 증상의 완화를 기대해 볼 수 있다.

• 중이내 이관 입구 실리콘 플러그 혹은 카테터 삽입transtympanic Eustachian tube silicone plug or catheter insertion

Bluestone 등은 전방 고실개방술을 통해 중이에서 이관의 골부에 정맥 카테터를 삽입하고 고막에 환기관을 삽입하는 방법을 제안하였다. 이관 내 삽입된 카테터를 다시 제거할 수 있는 장점이 있고 카테터와 이관 골부 벽 사이에 어느 정도 틈이 남아 있어 시간이 지나 환기관이 빠져나온 후에도 고막의 함몰이나 중이 삼출액을 볼 수 없었다고 하였으나, 증례가 많지 않고 그 후의 결과 등에 대한 문헌 보고가 없었다. 최근 다른 연구에서 고막절개술을 통해 이관의 골부에 특수 제작한 실리콘 플러그를 252귀에 삽입하여 83%의 성공률을 보고하여 많은 증례를 통해 중이내 이관 입구 플러그 삽입의 우수한 효과를 보고하였으며, 부분 마취 하에 간단히 시행할 수 있다는 장점이 있다. 다른 연구에서는 특수 제작한 실리콘 플러그 대신 본왁스로 내부를 막은 정맥 카테터를 이용하여 이관에 삽입한 후 고막패치술을 시행하였으며, 35귀 중 29귀(82%)에서 증상의 호전을 보고하여 쉽고 효과적으로 치료하는 방법으로 제시하였다. 이때는 주로 18게이지, 25 mm 정도의 카테터를 비인강으로의 탈출을 막기 위해 후방 5 mm 정도를 세 갈래로 자른 후 고막 절개창을 통해 이관 내부

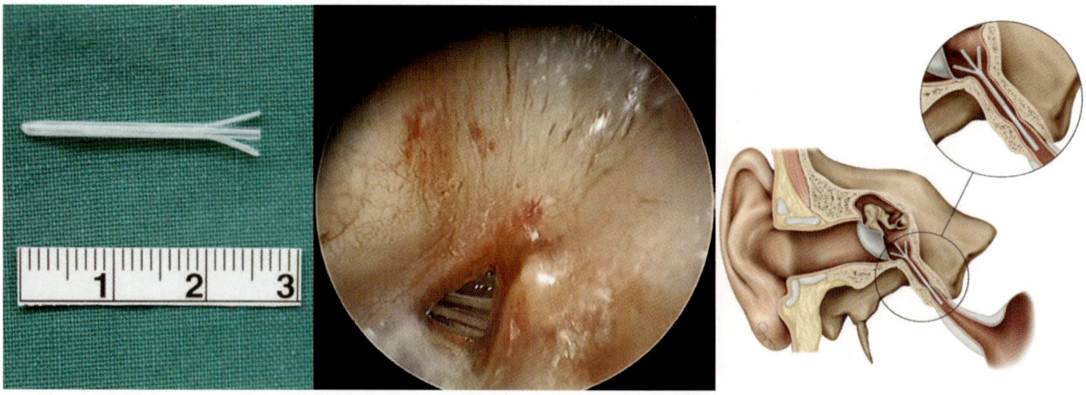

Figure 16-1 중이내 이관 입구 카테터 삽입. 카테터 모양(좌측), 시술 중 45도 내시경 소견(가운데), 시술 후 소견 삽화(우측)

에 삽입하면 되며 45° 내시경으로 이관의 위치를 확인한 후 시행하면 더욱 쉽게 할 수 있다.

비강을 통한 수술 방법

• 이관 코인두 입구부 주입술

이관 코인두 입구 주위 조직에 여러 삽입 물질을 이용하여 이관 입구를 좁혀주는 방법들이 제시되었는데, 최초 파라핀을 사용하였으나 파라핀 육아종이 발생하는 단점을 지적하였다. 26명의 환자에서 이관 입구 전후방으로 테플론을 주입한 결과 19명에서 증상의 완전 소실을 보고하였으나, 테플론을 같은 방법으로 주입 후 내경동맥으로 들어가 대뇌의 혈전으로 사망한 경우를 보고하여 이제는 사용되지 않고 있다.

또 다른 연구자는 이관 통기 카테터를 통해 가는 정맥 카테터를 이관 내부로 15 mm 정도 삽입 후 젤폼gelfoam과 글리세린 혼합액을 이관 내부로 주입한 결과 증상이 즉시 사라지는 것을 보고하였다. 국내에서는 몇 명의 환자에서 흡입기로 얻은 복부 지방을 내시경 하에서 이관 입구 전하 부에 주입하여 효과적이었다고 하였으나 자가 지방 주입은 지방의 높은 흡수로 인해 반복 주입이 필요할 수 있다는 단점이 있다. 또 다른 연구에서는 환자의 이주연골tragus을 이용하여 연골을 잘게 만들어 브뤼닝 인젝터를 이용하여 이관의 코인두 입구 상부 및 후부에 주입하여 33귀 중 23귀(69%)에서 술 후 2년 이상 관찰 결과 만족할 만한 결과를 보고하였다(Figure 16-2). 또한 최근에는 안면 성형에 이용되는 필러(Radiesse®, Calcium hydroxylapatite)를 이용하여 주입하는 방법도 있으며, 다른 연구에서는 성대마비의 치료에 사용되는 Vox Implant® (polydimethylsiloxane)를 이용할 수도 있다. 이러한 여러 가

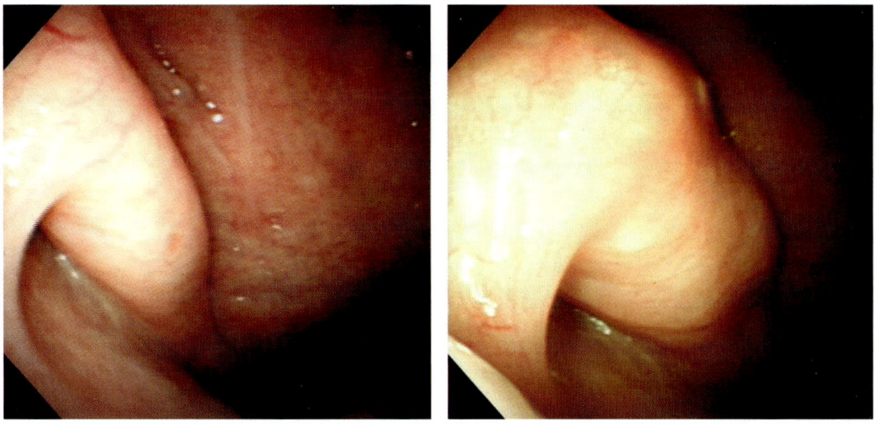

Figure 16-2 이관 코인두 입구부 자가연골 주입전 (좌측)과 수술 2년 후(우측) 내시경 소견

지 물질의 코인두 이관 입구에 주입을 시행하기 전에는 반드시 부비동 조영증강 CT를 술 전에 촬영하여 내경동맥의 위치를 확인하여 안전하게 시행해야 한다.

코인두 이관 입구 재건술patulous Eustachian tube valve reconstruction은 이관 앞 측 벽 결손으로 인한 밸브를 재건해 주는 방법으로 연골을 이용한 이관 재건술을 소개하였으나, 전신마취하에서 시술되며 시술 시간도 3~4시간 걸리며 수술 방법이 어렵다. 시행한 14명의 환자에서 6명(43%)에서 증상의 호전을 보여 어려운 시술 방법과 비교하면 증상 호전율이 높지 않은 단점이 있는 것으로 생각된다.

- **코인두 이관 입구 카테터 삽입nasopharyngeal Eustachian tube catheter or shim insertion**

코인두 이관 입구에 카테터(14 혹은 16게이지)를 이용하여 삽입하는 방법을 제안되었다. 카테터 내부를 본왁스로 막은 후 내시경 하에서 이관에 삽입하는 방법으로 삽입된 카테터는 이관의 협부isthmus, junctional portion을 통과할 때 약간의 저항이 느껴지며 협부를 완전히 통과할 때까지 삽입하면 된다. 하지만 삽입한 카테터의 자연 탈출 가능성이 높으며, 삼출성 중이염 발병 빈도에 대해서는 연구된 보고가 없다. 다른 사체 연구에서 14, 16, 18게이지 카테터를 이용하여 삽입한 연구결과 16게이지 카테터가 가장 쉽고 이관 크기에 적합하다는 연구가 있었으며, 실제 임상적으로 시행하여 카테터 탈출을 막기 위해 이관 입구에 점막층과 카테터를 봉합하여 고정하는 방법을 기술한 보고도 있다.

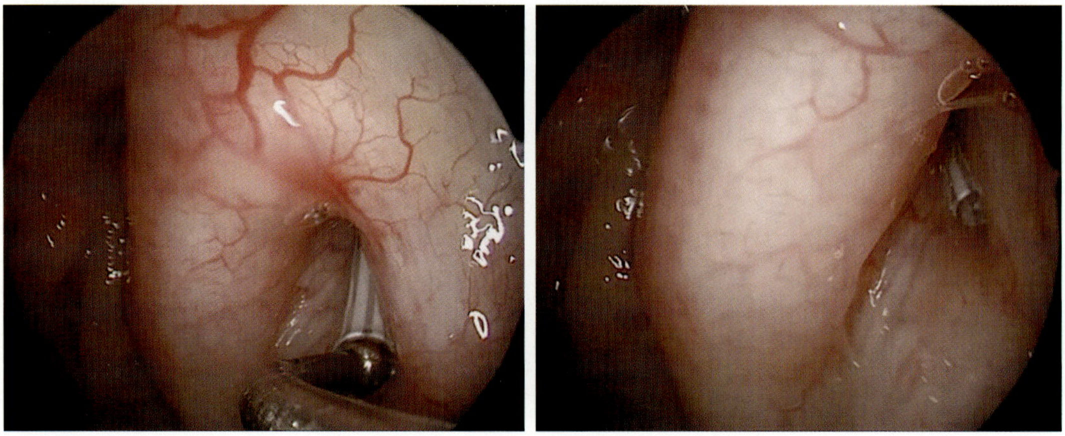

Figure 16-3 코인두 이관 입구 카테터 삽입

- **이관 폐쇄permanent Eustachian tube closure**

이관의 완전 폐쇄는 이관개방증의 증상을 완전히 없앨 수 있지만, 영구적인 환기관 삽입술을 해야 하는 경우가 많다. 이관 입구 연골의 외판과 내판이 만나는 부위를 절개하고 연골 일부를 제거하는 것으로 이관 내부를 폐쇄하는 방법을 제안하였으나 효과는 성공적이지 못하였고 영구적인 이관 폐쇄의 단점이 있었다고 하였다. 다른 연구에서는 코인두 내시경을 이용해 이관 입구에 전기소작술을 시행 후 복부에서 얻은 지방으로 이관 입구를 막아주며 중이 환기관을 삽입하는 방법을 고안하고 술 후 일 년 이상 추적 경과가 만족스러웠다고 하였다. 다른 연구에서는 14귀를 대상으로 코인두 이관 입구에 전기소작술 후 지방으로 막고 입구 봉합하여 12귀(85%)에서 증상 소실을 보였다고 하였다.

결론

이관개방증이 현재까지 치료가 쉽지 않아 많은 다양한 치료방법이 시도되는 것이 사실이다. 하지만 상기에 기술한 여러 치료 방법들이 연구되고 다양한 방법으로 임상 적용이 되고 있어 심각한 이관개방증을 가지고 있는 환자에서 이관을 좁히는 외과적 치료를 통해 증상의 개선과 치료에 도움을 줄 수 있을 것으로 생각된다. 안정이나 내과적 치료로 증상 호전이 되지 않고 오래간다면, 적극적인 외과적 치료를 고려해야 할 것이다.

Suggested reading

1. Kikuchi T, Ikeda R, Oshima H, Takata I, Kawase T, Oshima T, et al. Effectiveness of Kobayashi plug for 252 ears with chronic patulous Eustachian tube. Acta Otolaryngol 2017;137:253-8.
2. Oh SJ, Lee IW, Goh EK, Kong SK. Trans-tympanic catheter insertion for treatment of patulous eustachian tube. Am J Otolaryngol 2015;36:748-52.
3. Oh SJ, Lee IW, Goh EK, Kong SK. Endoscopic autologous cartilage injection for the patulous eustachian tube. Am J Otolaryngol 2016;37:78-82.
4. Poe SD. Diagnosis and management of the patulous eustachian tube. Otol Neurotol 2007;28:668-77.
5. Poe DS, Handzel O. Diagnosis and management of the patulous eustachian tube. In: Brackmann DE, Shelton C, Arriaga MA, editors. Otologic Surgery. 3rd ed. Philadelphia: Sauders Elsevier; 2009.p.93-105.

CHAPTER 17

기압변환성 이관 질환의 진단과 치료

임기정(고려대)

학습목차

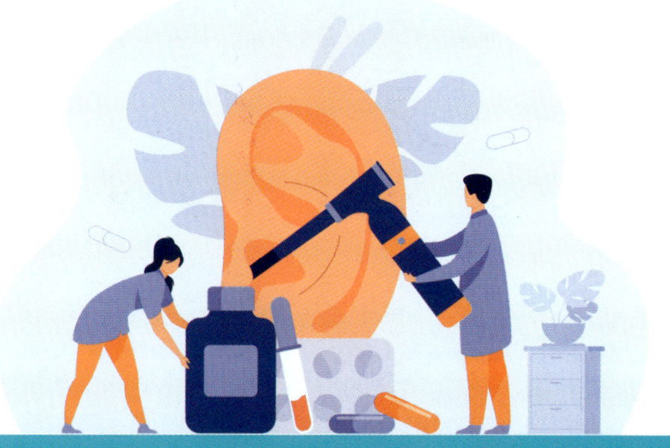

서론

이관의 기능은 (1) 중이의 환기 및 압력 조절, (2) 중이에서 생성된 저류액의 제거 mucociliary clearance, (3) 중이를 소음으로부터, 비인강에서의 각종 병균으로부터 방어하는 역할들로써 대별할 수 있다. 이관 기능의 장애는 3개월을 기점으로 급성과 만성으로 나눌 수 있다. 대개 정상 성인들에게서 만성적인 이관 기능 장애는 약 0.9% 정도 생긴다고 한다. 이관 기능 장애에 대한 2015년의 Consensus statement에 따르면 (1) dilatory Eustachian tube (ET) dysfunction, (2) Baro-challenge-induced ET dysfunction, (3) patulous ET dysfunction으로 크게 나눌 수 있다. 특히 dilatory ET dysfunction의 경우는 (1) functional obstruction, (2) dynamic dysfunction (muscular failure), (3) anatomical obstruction으로 분류할 수 있다. 현재의 ICD-10 질병코드에서는 H68.0 inflammatory dilatory dysfunction of the Eustachian tube, H68.1 obstruction of the Eustachian tube, H69.0 patulous Eustachian tube, H69.8 other defined Eustachian tube dysfunction and H69.9 non-defined Eustachian tube dysfunction 등 5개 정도로 구별하고 있다.

본론

1. 기압변환성 이관 질환의 정의

기압변환성 이관 질환의 증상은 특히 압력 변환 시 귀가 멍멍하거나 통증 또는 불편감이 생기는 것이다. 이는 다양한 압력변화 상황에서 중이압력 조절을 위하여 이관의 다양한 압력변화 상황에서 충분한 개구가 되지 않는 상황을 뜻한다. 이는 외부의 압력변화의 상황에서 주로 생기는데, (1) 스쿠버 다이빙SCUBA: self-contained underwater breathing apparatus, (2) 스카이 다이빙skydiving, (3) 비행 중, 비행기가 하강하면서 압력이 증가할 때, (4) 등산, (5) 기차 터널을 지나는 경우 등에 생긴다.

건강한 사람의 경우 이러한 다양한 압력 변화에 있어서 발살바 또는 침을 삼키거나 하품을 하는 등의 동작을 통하여 중이의 압력을 조절할 수 있다. 기압변환성 이관 질환은 대개 압력이 해소되면 무증상으로 돌아오는 경우가 많지만, 압력 손상이 심한 경우는 일시적인 중이 삼출액 또는 혈고실을 만들 수 있다. 드물게는 고막의 손상을 경험하거나 어지럼, 전음성 난청 등을 경험하기도 한다. 특히 스쿠버다이버의 경우 감각신경성 난청 또는 지속적인 어지럼을 경험하는 경우가 있는데, 이는 실제적인 내이 손상을 의미한다.

2. 기압변환성 이관 질환의 진단

기압변환성 이관 질환의 진단을 위하여서는 가장 먼저 환자의 병력에 기초하는 것이 중요하다. 즉 급격한 압력변화 상황, 비행이나 스쿠버다이빙 등을 경험한 이후에 귀가 멍멍하거나 통증이 있는 경우라면 가장 중요한 진단의 요소가 된다. 가장 중요한 이과적인 진단검사로는 nine-step test가 있다. 이는 정상상태의 중이강 압력을 재고 두 가지 inflation 및 deflation 상황에 따라서 총 다섯 번의 tympanograms을 시행하는 검사이다. 대개 중이강의 압력이 10 mmH_2O 이상 증가하는 경우를 양성으로 간주한다. 고압산소기를 이용한 기압변환성 이관질환의 진단율은 37~61% 정도로 썩 높은 편은 아니다. 스쿠버다이빙 연구에 따르면 64~100% 정도로 nine-step test가 유용한 결과를 보인다.

기압변환성 이관질환의 진단을 위한 설문지로는 ETDQ-7 (eustachian tube dysfunction questionnaire) 이 가장 보편적으로 사용된다(Figure 17-1) 이는 (1) 귀에 압력이 느껴지는지, (2) 귀에 통증이 느껴지는지, (3) 귀가 물이 찬 것처럼 막히는 감각이 드는지, (4) 감기나 부비동염이 생겼을 때에 귀문제처럼 느껴지는지, (5) 귀에서 소리가 나거나 popping sound가 들리는지, (6) 귀울림 또는 이명이 생기는지, (7) 청력이 저하되는 느낌이 있는지 등과 같은 총 7가지 항목에 대하여 1~7점으로 채점하여 기압변환성 이관질환의 심각도를 주관적으로 측정하는 검사가 되겠다(총 49점 만점).

지난 한 달 동안 다음의 항목에 대해서 어느 정도의 문제가 있었습니까?							
	문제 없음			보통			심한 문제
귀에 압력을 느끼십니까?	1	2	3	4	5	6	7
귀의 통증이 있습니까?	1	2	3	4	5	6	7
귀가 먹먹하거나 물이 찬 느낌이 있습니까?	1	2	3	4	5	6	7
감기나 축농증이 있을 때 귀에 문제가 있었나요?	1	2	3	4	5	6	7
귀에서 '탁탁' 하는 소리나 터지는 소리가 들렸나요?	1	2	3	4	5	6	7
귀에서 울리는(윙~윙~)소리가 들렸나요?	1	2	3	4	5	6	7
소리가 작게 들리는 느낌이 있습니까?	1	2	3	4	5	6	7

Figure 17-1 ETDQ-7 (eustachian tube dysfunction questionnaire)

고막운동성 검사Tympanometry는 가장 보편적으로 사용되는 이과적 검사로서 특히 삼출성 중이염의 여부를 판별하는데 매우 유용하다. 따라서 일시적인 기압변환성 이관질환의 경우, 특히 고막이 정상이고 삼출액이 없는 경우에는 검사결과가 정상으로 나오는 경우가 허다하다. 따라서, static tympanometry의 단점을 극복하려면 Valsalva/Toynbee를 시행하면서 고막운동성 검사를 시행하는 dynamic tympanometry를 시행하는 것이 기압변환성 이관질환의 진단에 유리하다.

고막 내시경 검사otoscopy는 당연히 시행하여 할 기본적인 검사이다. 이는 기압변환성 이관질환의 경중에 따라 정상으로 관찰되는 경우도 있겠지만, 발적, 고막 및 외이도의 혈관성 증가, 고막의 구조변화, 삼출성 중이염, 혈고실 및 고막 천공을 관찰할 수도 있다. 또한, 내시경 검사를 통하여 craniofacial malformation, 비인강종양, 구개열 등의 이상을 감지해 낼 수 있어야 한다.

그 밖의 이관기능 검사로는 sonotubometry, tympanic impedance, tubomanometry, ETS-7 (eustachian tube score) 설문지 등이 있어서 상황에 따라 사용할 수 있겠다. 이관기능 검사는 절대적인 검사가 존재하지 않기 때문에 이러한 다양한 이관기능 검사들을 함께 사용하는 방법(test combinations)이 유용하다고 생각된다. 이관기능을 검사하는 것이 어려운 이유로 환자들의 특성 및 기압변동 상황이 매우 다양하고 이관기능 검사가 여럿이며, 특히 이관기능 검사의 판정기준 또한 각 연구자별로 다르기 때문이다.

3. 다양한 상황에서의 기압변환성 이관질환

가장 많이 연구된 기압변환성 이관기능 연구로는 고압산소기에서의 연구들을 들 수 있다. 또한 고압산소기에서 고압을 줄 수 있으며, 저압을 주면서도 연구를 할 수 있기에 가장 많이 이용되고 있다. 대개의 연구들이 2~2.5 대기압 하에서 연구가 이루어지고 있다. 고압산소기에서 대개 2.4 대기압을 이용하여 최소 90분간 압력을 가한 뒤 기압변환성 이관문제가 생기는지를 측정한 검사들이 많은데, 이때 이관기능의 저하가 평균 55.9%로서 34~82%까지 다양하게 나타난다.

스쿠버다이빙을 이용한 연구도 존재하며, 대개 수심 18 m를 기준으로 20~30분간 잠수한 이후 이관기능의 저하가 6.5%~45% 정도로 나타나는 것을 관찰할 수 있다. 스카이다이빙의 경우 13,000 ft 이상에서 스카이다이빙을 하는 경우에, 18.8%에서 이관기능의 저하가 일어난다고 발표한 논문이 존재한다. 민항 또는 군항 비행사들을 대상으로 실시한 이관기능의 저하는 2.3%~34%로 나타난다고 한다.

실제 해수면에서의 1기압은 10,100 daPa 압력을 나타낸다고 하는데, 스쿠버다이빙을 할 때의 압력은 대개 4기압 이상의 압력을 받게 되고(40,500 daPa), 고압 산소기에 들어갔을 때에는 압력이 최소 2.5기압 이상의 압력이라고 한다(25,300 daPa). 이와 반대로 비행시에는 음압을 받는 경우가 많으며, 그 압력은 –2,000 daPa 정도가 된다고 한다. 다만, 고압 상황 또는 고압산소기 안에서 누워있는 경우, 이관 기능 장애가 더욱 심화된다고 한다.

참고적으로, 서핑이나 스킨스쿠버 등 해양레포츠를 즐기는 분들이 늘면서 잠수병에 대해 많이 알려지고 있다. 잠수병이란 잠수 중에 급변하는 바다 환경으로 갑작스럽게 수면으로 상승하면서 생기는 병이다. 기본적으로 바닷속에서 수면으로 올라올 때에는 변하는 수압에 적응할 수 있는 시간, 즉 '감압과정'이 필요하다. 만약 감압과정을 거치지 않고 수면으로 올라가게 되면 우리 몸속에서 갑작스럽게 기포가 생기고 이 기포들이 혈관을 막아 온몸에 병을 초래할 수 있다. 물속 깊이 잠수했다가 감압(주변의 압력이 감소하는 현상) 없이 급격히 상승할 때 기압 차 때문에 발생하는 병. 깊은 바다 속의 수압 때문에 몸속으로 들어간 질소 기체가 밖으로 빠져나오지 못한 채 혈액 내에서 기포를 생성해 통증을 유발하는 것이 잠수병이다. 이러한 잠수병이 생기는 경우, 고압 산소치료기를 통해 우리 몸속 질소 배출을 원활하게 하여 다른 병으로 진행되는 것을 막을 수 있다. 고압 산소치료는 산소가 필요한 곳에 충분한 산소를 공급함으로써 손상된 조직 회복을 돕는 원리이다. 고압 산소치료 시설을 갖춘 병원도 많지 않기 때문에 환자들은 적절한 치료시기를 놓치게 되어 병세가 악화되기도 한다. 취미로 잠수를 즐기는 사람 혹은 잠수를 하는 직업에 종사하고 있는 사람이라면 갑자기 생긴 두통이나 관절 통증을 그냥 넘겨서는 안 된다. 특히 해양레포츠 이후 갑자기 귀가 먹먹하고 청력이 떨어지고 어지럼이 있다면 반드시 병원을 찾아 적절한 검사 및 치료를 받아야 한다.

4. 기압변환성 이관질환의 치료 및 예방

기압변환성 이관질환의 중대성에 따라 증상이 매우 다양하여, 이에 따른 대증적인 치료가 필요하다. 무증상으로 관찰되는 경우도 있겠지만, 귀가 먹먹한 정도부터 고막 및 외이도의 혈관성 증가 및 발적, 고막의 구조변화, 삼출성 중이염, 혈고실 및 고막천공, 일시적인 중이삼출액 또는 혈고실을 만들 수 있다. 드물게는 감각 신경성 난청 또는 지속적인 어지럼을 초래할 수 있으니 다양한 치료가 필요할 수 있다.

귀가 먹먹한 정도인 경우, 발살바법Valsalva maneuver, oral/topical decongestants, oral anti-histamine, oral steroid 및 topical nasal steroid sprays 등을 사용할 수 있다. 삼출성 중이염 및 혈고실이 지속되는 경우, 고막절개myringotomy를 통

하여 중이 삼출액 및 혈액을 제거하는 술식을 쓸 수 있으며, 고막절개를 병행하여 환기튜브삽입술tympanostomy tube을 선택할 수 있다. 반복되거나 만성적인 기압 변환성 이관질환이 생기는 경우, 이관 풍선 확장술balloon dilatation of the eustachian tube을 사용할 수 있겠다. 다만, 이관 풍선 확장술의 수술적 위험도, 비용, 효과 등에 대한 신중한 고려 및 상의를 통하여 선택을 하는 것이 현명하겠다.

결론

결론적으로, 기압변환성 이관질환의 진단을 위해서는 다양한 압력 변화 상황을 겪고 이통 및 이충만감 등의 증상이 발현되었다는 환자의 병력이 가장 중요하다. 현재 있어서는 고막 내시경 검사 및 고막 운동성 검사는 기본적으로 시행되어야 할 중요 검사이다. 가장 유용한 검사로서는 Nine-Step Test를 들 수 있으며, 가장 유용한 주관적 설문지로는 ETDQ-7을 들 수 있겠다. 다만, 다양한 압력 변화 상황에 따라 환자의 특징 및 증상이 다양하기에 환자 및 상황에 따른 적절한 검사들을 선별 · 선택하여 종합적으로 실시한 다음, 이를 해석해야 가장 정확한 진단에 이르게 된다고 여겨진다. 치료는 대증적으로, 발살바법Valsalva maneuver, oral/topical decongestants, oral anti-histamine, oral steroid 및 topical nasal steroid sprays 등을 사용할 수 있다.

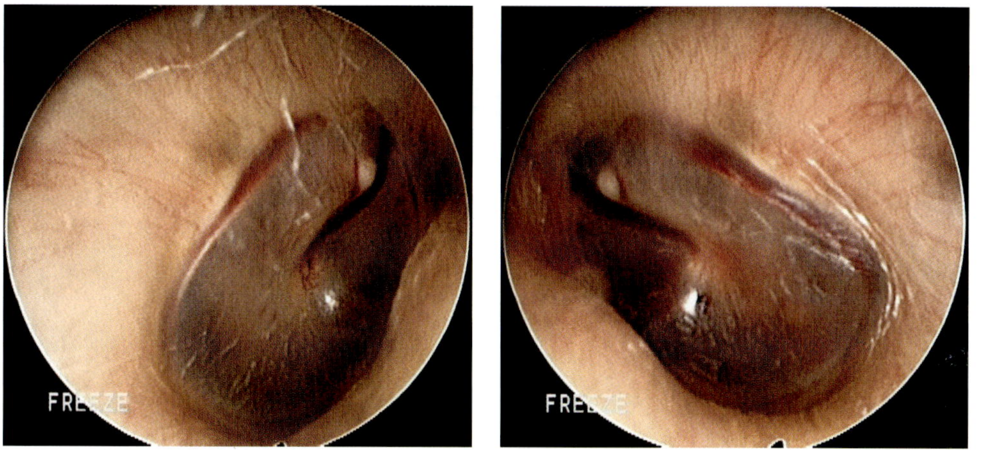

Figure 17-2 비행기 탑승객의 양측 고막, 비행기가 하강 시 양측 귀에 심한 통증을 느꼈다고 한다. 고막에 혈고실이 관찰되며, 특히 고막을 지지하는 모세혈관이 터져서 생긴 피가 고막의 주변 및 추골을 따라 형성되는 기압변환성 고막 손상의 전형적인 모습을 보여준다.

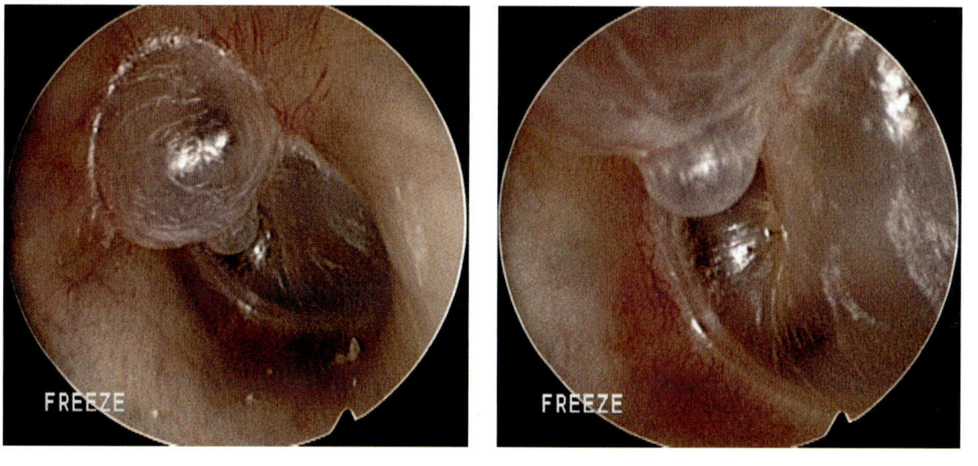

Figure 17-3 관현악단 트럼본 연주자의 양측 고막. 악기를 강하게 부는 압력으로 인하여 고막이 얇아지고, 특히 상고실attic area 쪽의 고막이 풍선처럼 부풀어 나오는 것을 관찰할 수 있다. 악기를 불거나, 발살바법을 심하게 하는 경우 생길 수 있는 전형적인 기압변환성 고막 손상의 모습을 보여준다.

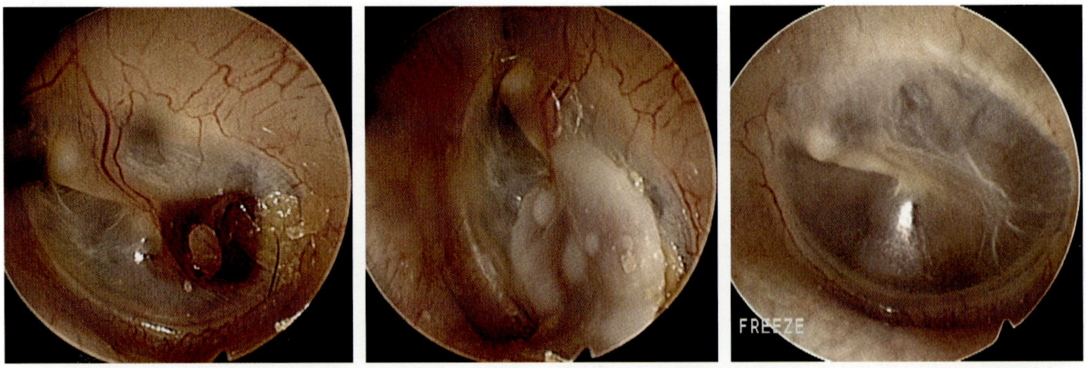

Figure 17-4 외상성 고막천공, 좌측. 압력/폭발음에 의한 고막천공 후 고막 패치술 시행하였으며, 고막 패치는 달걀의 속껍질을 말린 것을 사용하였다. 이후 고막 재생이 약간의 고막 흉터와 함께 이루어졌으며, 고막이 완전히 아물어 막힌 것을 관찰할 수 있다.

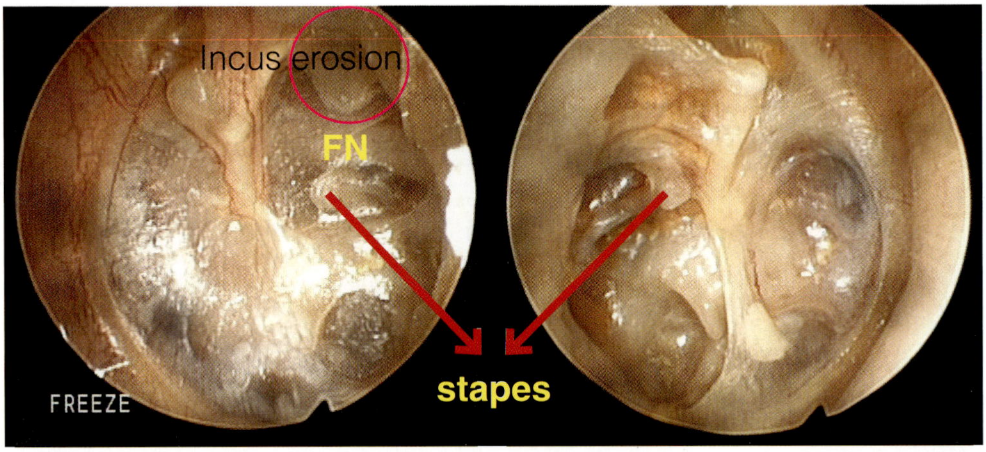

Figure 17-5 잠수부 양측 고막으로 수십년간의 오랜 잠수 생활로 인한 이관기능장애가 초래되었으며, 결국 심한 유착성 중이염으로 발전하였다(severe adhesive otitis media, stage II). 우측은 침골의 일부, IS joint erosion을 관찰할 수 있으며, 녹은 뼈 사이로 안면신경이 관찰된다. 좌측은 고막의 유착은 심하지만 IS joint erosion 소견은 불명확하다. 좌측 등골 옆으로 stapedius tendon, pyramidal process를 관찰할 수 있으며, 유착된 달팽이관의 궤적 및 round window를 관찰할 수 있다.

› Suggested reading

1. Elliott, E. J. and D. R. Smart (2014). "The assessment and management of inner ear barotrauma in divers and recommendations for returning to diving." Diving Hyperb Med 44(4): 208-222.
2. Hussein, A. and A. Abousetta (2014). "Use of the nine-step inflation/deflation test and resting middle-ear pressure range as predictors of middle-ear barotrauma in aircrew members." J Laryngol Otol 128(7): 612-617.
3. McCoul, E. D., V. K. Anand and P. J. Christos (2012). "Validating the clinical assessment of eustachian tube dysfunction: The Eustachian Tube Dysfunction Questionnaire (ETDQ-7)." Laryngoscope 122(5): 1137-1141.
4. Schilder, A. G., M. F. Bhutta, C. C. Butler, C. Holy, L. H. Levine, K. J. Kvaerner, G. Norman, R. J. Pennings, D. Poe, J. T. Silvola, H. Sudhoff and V. J. Lund (2015). "Eustachian tube dysfunction: consensus statement on definition, types, clinical presentation and diagnosis." Clin Otolaryngol 40(5): 407-411.
5. Tailor, B. V., M. E. Smith, P. J. A. Hutchinson and J. R. Tysome (2018). "Outcome Measures for Baro-Challenge-Induced Eustachian Tube Dysfunction: A Systematic Review." Otol Neurotol 39(2): 138-149.

CHAPTER 18

이관질환의 감별질환들

장정훈(아주대)

학습목차

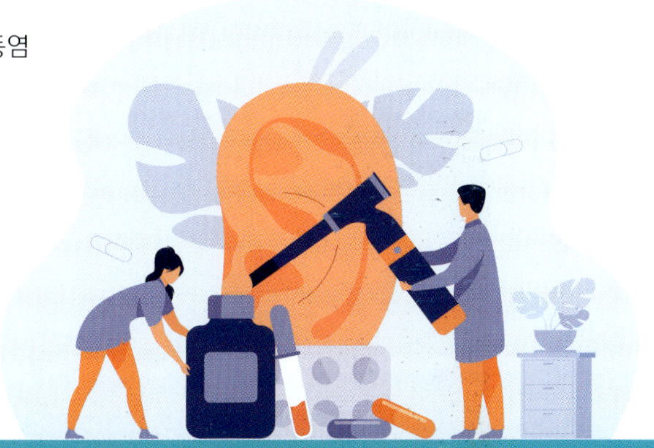

서론

이관 기능은 구개범장근과 구개거근에 의한 개폐운동, 이관 내 섬모상피의 섬모운동, 그리고 이관 내면에 분비되는 표면활성제 등에 의해 조절되는데, 이관기능부전의 유형에 따라 개방성 이관과 이관협착증으로 분류하게 되고 각각의 기능부전에 따른 특징적인 증상들이 유발된다.

2015년 보고된 이관기능장애consensus statement에서는 이관기능장애를 다음과 같이 제안하고 있다.

1. dilatory Eustachian tube dysfunction
    1) functional obstruction
    2) dynamic obstruction (muscular failure)
    3) anatomical obstruction
2. baro-challenge-induced Eustachian tube dysfunction
3. patulous Eustachian tube dysfunction

개방성 이관의 경우, 이충만감, 자가강청(주로 숨소리가 들림, autophony), 이명 등이 발생하고, 자신의 숨쉬는 소리나 음식을 삼키는 소리가 크게 들리기도 한다(Figure 18-1). 그 외에 경도의 난청이나 간헐적 어지럼증이 동반되기도 한다. 이관협착증의 경우, 중이강 내에 존재하던 공기가 점막을 통해 흡수되고 압력이 낮아져 중이강에 강한 음압이 생기게 되면 비인강내 분비물이 중이강 내로 역류하면서 중이염이 발생하거나 중이강의 무기화 및 유착성 중이염으로 진행하기도 한다. 이관협착증의 경우에도 이충만감이 발생할 수 있고 전음성 난청, 이명이 에서 모두 발생

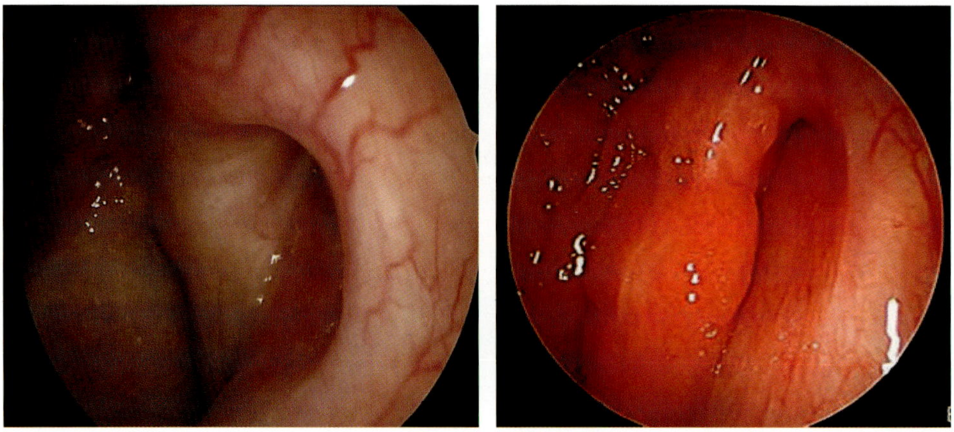

Figure 18-1 개방성 이관(좌)과 이관협착증(우)의 내시경 소견

할 수 있으며 이관이 부분적으로만 막힌 경우 삼키거나 하품을 하면 터지거나 딱딱 거리는 소리가 날 수 있다(Figure 18-1).

Figure 18-2는 이충만감을 주소로 내원한 환자의 감별진단에 대해 정리한 것이다. 우선, 고막의 상태를 확인하여 고막이 함몰된 경우, 이관협착증이 의심되며 관련 검사들을 진행해 볼 필요가 있다. 정상 고막소견인 경우, 호흡과 일치하는 고막의 움직임이 있는지 확인해보고 비인강 내시경상 이관 개방유무를 확인해보고 이관 개방증이 감별된 경우 상반고리관 피열 증후군, 메니에르병, 측두하악관절 장애 등의 가능성을 생각해 볼 필요가 있다.

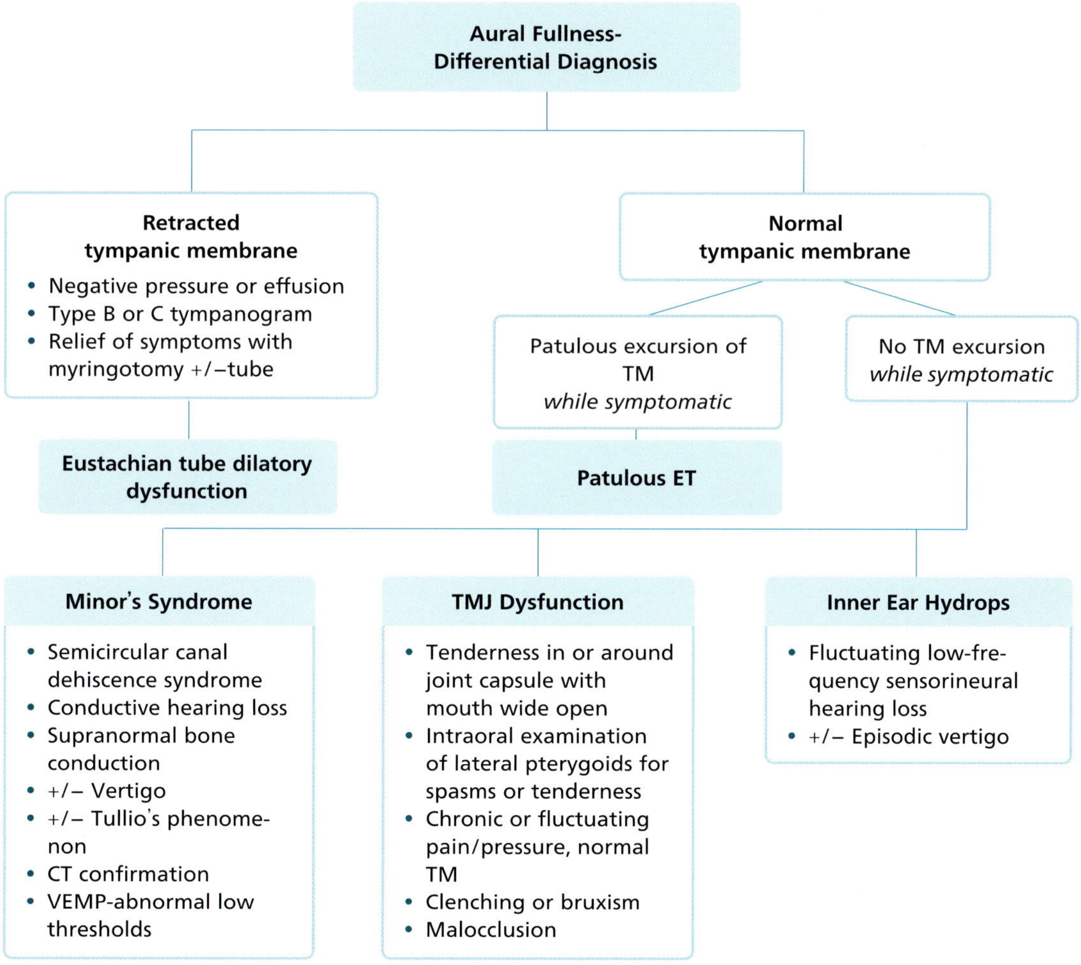

Figure 18-2 이충만감의 진단 접근 알고리즘(Poe DS, Handzel O. Diagnosis and management of the patulous eustachian tube. In:Brackmann DE, Shelton C, Arriaga MA, editors. Otologic Surgery. 3rd ed. Philadelphia: Sauders Elsevier;2009. p.93-105)

본 장에서는 이러한 이관기능장애와 유사한 증상을 가진 질환들에 대해 알아보고 감별점에 대해 간략히 살펴보고자 한다. 또한 이관협착증의 경우, 이관 자체의 기능적 협착 외에 외부요인에 의해 협착이 유발되는 감별 질환들에 대해서 알아보고자 한다.

본론

이관기능이상과 감별이 필요한 질환들을 Table 18-1에 정리하면 다음과 같다.

Table 18-1 이관기능이상과 감별이 필요한 질환들

– 측두하악관절 장애
– 상반고리관 피열 증후군
– 메니에르병
– 급성 저음역 감각신경성 난청
– 특발성 외림프누공
– 중이염(삼출성 중이염, 유착성 중이염)
– 비인두강 종양
– 박동성 이명
– 이구전색
– 외이도염
– 비염 및 부비동염

1. 측두하악관절 장애

측두하악관절의 잡음, 악관절 및 저작근군의 동통과 악운동 장애 등을 포함한 임상적 증상이나 징후를 총칭하여 말한다. 입을 벌리는 데 제한이 있고 입을 벌리거나 씹을 때 소리가 난다고 하거나 운동에 제한이 있거나 어렵고, 안면부나 귀주변의 통증을 호소하는 경우가 많다. 특징적으로 일측성으로 발생하는 클릭음 또는 터지는 소음이 확인될 때 의심할 수 있으며 다른 증상으로 난청 또는 이명과 연관되기도 한다. 측두하악관절 장애의 임상양상을 Table 18-2에 정리하였다.

측두하악관절 장애에서 발생하는 이충만감, 이명 등의 이과적 증상 기전에 대해 몇 가지 가설이 제시되고 있다. 하악과 중이의 이소골은 모두 Meckel의 연골에서 동일한 기원이라는 점으로 설명하는 발생학적 관점과 이개측두신경 및 귀 구조물 특히 이관 상부에서의 하악과mandibular condyle의 원위 및 후방 변위에 의해 생성되는 압력에 의해 이과적 증상이 발생하게 된다는 해부학적 근접성의 관점으로 설명하고 있다.

Table 18-2 측두하악관절 장애의 주된 임상 양상

– 이충만감 – 체성 이명 – 씹을 때 발생하는 측두하악관절 통증 – 측두하악관절의 클릭음 또는 염발음 – 입을 벌릴 수 있는 범위의 제한 – 일측성 저작 – 입을 벌릴 때 환측부위로의 하악움직임의 변위 – 측두하악관절의 습관성 탈구 – 측두하악관절 손상

이관기능장애와의 감별점은 신체 검진상 구강내 익돌근을 촉진 시 심한 압통이 유발될 때 의심할 수 있고 검이경 소견, 공기 통기법, 고막운동검사상 증상과 무관하게 정상 소견을 보이는 점에서 구분될 수 있다.

2. 상반고리관 피열 증후군(Figure 18-3)

상반고리관 피열 증후군은 중두개와와 닿아있는 상반고리관 부위의 골미로가 피열되어 발생하는 다양한 증상 복합군을 칭한다. 이러한 골성 구조의 결함은 큰 소리를 들을 때나, 귀를 만지며 이주를 압박하는 누공검사 시 현훈과 안진이 유발되고(Tulio 현상과 Hennebert 징후), 자가강청, 그리고 청각과민증이 동반된다. 특징적인 청각검사 소견은 저음역대의 전음성 난청으로 이는 기도전도역치가 상승하고 골전도역치가 낮아져 기도-골도역치의 간격이 벌어지며 나타나게 되는데, 등골근 반사가 정상으로 나타나고 전정유발근전위의 역치가 오히려 낮아지는 점은 전도성 난청이 중이병변에 의한 현상이 아님을 의미한다. 고해상도 측두골 전산화 단층촬영상 상반고리관 피열부위가 확인될 수 있다. 전도성 난청과 골도청력역치의 감소로 이충만감이 발생하게 되고, 자신의 말소리가 귀로 울리는 자가강청이 발생한다.

전정증상이 동반되지 않는 상반고리관 피열 증후군의 경우 개방성 이관과의 감별진단이 반드시 필요한데, 고해상도 측두골 전산화 단층촬영을 통해 상반고리관 피열 부위를 확인하는 것이 중요하다.

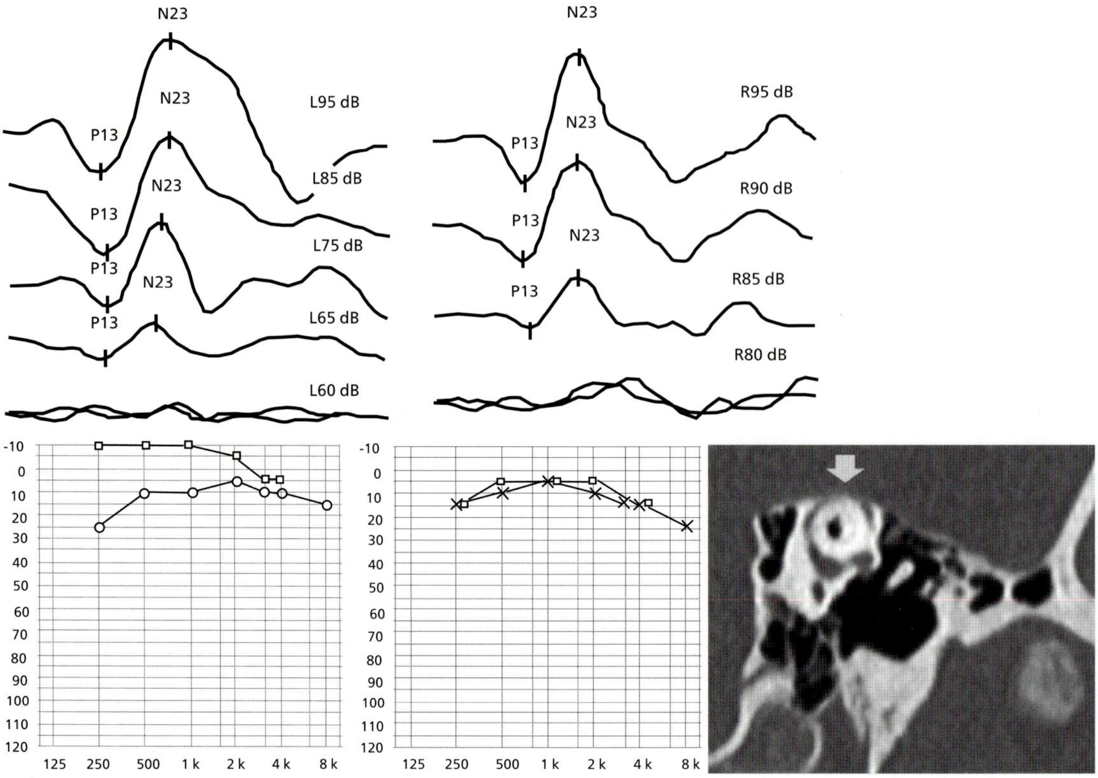

Figure 18-3 상반고리관 피열 증후군의 전정유발근전위(상), 순음청력검사(좌하), 그리고 측두골 전산화 단층촬영 소견(우하) 좌측 상반고리관 피열 증후군의 경우 전정유발근전위 검사상 좌측 귀의 역치(65 dB nHL)가 우측 귀의 역치(85 dB nHL)보다 낮게 측정된다. 우측 상반고리관 피열 증후군의 순음 청력검사상 우측 귀의 경우 음의 값을 보이는 골도 역치로 인한 전음성 난청 소견을 보이게 된다. 측두골 전산화 단층촬영상 중두개와에 접한 상반고리관의 골결손부위(화살표)가 관찰된다.

3. 메니에르병

메니에르병은 발작성 현훈, 변동성 감각신경성 난청, 이명, 이충만감이 주된 증상으로 나타나는 질환으로 특히 이충만감은 메니에르병의 대표적인 증상 중 하나로 수시간동안 지속되는 주기적인 일측 귀의 압박감과 변동성 난청이 동반된다(Table 18-3). 내림프액의 흡수 장애로 인한 내림프 수종이 발생하고 이로 인해 내림프의 압력이 증가하여 여러 증상이 나타나게 되고, 내림프막이 파열되면서 압력이 감소하여 증상이 호전되며 이러한 과정에서 증상의 발작과 소실이 반복되게 된다.

검이경 소견 및 tympanometry상 정상 소견을 보인다. 이관기능장애의 경우 상대적으로 시간이 지남에 따라 안정되는 증상을 보이는 반면에 메니에르병의 경우,

Table 18-3 2015년 Barany 학회에서 제시된 메니에르병의 진단 기준

1. 명확한 메니에르병definite Meniere's disease
  1) 자발성 회전성 어지럼이 2회 이상 발생하고, 발생시간이 20분에서 12시간까지 지속
  2) 한쪽 귀에서 청력 검사로 확인된 저주파에서 중주파수 대역의 감각신경성 난청이 있으며, 이는 어지럼 발작 전, 발작 시 또는 발작 후에 이완된 귀에서 최소 1회 이상 보이는 경우
  3) 이환된 귀의 변동성 청각증상들(난청, 이명 또는 이충만감)
  4) 다른 전정질환의 배제

2. 가능성 높은 메니에르병probable Meniere's disease
  1) 20분~24시간 지속되는 자발성 어지럼 또는 어지럼이 2회 이상 발생
  2) 이환된 귀의 변동성 청각증상들(청력, 이명 또는 이충만감)
  3) 다른 전정질환의 감별

이충만감, 난청, 이명, 어지럼증의 고전적인 일시적인 변동성 증상을 보이는 경우가 많다.

4. 급성 저음역 감각신경성 난청

일반적으로 회전성 어지럼증을 동반하지 않는 급성 저주파 감각신경성 난청은 난청, 이명, 이폐색감, 자가강청 등을 주 증상으로 내원하여 정상 고막소견을 보이면서 순음청력검사상 저주파에 국한된 청력 감소를 나타내며, 돌발성 난청에 비해 예후가 좋으나 9~47%에서 재발하고 10% 내외에서 메니에르 병으로 진행되는 것으로 알려져 있다. 청각학적 진단 기준은 아직까지 확립되지는 않았으나 125, 250, 500 Hz에서 청력 역치의 총합이 100 dB 이상이면서 동시에 2, 4, 8 kHz에서 청력 역치의 총합이 60 dB 미만으로 진단하거나, 125, 250, 500 Hz에서 청력 역치의 총합이 80 dB 이상이면서 반대측 저주파보다 40 dB 이상 나쁘고, 동시에 1~8 kHz는 양측 귀의 차이가 10 dB 이하인 것으로 제안된 바가 있다. 이관 기능장애의 경우에서도 난청이 동반될 수 있으나 전음성 난청으로 나타나는 경우가 많고, 감각신경성 난청의 형태에서도 급성 저음역 감각신경성 난청의 청각학적 기준에 부합되지 않는 경우가 많으므로 뚜렷한 저음역대의 감각신경성 난청이 확인되는 경우, 스테로이드나 이뇨제와 같은 약물 치료를 시도해볼 필요가 있고, 치료에 대한 반응으로 감별이 될 수 있다.

5. 특발성 외림프누공

중이 수술, 측두골 골절, 스쿠버 다이빙, 그리고 비행 등에 의해 발생할 수 있으며 누공은 난원창, 정원창, 고실개, 후두개와 결손부위 등에서 발생한다. 누공의 크기에

따라 이충만감, 어지럼증, 난청, 그리고 이명 등의 증상이 나타나게 된다. 90% 환자에서 이충만감을 초기 증상으로 호소하기도 한다. 증상 발생기전의 경우 상반고리관 피열 증후군과 유사하게 third window 효과로 설명되고 있다.

6. 중이염(Figure 18-4)

삼출성 중이염의 경우 이충만감, 난청, 이명 등이 주된 증상으로 알레르기 비염, 아데노이드 비대, 부비동염, 구개열, 비인두강 종양, 이관기능부전 등이 주요 원인이다. 유착성 중이염의 경우, 이관 기능 부전 시 중이강에 갇힌 공기가 흡수되면서 중이무기증이 발생하고 음압이 형성되어 고막이 함몰되면서 유착성 중이염으로 진행하게 된다. 이충만감과 난청 등의 증상이 발생한다. 이내시경을 통한 고막의 삼출액 저류 소견 또는 유착 소견 확인을 통해 이관기능장애와 감별이 가능하다.

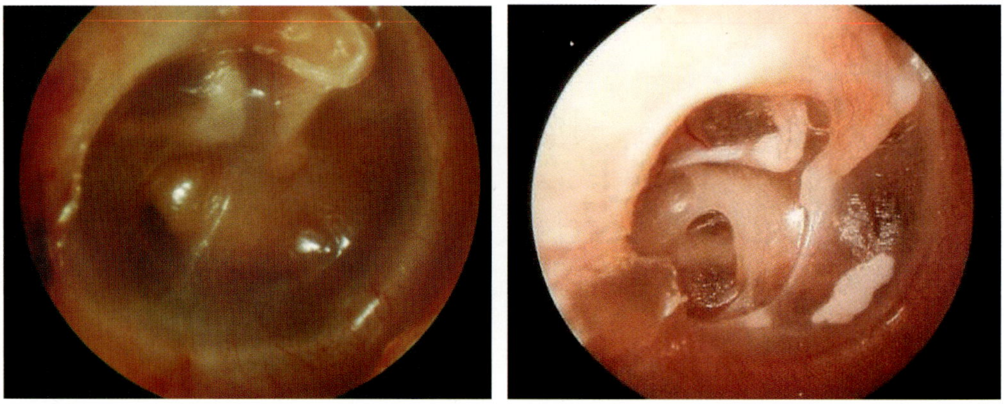

Figure 18-4 삼출성 중이염(좌)과 유착성 중이염(우). (좌) 삼출액이 중이강 내에 호박색으로 관찰된다. (우) 고막 함몰 및 유착으로 와우 갑각promontory에 고막이 유착된 소견이 관찰된다.

7. 비인두강 종양

주로 중국계에서 발생률이 높다고 알려져 있는 종양으로 Epstein Barr virus 감염, HLA-A2, HLA-B17 등이 비인강암의 위험도를 증가시킨다고 하며 50~60대 남성에서 호발한다. 일측성 난청, 이충만감, 반복적인 삼출성 중이염 등의 증상이 발생할 수 있다.

비인두 내시경 검사상 비인두 표면의 비대칭성 돌출 혹은 종괴가 확인되고, 이내시경 소견상 삼출성 중이염이 관찰될 수 있고, 영상검사상 비인두 종괴가 이관을 압박하는 소견이 확인된다(Figure 18-5).

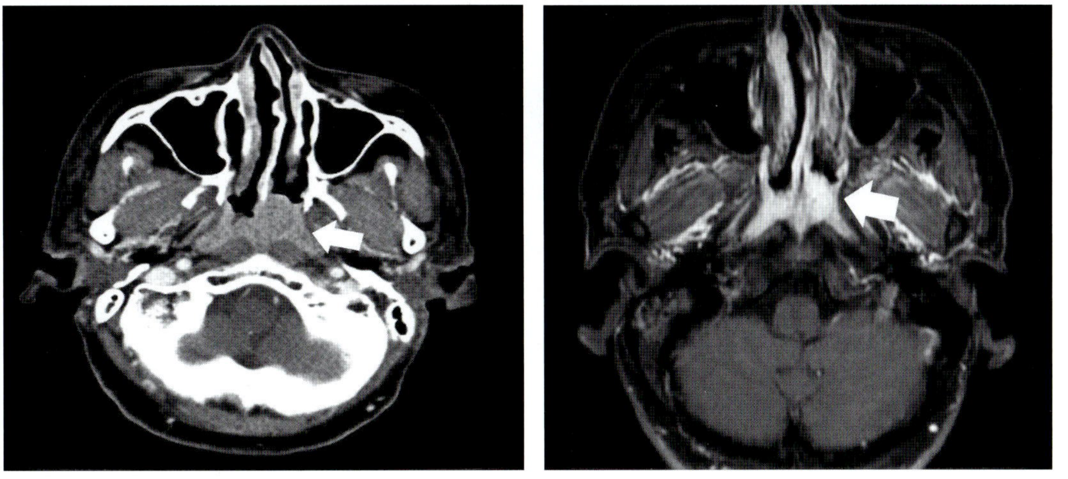

Figure 18-5 비인두강 종양의 전산화 단층촬영소견(좌)과 자기공명영상 소견(우)

8. 박동성 이명

개방성 이관의 경우, 외부 소리가 아닌 자신의 신체에서 나오는 소리를 감지하는 체성 이명을 감지할 수 있고 특히 박동성 이명의 형태로 나타난다. 따라서 박동성 이명의 다른 원인들과의 감별이 필요하다(Figure 18-6).

9. 이구전색(Figure 18-7)

이구는 외이도의 피부를 보호하는 역할을 하며 저절로 제거되는데, 이구 전색에 의해 외이도 폐쇄, 자가강청, 이충만감, 난청, 이명, 어지럼증 등이 유발될 수 있다. 이구를 제거한 후 증상 변화를 확인하여 감별할 수 있다.

10. 외이도염

외이도의 흔한 감염 중 하나로 이충만감 외에 가려움증, 동통이 생길 수 있으며 이내시경 진찰 시 외이도의 발적, 충혈, 부종 등이 관찰되기도 한다. 외이도 청결을 유지하고 적절한 약물 치료와 외이도의 적절한 산도 유지가 필요하다. 이관질환에 비해 상대적으로 양측성으로 발생한다. 외이도염의 치료 후 증상 변화를 통해 감별할 수 있다.

11. 비염 또는 부비동염

비염 또는 부비동염으로 인해 급성 혹은 삼출성 중이염이 발생하여 이충만감이 발

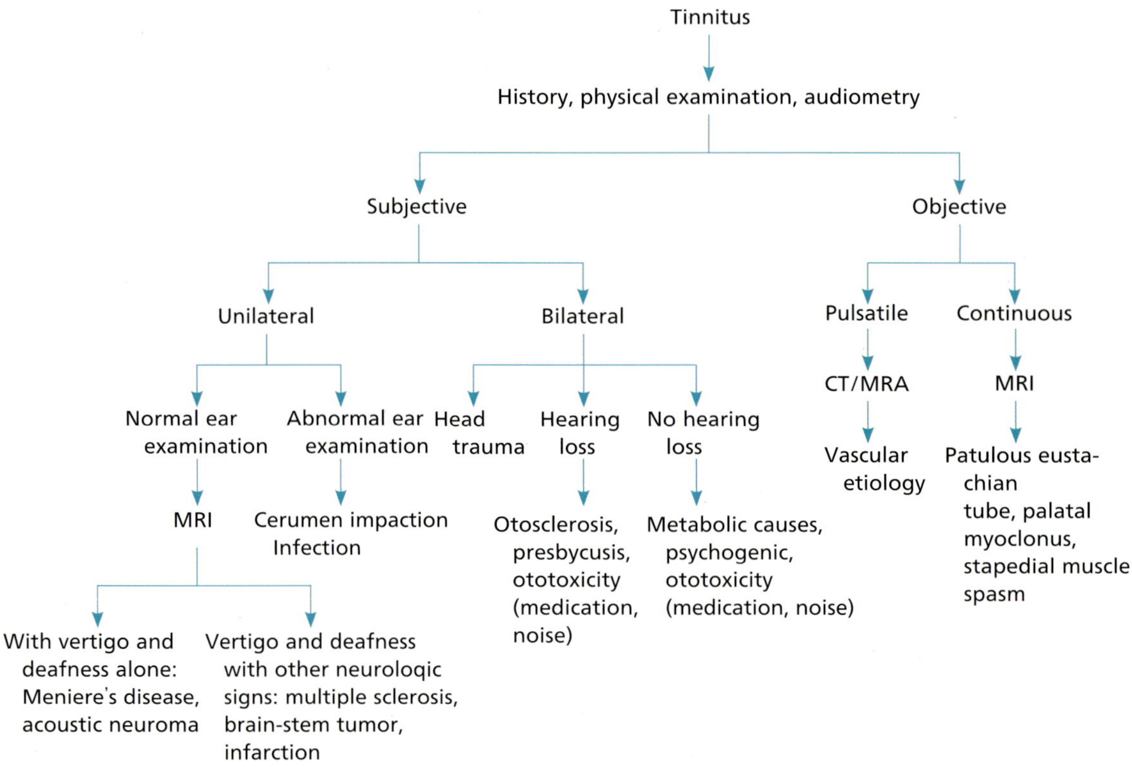

Figure 18-6 박동성 이명 진단 접근 알고리즘. (Collins RD. Algorithmic diagnosis of symptoms and signs: a cost-effective approach. 2d ed. Philadelphia: Lippincott Williams & Wilkins, 2003:568–9.) 병력 청취, 신체 검진 및 청력검사를 통해 이명의 객관적 이명의 여부를 확인하고 박동성 유무에 따라 전산화 단층촬영과 자기공명영상을 통해 확인하게 박동성 이명을 진단하게 된다.

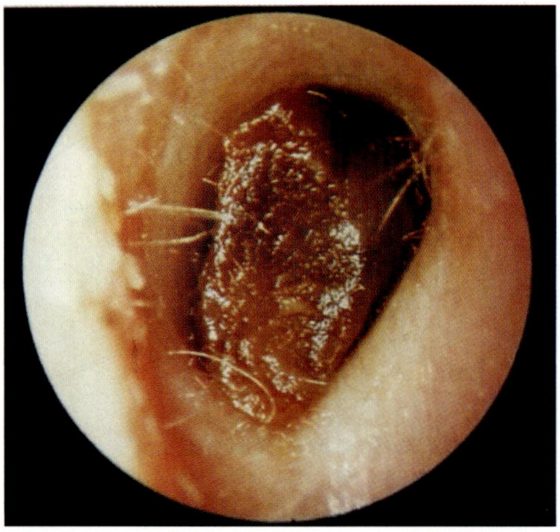

Figure 18-7 이구전색

생할 수 있다. 알레르기 비염의 경우, 알레르기가 중이점막에 shock organ 혹은 target organ으로 직접적으로 작용하거나 염증세포들에 의해 분비된 매개체나 사이토카인에 의해 이관기능의 장애가 발생하여 중이염을 일으키게 되고, 비인두강 점막 염증으로 아데노이드 자체의 염증으로 인해 이차적으로 이관기능 부전 및 중이염을 발생시킨다고 설명하고 있다. 적극적인 비염 및 부비동염의 치료 후 증상의 변화를 확인하여 이관기능장애와 감별이 필요하다.

결론

이관기능장애는 진단 및 치료가 쉽지 않은 질환 중 하나로서 의심되는 증상이 확인되는 경우 이관기능이상의 가능성도 배제하지 않은 채 진료를 해나가야 한다. 대표적인 증상들인 이충만감, 자가강청, 이명 외에 경도의 난청이나 간헐적 어지럼증 등에 대해 대표적인 감별질환들에 대해 정리한 내용들이 진료에 조금이나마 도움이 되길 기대한다(Figure 18-8).

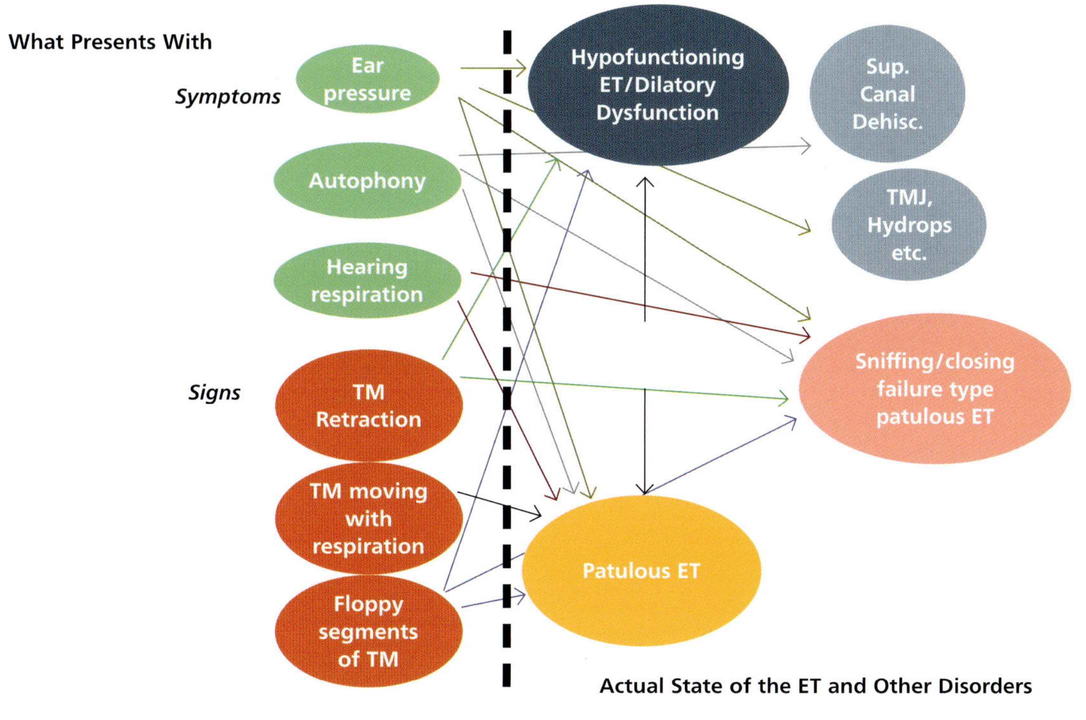

Figure 18-8 증상 및 증후에 따른 이관 기능 상태 및 감별 진단(Bance M, Tysome JR, Smith ME. Patulous eustachian tube, a practical overview. World J Otorhinolaryngol Head Neck Surg. 2019; 5(3): 137-42.). 이충만감, 자가강청 등의 주관적 증상과 고막 함몰, 호흡 시 고막 움직임 등의 고막 소견 등을 바탕으로 이관기능장애, 상반고리관 피열 증후군, 측두하악관절 장애 등의 감별 진단이 이루어진다.

Suggested reading

1. Schilder AG, Bhutta MF, Butler CC, Holy C, Levine LH et al. Eustachian tube dysfunction: consensus statement on definition, types, clinical presentation and diagnosis. Clin Otolaryngol. 2015; 40(5): 407-11.
2. Bance M, Tysome JR, Smith ME. Patulous eustachian tube, a practical overview. World J Otorhinolaryngol Head Neck Surg. 2019; 5(3): 137-42.
3. Yeo SG. Aural fullness. Korean J Otorhinolaryngol-Head Neck Surg. 2012;55;76-84.
4. Peng Y. Temporomandibular joint disorders as a cause of aural fullness. Clin Exp Otorhinolaryngol. 2017;10(3):236-40.
5. Poe DS, Handzel O. Diagnosis and management of the patulous eustachian tube. In-:Brackmann DE, Shelton C, Arriaga MA, editors. Otologic Surgery. 3rd ed. Philadelphia: Sauders Elsevier;2009. p.93-105.

CHAPTER 19

이관 질환의 치료를 위한 기초 연구 및 동물실험

문일준(성균관대)

학습목차

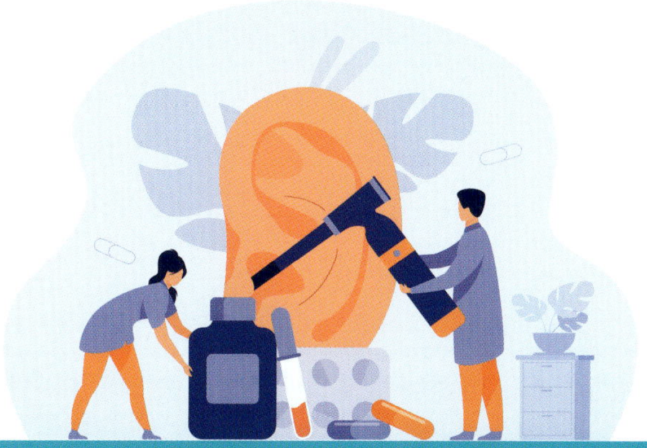

서론

이관Eustachian tube은 중이middle ear와 비인두nasopharynx를 연결하는 좁은 관이다. 이관은 중이강의 환기와 압력조절, 중력과 점액섬모운동을 통한 중이의 분비물 배출, 그리고 비인두의 소리와 병원균으로부터 중이를 보호하는 등의 역할을 한다. 이러한 기능을 위해서는 이관은 연하 시에 개방되어 중이와 비인두 간의 공기가 교환될 수 있게 해주고, 그렇지 않을 때에는 닫혀서 중이를 보호해준다. 이관기능장애Eustachian tube dysfunction란 이러한 기능들이 지속적으로 이루어지지 않고 중이의 압력조절이 되지 않아 발생하는 일련의 증상과 징후를 뜻한다. 정확한 기전은 알려지지 않았지만, 이관기능장애는 대부분의 중이 병변에 관여하는 것으로 여겨지고 있다. 이러한 이관기능장애의 발생기전과 중이 병변에 미치는 영향 및 그 치료방법 등에 대해서 수많은 실험 연구가 이루어졌다. 본 장에서는 그러한 연구들에 대해 정리하고자 한다.

본론

1. 이관기능장애의 동물모델

1940년 Holmgren의 연구 이후로, 쥐rat, 기니피그guinea pig, 친칠라chinchilla 등의 설치류부터 원숭이 등 유인원까지 다양한 포유동물들을 이용하여 이관기능장애에 대한 연구가 이루어졌다. 최근에는 유전자조작과 사육이 용이한 생쥐mouse 모델의 이용이 권장되기도 하였다. 동물모델에서 이관기능장애를 유발하는 방법은 크게 두 가지 방법이 있다. 한 가지는 전기소작, 결찰 혹은 이물을 이관에 넣음으로써 구조적으로 장애를 유발하는 방법이고, 다른 한 가지는 이관의 개방에 영향을 주는 구개범장근tensor veli palatini muscle을 자르거나 하악신경mandibular branch of trigeminal nerve을 마비시켜서 기능장애를 유발하는 방법이다.

동물모델을 통한 이관기능장애의 연구는 주로 이관기능장애를 유발하여 시간에 따른 이관과 중이의 조직학적 변화를 확인하거나 삼출성 중이염, 진주종 등의 질환을 유발하는 연구와 이관기능장애에 영향을 주는 인자들을 분석하기 위한 연구가 시행되었다. 이러한 연구들을 통해서 이관기능장애가 여러 중이 질환에 미치는 영향과, 이관기능장애를 일으키는 원인에 대해 많은 부분이 밝혀졌다.

이관기능장애가 중이질환에 미치는 영향에 대한 동물연구

Kuijpers 등은 1979년 병원체가 없는 specific pathogen free, SPF 쥐Wistar rat와 무균쥐germ free rat의 왼쪽 이관을 비인두 개구부에서 소작하였고, 우측 귀는 보존한 뒤, 정기적으로 고막을 검진하며 시간에 따른 고막의 변화를 관찰하였다. 이후 대부분의 쥐에서 수일 안에 중이 삼출액이 발생하고 최종적으로 사람의 유착성 중이염과 비슷하게 중이강이 섬유조직과 골조직으로 거의 완전하게 폐색되는 결과를 보고하였다. Kowata 등은 1980년, 기니피그의 이관의 비인두 개구부를 통해 골 혹은 연골 조각을 밀어넣어 폐쇄한 뒤 한달 간격으로 시간에 따른 중이 점막의 변화를 관찰하였고, 첫 두 달간은 점막의 부종만 관찰되다가 3개월 이후에는 편평상피squamous epithelium에서 원주상피columnar epithelium로의 점막화생metaplasia이 발생함을 발견하였고, 4개월 뒤에는 두꺼운 점막하층에 분비샘gland이 형성됨을 보고하였다. Kahn과 Campbell은 1981년 기니피그 모델에서 경구개transpalatal 접근을 통해 이관 비인두 개구부에 접근하여 Polytef plug를 삽입하여 이관을 폐쇄하였고, 수술 후 일주일 간격으로 한 달까지 고막절개를 반복하여 배액 및 저류액의 양상을 확인하였고, 2주정도 경과 후 삼출액이 발생함을 확인하였고 고막절개를 통해 배액하여도 다시 삼출액이 발생함을 보여 삼출성 중이염의 발생에 이관기능장애가 영향을 주는 것으로 보고하였다.

Tos 등은 1981년 무균쥐의 이관을 비인두 개구부에서 소작하여 폐쇄시키고 2주와 4주 뒤에 중이점막 표본의 조직학 소견을 정량적으로 분석하였고, 2주뒤 중이강에 분비기능을 하는 배상세포goblet cell의 밀도가 증가함을 보였고 4주까지 시간이 경과함에 따라 그 밀도가 더 증가하는 경향을 보임을 보고하였고, 3년 뒤에는 고양이의 한쪽 이관을 결찰하여 26개월에서 44개월까지 장기간 경과한 뒤에도 이러한 변화가 지속되는 것을 보고하였다. Wolfman과 Chole는 1986년 게르빌루스 쥐Mongolian gerbil의 구강을 통해 양측 이관 개구부를 소작하고 2, 4, 8, 16주에 시간에 따른 중이와 고막의 변화를 관찰하여, 시간이 지남에 따라 중이 삼출액이 발생하고 고막 함몰이 이어지며 4주경부터는 진주종으로 발생하기 시작하여, 16주가 지났을 때에는 대부분의 개체에서 진주종으로 발전함을 보고하여, 이관기능장애가 진주종의 형성에 영향을 주는 것을 입증하였다.

Cantekin 등은 1980년 붉은털원숭이rhesus monkey들을 구개범장근을 완전절제, 부분절제 혹은 갈고리돌기hamular process의 내측으로 전위시킨 뒤 고막의 상태를 지속적으로 확인하였고, 4주 뒤 보았을 때, 대부분에서 중이삼출액이 발생하였음을 확인하였고, 완전절제를 시행한 군에서는 장기간에 걸쳐 관찰하였을 때에도 이는 호전되지 않음을 보고하였다. 부분절제를 시행한 군에서는 일부 호전이 되는 소견을 보였고, 내측전위를 시행한 군에서는 금방 호전되는 결과를 보고하였다. 또한 이 동물들에게 이관기능검사를 시행했을 때에도 군별로 중이의 상태와 비슷한 결과를 보인다고 보고하여, 구조적인 기능장애뿐 아니라 이관의 동적인 기능장애가 있는 경우에도 마찬가지로 삼출성 중이염에 관여함을 확인하고, 그 기능저하의 정도에 따라서 중이염에 미치는 영향도 달라짐을 입증하였다.

전자현미경 등 기술의 발전으로 더 세부적인 조직학적 구조를 확인할 수 있게 되었고, 1988년 Wielinga 등은 무균쥐의 이관을 소작하여 폐쇄한 뒤 최대 2년까지 장기간 관찰하였을 때, 고막의 전자현미경 소견상 석회화된 판이 형성되는 것을 보여 이관기능장애가 고실경화판tympanosclerosis의 형성에도 영향을 주는 것으로 증명하였다. 1994년에는 Unge와 Sjoback이 게르빌루스쥐의 이관을 플러그로 막거나 이관 비인두 개구부를 전기소작하여 폐쇄시킨 뒤 고막의 조직소견과 고막운동성 검사를 시행하여 비슷한 결과를 보고하였고, 2002년 Russell과 Giles 역시 SPF 쥐에서

Table 19-1 이관기능장애가 중이질환에 미치는 영향에 대한 동물연구

저자	사용된 동물	이관폐쇄방법	시간경과	결과
Kuijpers et al., 1979	Wister rat	소작	3일~20개월	중이삼출액, 고실폐색
Kowata et al., 1980	Guinea pig	연골/골 삽입	1~4개월	중이점막의 점막화생, 분비샘 형성
Kahn and Campbell, 1981	Guinea pig	Polytef plug 삽입	1주~1개월	고막절개로 배액하여도 계속 발생하는 중이 삼출액
Tors et al., 1981	Rat	소작	2, 4주	중이점막의 배상세포의 밀도 증가
Tors et al., 1984	Cat	결찰	26~44개월	중이점막 배상세포의 밀도 증가
Wolfman and Chole, 1986	Mongolian gerbils	소작	2, 4, 8, 16주	진주종형성
Cantekin et al., 1980	Rhesus monkey	구개범장근 절제	4주	중이삼출액 발생, 이관기능검사 저하
Wielinga et al., 1988	Rat	소작	1주~2년	고실경화판 형성
Unge and Sjoback, 1994	Mongolian gerbils	Plug 삽입, 소작	1일~2주	고막의 경화
Russell and Giles, 2002	Rat	Gutta percha 삽입	1, 3, 6, 9, 12개월	고실경화판 형성

비슷한 결과를 보고하였다. 이관기능장애가 중이질환에 미치는 영향에 대한 대표적인 동물연구들을 Table 19-1에 정리하였다.

› 이관기능장애를 유발하는 원인에 대한 동물연구

Giebink 등은 1987년 건강한 성체 친칠라에게 인플루엔자 바이러스를 비강 흡입을 통해 접종하였고, 시간에 따른 고막소견과 고막운동성검사 결과를 분석하고 그 중 일부 개체의 이관의 조직학적 변화를 관찰하였다. 그 결과 고막이 탁해지며, 중이강 내 음압이 형성됨을 확인하였고, 이관에서 조직학적으로 섬모의 손상, 배상세포의 증가 등의 소견을 보여, 상기도감염이 이관기능장애의 원인의 하나임을 보고하였다.

Downs 등은 2001년 쥐의 고실내로 0.01%, 0.1% 및 1% 히스타민을 주사하였고, 주사 전과 후 강제적 반응검사forced response test를 시행하여 이관의 수동적 개방압과 폐쇄압을 측정하였고, 히스타민을 주사하기 전에 비해서 주사한 후에, 그리고 히스타민의 농도가 높은 경우에 이관이 수동적으로 열리고 개방을 유지하기 위해 더 높은 압력이 필요함을 보였다. Ebert 등은 2002년 쥐의 비강내로 10% 히스타민과 식염수를 무작위로 분무하는 연구를 통해 히스타민을 분무한 경우 이관의 수동적 개방압과 폐쇄압이 증가하는 비슷한 결과를 보고하였다. Hardy 등은 쥐를 피하주사를 통해 오브알부민ovalbumin에 감작시키고, 감작된 시험군 쥐와 감작되지 않은 대조군 쥐에게 오브알부민을 고막을 통해 고실내로 주사하여 두 군간의 이관의 수동적 개방압과 폐쇄압을 비교하였고, 알레르기반응을 일으킨 쥐에서 개방압과 폐쇄압이 높은 결과를 보고하였다. 이와 같은 동물연구들을 통해 알레르기가 이관기능장애의 원인이 됨을 입증하였다.

White 등은 2002년 20마리의 쥐를 두 군으로 나누어 각각 군의 비인두에 위액과 식염수를 투입하였고, 위액을 투입한 개체들에서 수동적 개방압과 폐쇄압이 증가하고 배액능력이 감소함을 보였다. Heavner 등 역시 쥐의 고실에 염산hydrochloric acid과 펩신pepsin을 반복적으로 주사하였고, 이관의 개방압과 폐쇄압이 모두 감소하는 비슷한 결과를 보고하여, 위산역류 역시 이관기능장애의 원임의 하나임을 확인하였다.

Ohashi 등은 1985년 기니피그를 희생시킨 뒤, 그 이관과 고실을 꺼내어 0.5에서 30 그레이(Gy)까지의 방사선을 조사하였고, 그 섬모운동의 횟수를 전자현미경을 통해 분석하였는데, 조사된 방사선의 선량이 증가할수록 섬모운동의 횟수가 감소함을 보고하였다. 또한 1989년 연구에서는 살아있는 기니피그의 머리에 30그레이의 방사선을 조사하고, 조사 직후와 8일, 16일 뒤에 일부의 이관의 섬모운동과 조직소견을 관찰하였고, 조사 직후부터 대조군에 비해 섬모운동이 감소하며 조직학적으로 공포형성vacuolation, 세포사이공간intercellular space의 확장 등의 소견을 보여, 방사선이 이관기능장애에 영향을 끼침을 보고하였다. 이관기능장애의 유발 요인에 대한 대표적인 동물연구들을 Table 19-2에 정리하였다.

› 이관기능장애의 치료에 대한 동물연구

기존 연구에서 이관에는 호흡기도의 표면활성제와 비슷한 성분의 표면활성제가 있음을 확인하였고, 이관을 식염수로 세척하면 이관의 개방압이 올라가는 결과를 보고하였다. Hills는 이에 착안하여 1984년 개와 토끼의 비인두와 이관을 적출하여 식염수로 세척하고 건조시킨 뒤, 이관에서 추출한 표면활성제인 인지질phospholipid을 점적했을 때 표면장력surface tension이 감소함을 보였다. White는 1989년, 살아있는 쥐를 그룹을 나누어 고실내에 식염수를 주입한 대조군과 표면활성제를 주입한 시험군의 이관 개방압을 비교하였고, 시험군에서 개방압이 낮은 결과를 보여, 이관

Table 19-2 이관기능장애의 유발 요인에 대한 동물연구

관련된 원인	저자	사용된 동물	연구방법	결과
Upper respiratory infection	Giebink et al. 1987	Chinchilla	Influenza A virus 접종	고막변화, 중이강 음압형성, 이관 섬모 손상, 배상세포 증가
Allergy	Downs et al., 2001	Rat	고실 내 histamine 주사	이관의 개방/폐쇄압력 증가
	Ebert et al., 2002	Rat	비강 내 histamine 분무	이관의 개방/폐쇄압력 증가
	Hardy et al., 2001	Rat	Ovalbumin 감작 후 고실 내 주사	이관의 개방/폐쇄압력 증가
Gestro-esophageal reflux	White et al., 2002	Rat	비인두에 위액 투입	이관의 개방/폐쇄압력 증가, 배액능력 감소
	Heavner et al., 2001	Rat	고실에 염산과 펩신 주사	이관의 개방/폐쇄압력 증가
Radiation	Ohashi et al., 1985	Guinea pig	이관 적출 뒤 방사선 조사	섬모운동 횟수 감소
	Ohashi et al., 1989	Guinea pig	머리에 방사선 조사	섬모운동 감소, 이관의 공포형성, 세포사이공간 확장

기능장애에 표면활성제의 사용이 도움이 될 것으로 보고하였다. 이러한 결과를 토대로 Koten 등은 2001년 토끼의 고실에 균을 접종하여 삼출성 중이염을 유발한 뒤, 분무된 표면활성제를 흡입시켰을 때, 중이의 음압이 감소하는 것을 보고하였다. 또한, Mira 등은 토끼에게 Ambroxol을 주입하였을 때, 이관과 폐의 표면활성제의 양이 증가하는 결과를 보고하여, Ambroxol이 이관기능개선에 도움이 될 것임을 주장하기도 하였다.

Malm과 White는 1984년 쥐에게 베타 아드레날린 작용제beta adrenergic agonist인 isoprenaline은 주사하였을 때, 이관의 개방압이 감소하는 결과를 보고하였고, 1990년에도 쥐 실험을 통해 표면활성제와 베타 아드레날린 작용제가 이관의 개방압을 감소시킴을 보고하였다. 하지만, 급성 중이염이 있는 상태의 쥐에서는 이관의 개방압에 유의한 영향을 주지 못하는 것으로 나타나, 급성 염증이 있는 상태에서는 베타 아드레날린 작용제가 이관의 기능을 개선시키지 못하는 것으로 보고하기도 하였다.

Sheffield는 1970년 개에게 알파 아드레날린 작용제alpha adrenergic agonist인 noradrenaline을 투여하고 이관의 개방성이 호전됨을 보고하였다. Dempsey와 Jackson 역시 1972년, 알파 아드레닐린 작용제이자 충혈제거제인 pseudoephedrine 건강한 개에게 투여하였을 때, 이관의 개방압이 감소하는 결과를 보고하여, 이관기능장애에서 충혈제거제의 가능성을 제시하였다.

Franz 등은 2011년 히스타민 작용제인 betahistine을 쥐에게 투여하였을 때, 전신투여는 영향을 주지 않지만, 고실내 혹은 비인두에 투여하였을 때에는 중이에 양압을 주면서 연하시 중이의 압력 조절이 성공적으로 이루어짐을 확인하였다. 이관기능장애의 치료에 대한 대표적인 동물연구들을 Table 19-3에 정리하였다.

2. 이관기능장애의 사체연구

이관기능저하에 대한 Cadaver 연구는 주로 측두골표본을 이용하여 기능저하가 의심되는 이관의 병리조직학적 소견을 파악하는 목적으로 이루어졌다.

Aschan은 1954년 신생아부터 86세까지의 39구의 Cadaver 연구를 통해 이관의 조직학 소견을 분석하였고, 생전에 중이염이 있어 이관기능의 저하가 의심되는 cadaver의 이관조직 소견에서 림프구가 lamina propria와 basal membrane, epithelium까지 침범해 있는 소견을 보고하였다. Christov와 Gluth의 최근 연구에서는 삼출성 중이염이 있는 23구의 측두골 표본에서 이관의 고실 개구부의 병리조직 소견

Table 19-3 이관기능장애의 치료에 대한 동물연구

치료 약제	저자	사용된 동물	연구방법	결과
Surfactant	Hills, 1984	Dog, rabbit	이관을 적출하여 표면활성제 점적	표면장력 감소
	White, 1989	Rat	고실내 표면활성제 주입	이관 개방압 감소
	Koten et al., 2001	Rabbit	표면활성제 분무 흡입	중이강 음압 감소
Beta agonist	Malm and White, 1984	Rat	Isoprenaline 주사	이관 개방압 감소
	White et al., 1990	Rat	Isoprenaline 주사	이관 개방압 감소, 급성 중이염이 있는 개체에서는 효과 없음
Alpha agonist	Sheffield, 1970	Dog	Noradrenaline 주사	이관 개방압 감소
	Dempsey and Jackson, 1972	Dog	Pseudoephedrine 주사	이관 개방압 감소
Betahistine	Franz et al., 2011	Rat	Betahistine 복강내, 고실내, 비인두 투여	국소투여 시 연하시 중이강 압력조절 호전

을 분석하였고, 비인두 개구부와 이관내부뿐 아니라 고실 개구부에서도 점막의 비후와 폴립양polypoid 변화가 관찰됨을 보고하였다.

3. 풍선이관성형술에 대한 실험연구

이관기능장애에 대한 치료는 일반적으로 고막절개 및 환기관ventilation tube 삽입술이 널리 이용되다가, 최근 풍선이관성형술balloon Eustachian tuboplasty가 안전하고 효과적인 치료로 정립되었다. 이러한 풍선이관성형술이 임상적으로 이용되기 전, 미국에서 Poe와 Hanna는 2011년 8구의 cadaver 머리표본을 이용하여 풍선이관성형술의 안전성과 그 가능성에 대해서 연구하였다. Cadaver 연구에서 유의미한 손상 없이 성공적으로 연골부 이관의 확장을 유도하여 CT상 이관의 내관이 확장됨을 확인하였다. 유럽에서도 Ockermann 등이 5구의 측두골 표본을 이용하여 풍선이관성형술 시행시 내경동맥 등의 중요 구조물의 손상이 없음을 보고하였다. 또한, 2018년 Sudhoff 등은 BET 시행중에 중이강의 압력변화를 측정하였고, 최대 13.88 mmHg의 양압이 가해졌으나 고막천공이나 정원창막round window membrane의 파열 등 기압손상을 일으킬 정도는 아님을 확인하였다.

이후 이관기능장애 환자에서 풍선이관성형술의 효과에 대해서 많은 연구가 이루어졌으나 대부분은 시술 전/후의 임상증상과 이관기능검사, 고실도검사 혹은 고

막소견에 대한 임상연구였고, 비교적 좋은 결과들을 보고하고 있다. 하지만, 풍선이관 성형술이 연골부 이관의 확장을 유발하는 정확한 기전에 대한 정보는 부족하였고, 이에 2014년 Kivekas 등이 31명의 이관기능장애 환자에서 풍선이관 성형술을 시행하기 전/후의 이관개구부의 조직소견을 비교분석 하였다. 시술 전에는 상피와 점막하층의 염증성 변화가 관찰되었고, 시술 직후의 검체에서는 점막이 얇아지고, 상피와 점막하층의 손상소견을 보고하였다. 시술 수주 뒤에 다시 검체를 채취하였을 때에는, 상피는 회복이 되었고, 림프구의 침윤은 얇은 섬유조직으로 대체됨을 확인하였다. 최근에는 내경 2 mm, 외경 4 mm의 실리콘 튜브를 이용하여 이관 모형을 만들고 풍선이관성형술을 시행했을 때, 풍선의 크기와 삽입 깊이, 압력의 변화에 따른 이관 모형의 변형 정도를 분석한 생체역학연구에서, 풍선이 클수록, 깊게 삽입될수록 변형의 정도가 크고, 압력의 변화에 따른 차이는 크지 않으며 임상적으로 이용하는 압력에서 충분한 변형이 발생함을 보고하였다. 같은 연구에서, 6구의 머리표본을 이용하여 풍선이관성형술을 시행하였을 때, 조직학적으로 연골의 균열과 점막의 찢어짐이 발견됨을 보고하기도 하였다.

최근에는 고실을 통한 풍선이관성형술이나 이관내 스텐트삽입 등과 같은 치료방법에 대해서 동물연구 및 사체연구가 이루어지고 있어, 향후 이관기능장애의 치료에 대한 새로운 해법이 될 것으로 기대하고 있다.

결론

언급한 바와 같이 이관기능장애의 발생기전과 이관기능장애가 중이 병변에 미치는 영향 및 그 치료방법에 관련된 많은 동물 실험과 기초 연구들이 이루어져왔으며 특히 최근에는 풍선이관성형술이 새로운 치료법으로 각광받으면서 이에 대한 연구들도 활발히 이루어지고 있다. 향후 더 많은 기초 연구들을 통해 이관기능장애가 더 이상 난치병이 아닌 치료 가능한 질환으로 정립될 수 있기를 기대해본다.

› Suggested reading

1. Tysome JR, Sudhoff H. The Role of the Eustachian Tube in Middle Ear Disease. Adv Otorhinolaryngol. 2018;81:146-52.
2. Doyle WJ. Functional eustachian tube obstruction and otitis media in a primate model. A review. Acta Otolaryngol Suppl. 1984;414:52-7.
3. Hagan WE. Surface tension lowering substance in Eustachian tube function. Laryngoscope. 1977;87(7):1033-45.

4. Poe DS, Hanna BM. Balloon dilation of the cartilaginous portion of the eustachian tube: initial safety and feasibility analysis in a cadaver model. Am J Otolaryngol. 2011;32(2):115-23.
5. Kivekas I, Chao WC, Faquin W, Hollowell M, Silvola J, Rasooly T, et al. Histopathology of balloon-dilation Eustachian tuboplasty. Laryngoscope. 2015;125(2):436-41.

CHAPTER 20

Dynamic slow motion video endoscopy (DSVE)를 이용한 이관 기능의 분석

최준(고려대)

학습목차

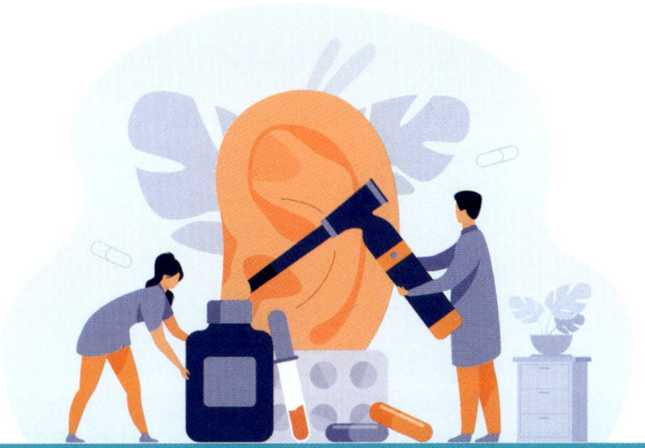

서론

중이 내부의 항상성homeostasis을 유지 하기 위한 이관의 역할은 오랫동안 강조되어 왔다. 이관 기능 장애는 중이 질환의 대부분과 연관되어져 있는 것으로 알려져 있으며, 정상적인 이관 기능은 다양한 중이 병리의 관리에 좋은 예후 지표이다.[1,2]

이관은 접근하기 어려운 해부학적 위치와 정상적인 기능 및 기능 장애dysfunction에 관련된 요인의 복합성 등으로 인하여 그 연구가 어려운 것이 사실이다.

이관의 기능 장애는 해부학적 폐쇄anatomical obstruction, 기능적 폐쇄functional obstruction 및 이관 개방patulous의 범주로 나누어 볼 수 있다. 해부학적 폐쇄는 점막 팽윤, 폴립, 종괴병변mass lesion 등으로 인하여 발생하며, 기능적 폐쇄는 해부학적으로 보이는 폐쇄는 없으나, 과도한 중이내 음압negative pressure으로 인해 이관을 개방하는 능력이 저하되어 발생하는 것으로 더 흔하게 발생하는 것으로 알려져 있다.[3-5] 조직학적 소견, 전산화 단층 촬영, 자기 공명 영상, 조영 방사선 촬영contrast radiography, 음파 및 광도분석sonometric and photometric anlysis, 압력 변환 측정pressure transduction of flow measurements 등과 같은 방법으로 이관의 개방 및 폐쇄에 관하여 연구를 해왔다.[1,2]

2000년 Poe가 비디오 내시경 검사에 의한 이관 기능 장애 분석을 연구하고, 슬로우 모션 내시경 비디오 분석이 이관의 병리학적 변화를 분류하는 데 잠재적으로 유용한 기술이라고 보고한 이후, 비디오 내시경 검사는 임상의들에게 이관에 대한 실시간 정보를 제공하고 시각화가 가능하여 효율적이며 효과적인 새로운 이관 기능 평가 중의 하나로 사용될 수 있다고 생각된다.[2]

본론

1. Dynamic slow motion video endoscopy (DSVE)를 이용한 이관의 동적 움직임 분석

내시경 검사는 자연 생리 상태에서 이관기능을 연구하는 기술로 점점 더 많이 사용되고 있다. 외래에서 간단한 마취 후에 쉽게 시행할 수 있는 장점이 있다. 통상적으로 3-4 mm rigid endoscopy나 flexible endoscopy를 비인두의 이관 입구에 위치하고, 이관의 동적 움직임을 검사 하는 방법이다. 시행하는 의료진에 따라 선호하는 내시경의 형태는 다양할 수 있으나, 고품질의 영상을 획득하기 위해서는 rigid endoscopy를 사용하는 것을 추천한다.

DSVE의 Methods

필자가 외래에서 시행하는 DSVE 방법을 기술 하면 다음과 같다.

국소 에피네프린에 담근 거즈(1:10,000 희석 된 에피네프린, 1 mg/mL; 보스민)를 약 3분 동안 비강에 유치하여 국소 마취를 한다. Rigid Hopkins rod endoscope(30도, 3 mm 혹은 4 mm 직경−초기에는 화면을 크게 보기 위해 4 mm를 선호 하였으나, 좁은 비강내에서 시행하기 위해서는 3 mm 직경이 유용하고, 이관의 움직임을 파악하기 위한 화면의 크기도 충분히 확보할 수 있어서 현재는 주로 3 mm 직경을 사용하고 있다)을 통하여 이관의 움직임을 획득한다. 획득한 이미지와 영상은 내시경 카메라 시스템(올림푸스 CLV-S40, 30 frames/s)으로 녹화하였다.

환자가 충분히 국소마취된 후, 내시경을 유스타키안 튜브의 비인두 입구 부위까지 비강 바닥을 따라 진입하였다. 환자로 하여금 타액을 삼키고 10초 동안 편안하게 숨을 내쉬도록 한 후 크−크−크(K-K-K)를 발성하게 해서 연구개의 상승 및 이관 내측연골부위medial cartilaginous lamina의 내회전medial rotation 여부, 협부isthmus 부위로의 이관의 개방 현상 등의 영상을 기록 하였다. 또한 침삼킴swallowing과 하품yawning을 하게 하여 이관의 동적 운동을 파악하였다. 검사시간 및 환자의 협조 정도에 따라서 3가지 방법의 검사 방법을 선택적으로 시행할 수 있다고 판단된다(필자는 침삼킴하는 과정은 반드시 포함시켰다). 이렇게 기록된 영상은 영상 프로그램(window media player, GOM player 등)에서 슬로우 모션(0.2~0.4 speed setting) 모드에서 분석하여, 이관의 동적 움직임을 계층화 분석grading하였고, 이비인후과 의사 2인이 협의하여 결정하였다.[1]

이관 개방의 단계Phase

정상적인 이관의 개방의 과정은 4개의 연속된 단계four consistent phases of tubal dilation로 나누어질 수 있다. 1단계phase 1는 구개palate가 상승되고, 측면 인두 벽lateral pharyngeal wall과 내측 연골부위 라미나medial cartilaginous lamina가 내측medial으로 움직이는 상태, 2단계phase 2는 측면 인두 벽이 측면lateral으로 움직이는 상태, 3단계Phase 3에서는 이관의 개방이 비인두 입구에서 시작하여 측면 관 벽의 측면lateral 이동으로 시작하여 협부isthmus 쪽으로 원활하게 진행되는 상태, 4단계phase 4는 협부isthmus의 연골 부분의 개방으로 구성된다.[1, 2]

› DSVE를 이용한 이관 운동Eustachian tube movement의 계층화Grading

이러한 정상적인 상태에서의 이관의 개방에 대한 단계phase의 특징을 숙지한 이후 DSVE를 활용한 이관 운동의 상태를 계층화grading 할 수 있다. 필자가 사용한 이관 운동의 계층화grading는 다음과 같다.(1)

0계층(Grade 0): 점막 부종이나 충혈congestion이 없는 정상적인 이관 상태. 내측 연골부위 라미나와 외측벽lateral wall 운동이 정상이고 침삼킴swallowing 시 이관이 개방될 경우를 말한다(Figure 20-1).

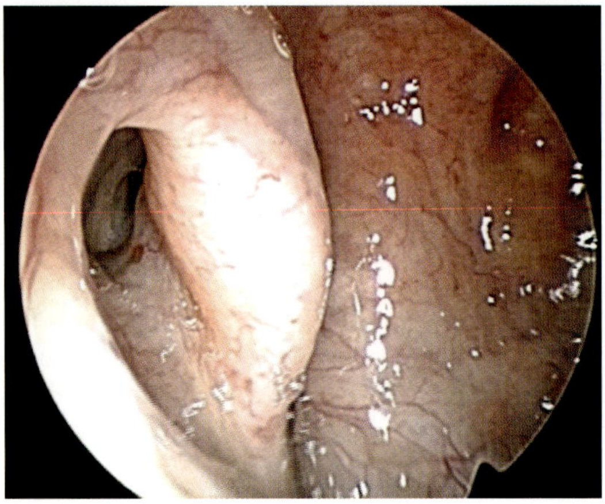

Figure 20-1 DSVE Grade 0

1계층(Grade 1): 점막 부종 및 충혈이 이관의 비인두 입구 부분으로 국한된 상태. 내측 연골부위 라미나와 외측벽lateral wall 운동이 정상이고 침삼킴swallowing 시 이관이 개방될 경우를 말한다(Figure 20-2).

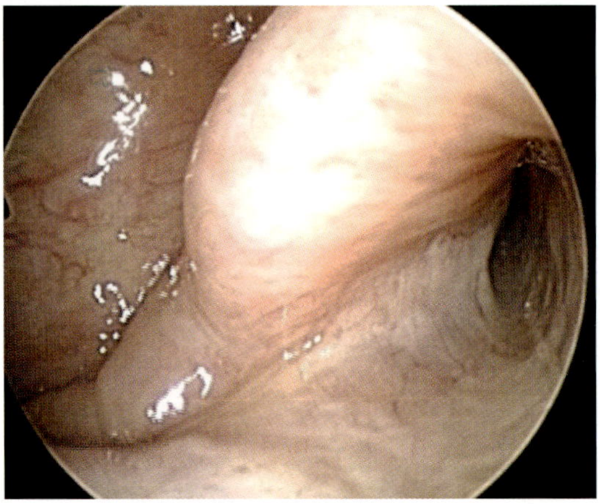

Figure 20-2 DSVE Grade 1

2A 계층(Grade 2A): 이관 내강lumen을 포함함 이관의 부종 및 충혈로 인하여 외측벽 운동이 감소한 상태이며, 침삼킴swallowing 시 이관이 부분적으로 개방되는 경우를 말한다(Figure 20-3).

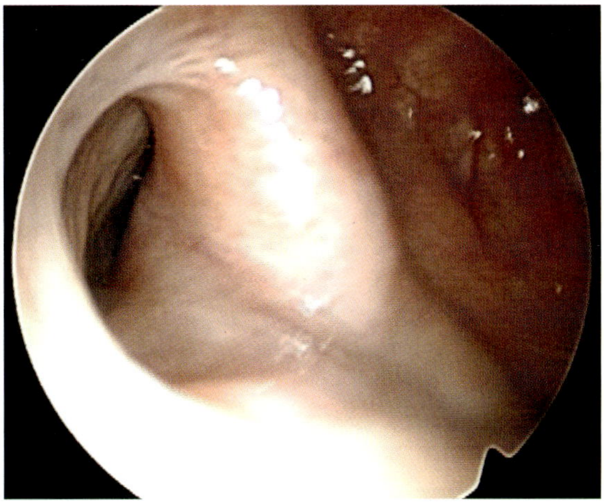

Figure 20-3 DSVE Grade 2A

2B 계층(Grade 2B): 이관 내강의 비정상적인 이관 근육의 수축으로 인한 외측벽 운동이 감소한 상태이며, 침삼킴swallowing 시 이관이 부분적으로 개방되는 경우를 말한다(Figure 20-4).

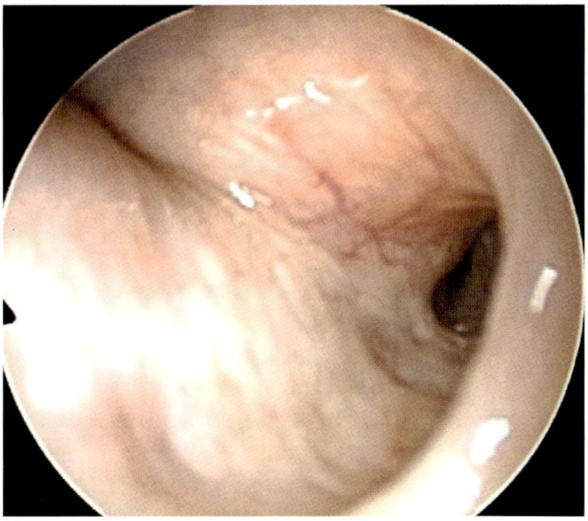

Figure 20-4 DSVE Grade 2B

3A 계층(Grade 3A): 부종으로 인하여 침삼킴swallowing 시 이관의 내강이 개방되지 못하는 경우를 말한다(Figure 20-5).

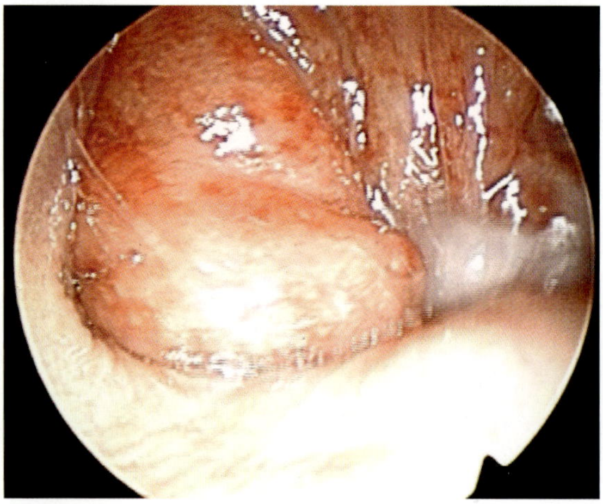

Figure 20-5 DSVE Grade 3A

3B 계층(Grade 3B): 비정상적인 이관 근육의 수축으로 인하여 침삼킴swallowing 시 이관이 개방되지 못하는 경우를 말한다(Figure 20-6).

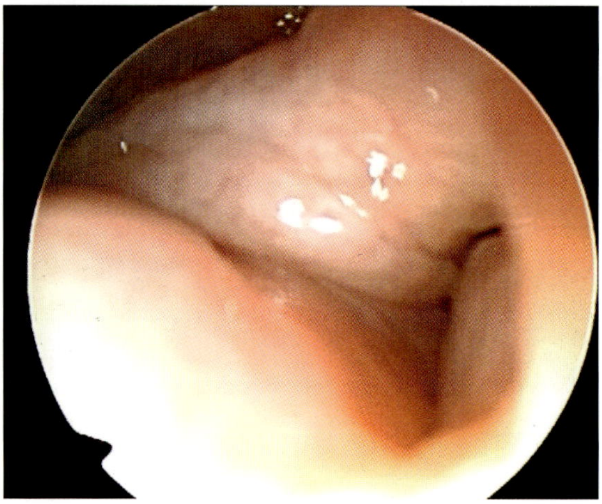

Figure 20-6 DSVE Grade 3B

이관 개방(Patulous, P). 개방형 이관은 이관의 내강의 위부분이 오목하게concave 보이면서 내강이 지속적으로 열리는 경우를 말하며, 협부isthmus 부분까지 확장될 수도 있다. 휴지기resting 상태에서도 내측 연골부위 라미나와 외측 연골부위 라미나 부위도 벌어져 있을 수 있는 상태를 말한다(Figure 20-7).

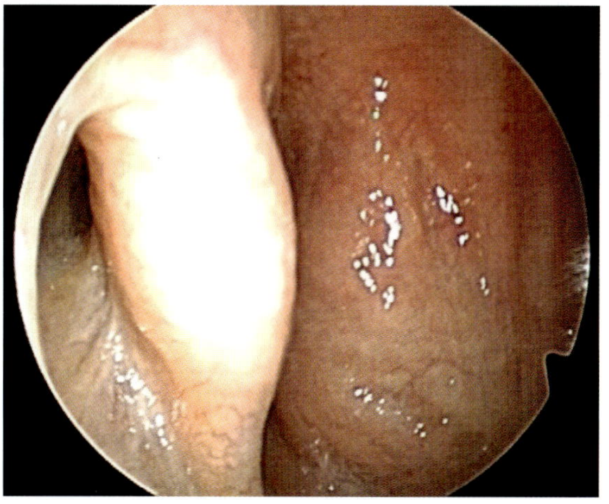

Figure 20-7 DSVE Grade P

통상적으로 Grade 0는 정상 이관을 의미하고, Grade 1, 2, 3, P는 비정상 이관을 의미하게 된다.

2. 필자의 DSVE를 통한 이관연구의 결과 요약 및 연구동향 분석

2000년 Poe의 연구를 통하여 내시경을 이용한 이관의 동적 상태 검증이 제안된 이후, 여러 기관에서 연구가 진행되어 왔다.(2)

우선 DSVE를 이용한 이관의 동적 움직임을 해석하기 위해서는 계층화grading의 통일이 중요하다고 판단된다. 여기서는 다양한 분류 체계 중 3가지 grading 방법을 소개하고자 한다(grading을 제안한 연구자의 의도를 명확하게 전달하기 위하여 영어 원문을 인용하였다).

첫째 방법은 위(DSVE를 이용한 이관 운동Eustachian tube movement의 계층화grading)에 기술하였다.

둘째 방법은 2001년 Poe의 분류인데 다음과 같다(2001, Analysis of the dysfunctional eustachian tube by video endoscopy).

1. Active dilation of the lateral eustachian tube wall: normal or reduced.
2. Mucosal edema in the tubal lumen.
3. Polyps or other obstructive mucosal disease.
4. Dilation of the tubal isthmus into a visibly (presumed) open state: normal, moderate, minimal, or none.

셋째 방법은 아래의 기준으로 2점 혹은 3점을 부여하고 합산하는 방법이다 (2019, Endoscopic Evaluation of the Eustachian Tube: assessment of a novel tool for grading Eustachian tube inflammation).

1. edema of the ET torus tubarius
2. erythema of the ET torus tubarius
3. exudate in the region of the ET orifice
4. presence of tubal tonsil hypertrophy

첫 번째 계층화grading 체계를 이용한 연구가 가장 많았는데, 필자는 46명의 일측성 만성 중이염 환자에서 중이염 측 귀의 DSVE는 1.57 ± 0.96이고, 반대측 귀의 DSVE 등급은 1.15 ± 0.94를 보여 중이염 측의 이관의 동적운동의 저하를 보였으며 (P = 0.037), seven-item Eustachian Tube Dysfunction Questionnaire (ETDQ-7) 검사는 수술중 이관 폐쇄가 있는 것으로 확인된 군에서 더 높다고 보고 하였다. (P = 0.012)(Table 20-1).[1]

Mathew 등의 연구에서도 중이내 병변이 있는 군에서 DSVE로 진단된 비정상

Table 20-1 DSVE grade and the Valsalva maneuver in the COM and contralateral ears

	COM ear (%)	Contralateral ear (%)	*p* value
The DSVE grade			
Grade 0	6 (13.0%)	12 (26.1%)	
Grade 1	17 (37.0%)	20 (43.5%)	
Grade 2	14 (30.4%)	9 (19.6%)	
Grade 3	9 (19.6%)	5 (10.9%)	
Mean value of DSVE grade	1.57 ± 0.96	1.15 ± 0.94	0.037

The compatibility of DSVE, the Valsalva maneuver and ETDQ-7 with intraoperative eustachian tube finding

	ET obstruction (*n* = 26)	ET patent (*n* = 20)	*p* value
Mean DSVE grade	1.65 ± 0.98	1.45 ± 0.94	0.479
Mean ETDQ-7 score	18.58 ± 8.28	12.70 ± 3.88	0.010
The Valsalva maneuver			
Signs of obstructive ET (n)	17 (65.4%)	12 (60.0%)	0.765

Table 20-2 Correlation between dynamic ET endoscopy findings and middle ear disease in case and control groups (n = 124) (2007. Dynamic slow motion video endoscopy in eustachian tube assessment.에서 인용)

	Middle ear disease present (case group)	**Middle ear disease absent (control group)**
Dysfunctional ET (diagnosed by DSVE)	53 (84%)	24 (39%)
Normal ET Function (diagnosed by DSVE)	10 (16%)	37 (61%)
Total	63	61

$P < .0001$.

이관기능환자가 더 높다고 보고하였다(Table 20-2).

Augustine은 DSVE가 이관기능장애를 과잉진단overdiagnosis하는 경향이 있지만, 다른 이관기능 검사와 병행하여 사용했을 때는 이관의 비인강쪽의 구조와 기능적 상태를 효과적으로 전달할 수 있으며, tympanometry와도 좋은 상관관계가 있다고 보고하였다(Table 20-3).

또 다른 연구에서는 만성중이염 106명의 분석에서 1계층grade1이 가장 많으며 (45.3%), 2A가 17%라고 보고하면서, 만성 중이염 중 tubotympanic 아형이 가장 흔하게 DSVE하에서의 동적 이관 운동의 저하가 관찰되었으며, 비정상 이관기능을 보인 97명 중 점막 부종이 64명(62%), 근육 수축 26명(27%)이라고 보고하였다(Table 20-4).

두 번째 계층화grading 체계를 이용한 연구 에서는 64명의 pathologic 이관을 분석하였는데, active한 중이내 병변(삼출성 중이염, 고막 함몰, 이루, 진주종)을 가진 경우에는 이관의 비정상인 모습이 관찰되었으나, 중이내 병변의 severity와 이관기능의 severitiy와는 상관관계가 없었다고 보고하였다(Table 20-5).

세 번째 계층화grading 체계를 이용한 연구는 비부비동에 일반적으로 나타날 수 있는 염증inflammation이 비인강 및 이관에 영향을 미칠 수 있으므로, 이관 부위의 염증 소견과 관련될 수 있는 대표적인 4가지 인자를 경험적으로 선정하여 분석하였으며, 각 인자에 대한 3점 scale이 더 유용한 결과해석의 방법이 될 수 있다고 보고하였다(Table 20-6).

Table 20-3 Association between tympanometric criteria and modified endoscopy grades (2013, The efficacy of dynamic slow motion video endoscopy as a test of eustachian tube function.에서 인용)

Tympanometric criteria	Modified endoscopy grade*			*P*
	1	2	3	
1				
– Grade 0	1 (1.6)	0 (0)	0 (0)	1.000
– Grade 1	62 (98.4)	23 (100.0)	14 (100.0)	
2				
– Grade 0	24 (38.1)	2 (8.7)	4 (28.6)	0.009
– Grade 1	39 (61.9)	21 (91.3)	10 (71.4)	
3				
– Grade 0	29 (46.0)	3 (13.0)	9 (64.3)	0.001
– Grade 1	34 (54.0)	20 (87.0)	5 (35.7)	
4				
– Grade 0	48 (76.2)	12 (52.2)	12 (85.7)	0.102
– Grade 1	15 (23.8)	11 (47.8)	2 (14.3)	
5				
– Grade 0	10 (15.9)	3 (13.0)	3 (21.4)	0.527
– Grade 1	53 (84.1)	20 (87.0)	11 (78.6)	
6				
– Grade 0	27 (42.9)	10 (43.5)	7 (50.0)	1.000
– Grade 1	36 (57.1)	13 (56.5)	7 (50.0)	

Tympanometric grades: 0 = dysfunctional, 1= functional. *Data represent numbers (percentages) of eustachian tubes.

Table 20-4 Grading of Eustachian tube movement based on dynamic video endoscopy. (2018, Dynamic Slow Motion Video Endoscopy as an Adjunct to Impedance Audiometry in the Assessment of Eustachian Tube Function.에서 인용)

	Nasal endoscopy						Total
Diseases	Normal	Grade 1	Grade 2A	Grade 2B	Grade 3A	Grade 3B	
CSOM tubotympanic	9	34	12	3	13	1	72
CSOM atticoantral	0	9	3	0	0	0	12
Adhesive otitis media	0	5	4	9	1	3	22
Total	9	48	19	12	4	4	106

Table 20-5 (2001, Analysis of the dysfunctional eustachian tube by video endoscopy에서 인용)

Eustachian tube pathologic conditions in clinically dysfunctional tubes (n = 58 tubes)

Condition	n
Mucosal edema	48
Reduced lateral wall motion	43
Polyp or obstructive disease	15
Reduced tubal dilation	
moderate opening	26
minimal opening	21
no opening	11

Eustachian tube pathologic conditions in clinically normal tubes (n = 22 tubes)

Condition	n
Mucosal edema	4
Reduced lateral wall motion	2
Polyp or obstructive disease	2
Reduced tubal dilation	
moderate opening	4
minimal opening	3
no opening	0

Table 20-6 Interrater reliability testing of the 3ET in 50 videos across 4 independent raters. (2019,Endoscopic Evaluation of the Eustachian Tube: assessment of a novel tool for grading Eustachian tube inflammation에서 인용)

Scale	Score for time 1 (mean ± SD)	Interrater agreement for time 1 kalpha (95% CI)	Score for time 2 (mean ± SD)	Interrater agreement for time 2 kalpha (95% CI)	Overall score for both times (mean ± SD)	Overall Interrater agreement for both times kalpha (95% CI)
2-point scale						
Edema	0.73 ± 0.45	0.4279 (0.2175-0.6466)	0.71 ± 0.46	0.5296 (0.3302-0.6890)	0.72 ± 0.45	0.5202 (0.3356-0.7047)
Erythema	0.57 ± 0.50	0.2645 (0.0689-0.4535)	0.59 ± 0.49	0.2418 (0.0369-0.4262)	0.58 ± 0.49	0.3177 (0.1224-0.5102)
Exudate	0.55 ± 0.50	0.5042 (0.3367-0.6583)	0.49 ± 0.50	0.4555 (0.3029-0.6415)	0.52 ± 0.50	0.5078 (0.3209-0.6604)
Tubal tonsil	0.26 ± 0.44	0.6035 (0.4053-0.7931)	0.23 ± 0.42	0.6629 (0.4663-0.8315)	0.25 ± 0.43	0.6456 (0.4607-0.8113)
Total score	2.11 ± 1.27	0.6373 (0.5740-0.6955)	2.01 ± 1.24	0.6679 (0.6154-0.7173)	2.06 ± 1.25	0.6682 (0.6246-0.7102)
3-point scale						
Edema	1.11 ± 0.76	0.4779 (0.3867-0.5667)	1.00 ± 0.78	0.6352 (0.5578-0.7052)	1.05 ± 0.77	0.5783 (0.4967-0.6568)
Erythema	0.79 ± 0.73	0.4124 (0.3104-0.5133)	0.75 ± 0.71	0.3356 (0.2193-0.4494)	0.77 ± 0.72	0.4265 (0.3235-0.5280)
Exudate	0.81 ± 0.80	0.5923 (0.5019-0.6754)	0.67 ± 0.76	0.5478 (0.4543-0.6356)	0.74 ± 0.79	0.5911 (0.4964-0.6759)
Tubal tonsil	0.36 ± 0.66	0.6870 (0.5823-0.7822)	0.35 ± 0.69	0.7204 (0.6101-0.8239)	0.35 ± 0.67	0.7128 (0.6081-0.8127)
Total score	3.06 ± 2.13	0.6922 (0.6410-0.7366)	2.77 ± 2.12	0.7238 (0.6770-0.7709)	2.92 ± 2.13	0.7209 (0.6992-0.7419)

3ET = Endoscopic Evaluation of the Eustachian Tube; CI = confidence interval; interval; kalpha = Krippendorff's alpha; SD = Standard deviation.

결론

이관기능의 저하가 중이내 병변의 유발인자임은 많은 결과를 통하여 알려져 있다. 그러나 역설적으로 이관기능을 정확하게 평가하는 방법에는 많은 논란이 있으며, 아직도 도전의 영역이다. 정확한 진단을 할 수 있다면 효과적인 치료방법으로 이루어질 수 있음을 우리는 알고 있다.

DSVE는 이관의 동적상태를 분석할 수 있는 좋은 방법 중 하나임에 틀림 없다고 생각된다. 그러나 이관의 동적 상태를 Grading하는 방법들에 연구자마다 다름이 존재하고 있으며, 또한 그 결과의 해석에 있어서 주관적인 면이 크게 작용할 수 있는 제한점도 있다. 또한 내시경의 접근이 가능한 비인강쪽에서의 판단이므로 이관의 골부부위의 상태를 반영하기 힘든 아쉬운 점도 있다. 그럼에도 불구하고, 이관의 동적인 상태를 평가할 수 있는 비 침습적이고 이비인후과 의사에게 매우 친숙한 DSVE를 외래 진료를 포함한 이관기능의 분석분야에 적극적으로 사용하기를 추천한다.

› Suggested reading

1. Han WG, Yoo J, Rah YC, Chang J, Im GJ, Song JJ, et al. Analysis of Eustachian Tube Dysfunction by Dynamic Slow Motion Video Endoscopy and Eustachian Tube Dysfunction Questionnaire in Chronic Otitis Media. Clinical and experimental otorhinolaryngology 2017 Dec;10(4):315-20.
2. Poe DS, Pyykko I, Valtonen H, Silvola J. Analysis of eustachian tube function by video endoscopy. The American journal of otology 2000 Sep;21(5):602-7.
3. Bluestone CD. Impact of evolution on the eustachian tube. The Laryngoscope 2008 Mar;118(3):522-7.
4. Padhya C, Sharma Y, Mishra G. To assess the efficacy of modality slow motion dynamic video endoscopy of eustachian tube in chronic middle ear pathologies. Indian journal of otolaryngology and head and neck surgery : official publication of the Association of Otolaryngologists of India 2015 Mar;67(1):81-7.
5. Doyle WJ, Swarts JD, Banks J, Casselbrant ML, Mandel EM, Alper CM. Sensitivity and specificity of eustachian tube function tests in adults. JAMA otolaryngology-- head & neck surgery 2013 Jul;139(7):719-27.

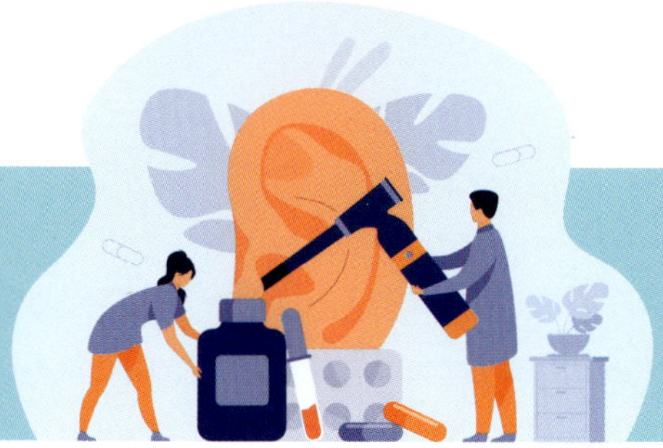

찾아보기

[한글 찾아보기]

ㄱ

ㄴ

ㄷ

ㄹ

ㅁ

ㅂ

ㅅ

ㅇ

[영문 찾아보기]

G

H

I

J

K

L

M

T

U

V

[기타]

이관 질환의 진단과 치료: 최신 지견

Current Opinion in **Diagnosis and Treatment of E-tube Disorders**

첫째판 1쇄 인쇄 | 2021년 11월 25일

지은이 대한이과학회 이관질환 연구회
발행인 박홍주
편집인 이치규
발행처 세종의학
(우) 07711 서울시 강서구 화곡로 111, 6층(화곡3동, 스카이빌딩)
전화 (02) 2604-5323 | **팩스** (02) 2603-5323
이메일 pjy5322@naver.com
홈페이지 www.sjmedi.com

ISBN : 979-11-89316-12-9 (93510)

정가 50,000원